名老中医临证师承系列

脾胃病经方传承实践

——三境书屋临证录

主审　袁红霞

主编　唐丽明　赵强

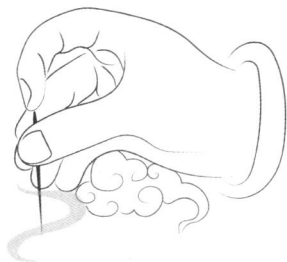

中国健康传媒集团
中国医药科技出版社　·北京

内 容 提 要

　　本书为天津市名中医袁红霞教授以经方指导脾胃病论治的学术归纳和经验总结。全书以痞满、呃逆、胃脘痛、腹痛、泄泻、口疮、腹满、反酸、胁痛、呕吐、便秘、肠痈 12 种疾病为纲，探讨了《伤寒论》《金匮要略》对上述疾病的遣方用药规律，并附有临床验案及用药经验，为临床应用经方治疗消化系统疾病提供借鉴，可帮助中医药学子及经方初学者理解经方并用之于临床。

　　本书适合中医药临床、科研、教学人员参考，也可供广大中医爱好者参阅。

图书在版编目（CIP）数据

　　脾胃病经方传承实践：三境书屋临证录 / 唐丽明，赵强主编 . -- 北京：中国医药科技出版社，2025. 6.
ISBN 978-7-5214-5357-7

　　Ⅰ. R289.51

　　中国国家版本馆 CIP 数据核字第 20258RT496 号

美术编辑　陈君杞
责任编辑　董　臻
版式设计　友全图文

出版　**中国健康传媒集团** | 中国医药科技出版社
地址　北京市海淀区文慧园北路甲 22 号
邮编　100082
电话　发行：010-62227427　邮购：010-62236938
网址　www.cmstp.com
规格　880×1230mm $^1/_{32}$
印张　10 $^3/_4$
字数　212 千字
版次　2025 年 6 月第 1 版
印次　2025 年 6 月第 1 次印刷
印刷　天津市银博印刷集团有限公司
经销　全国各地新华书店
书号　ISBN 978-7-5214-5357-7
定价　**46.00 元**

获取新书信息、投稿、为图书纠错，请扫码联系我们。

编委会

黄　序

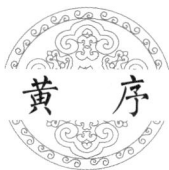

　　余悬壶杏林六十余载，亲历中医药学术传承之兴衰，深知经方医学乃中医学术之根柢、临证实践之圭臬。袁红霞早年随余攻读博士学位，精研《伤寒》《金匮》，尤擅以经方调治疑难杂症。其治学之勤勉，临证之笃实，常令余感叹后生可畏。

　　今观《脾胃病经方传承实践：三境书屋临证录》之书稿，欣见后学承仲景之学脉，融临证之真知。本书以12种脾胃病证为纲，以经方为目，条分缕析，经纬分明，实为当代经方研究与脾胃病诊治领域之佳作，余心甚慰，故欣然提笔为序。书中所述12种脾胃病证，乃红霞数十年临证之凝练，既有对仲景原文之精辟注释，又有结合现代疾病谱之发微阐幽，更有百余验案之真实记录，辅以师生问答之鲜活互动，可谓"以经典为基，以临证为本，以传承为魂"。此中深意，非徒纸上谈兵，乃躬身实践之心血结晶。

　　观书体例，尤见匠心。每篇以《伤寒》《金匮》原文开篇，溯源经典；注释发微，则旁征博引，贯通古今；验案举隅，必详述理法方药之变通；诊余二三话，更如师者耳提面命，解惑传道。如此编排，既存古风，又合时宜，使读者循阶而上，既可窥经堂奥妙，又能得临证法门。书中尤重"病-证-方"对应之辨治思维，于胃脘痛分寒热虚实，于泄泻别六经传变，于口疮察阴阳浮火，皆体现其"守正创新"之学术理念。

今之中医界，或囿于古籍考据而疏于实践，或耽于现代研究而偏离本源。红霞此书，恰如清流一脉，示人以经方活用之正道。其验案中，有以泻心汤五方治各类痞满，橘皮汤、橘皮竹茹汤、旋覆代赭汤疗诸般呃逆，更有葛根汤、真武汤、乌梅丸治外感内伤之泄泻，皆见其"方证相应"之妙悟。尤可贵者，书中屡见对方后注之阐发及应用，如泻心汤去滓再煎，使药性醇和而除痞之功倍增；乌梅丸之苦酒渍乌梅一宿，令酸收之性透达筋膜；旋覆代赭汤中代赭石用量斟酌，令其行和中降逆之功而无重镇伤中之弊；对伤寒论用水的研究，更是独树一帜。凡此于细微处尤见古法精义，非深谙经方三昧者不能为。

余尝言经方之魂，在辨证之精；学术之传，在授业之诚。红霞承余衣钵而自成气象，今更以三境书屋为平台，传道授业，桃李芬芳。此书付梓，非独为脾胃病诊治之指南，更为经方传承立一范式。愿后学得此卷帙，能明"读经典、做临床、跟名师"之要义，使仲景之学薪火相传，生生不息。

时值仲春之月，万物萌蘗。谨以此序，既贺新书付梓，亦冀杏林后学能循此薪传，使经方之道如春木之勃发，生生不已。

全国名中医　黄文政
乙巳年仲春于津门

前　言

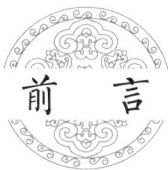

中医药学如浩瀚星河，承载着千年文明的智慧与哲思。从《素问》的"脾胃者，仓廪之官"，到《伤寒论》的"观其脉证，知犯何逆，随证治之"，古人对脾胃之重视、辨证之精微，皆如明灯照世，指引后人。然今时今日，卷帙浩繁的典籍如何化为手中利刃？阴阳五行的玄奥如何落于方寸脉案？中医学子虽心怀济世热忱，却常困于经典与临床间的鸿沟。恰似医道传承必经之迷雾，须以经典为引，以实践为筏，方能拨云见日。

袁红霞教授悬壶数十载，尤以经方疗脾胃之疾见长，其临证常言："仲景之方如棋局，须参透病机，落子方能中的。"本书名曰《脾胃病经方传承实践：三境书屋临证录》，取读经典、临病证、悟医境三重深意，既是对仲景之学的躬身传承，亦是对后学者渡越迷津的殷殷期许。书中以痞满、呃逆、胃脘痛等十余种脾胃病为经纬，钩沉《伤寒》《金匮》之奥义，更融会袁教授数十年临证心得。

一、以经方为舟，渡临床之河

仲景之学，贵在病脉证治一气贯通。然今人读《伤寒》，或溺于条文之辩而失其神韵，或囿于方证对应而忽其变通。袁教授临证常以"六经铃百病"为纲，将脾胃病置于三阴三阳的宏大体系中审视。如治痞满，非独守泻心类方，更察太阴寒湿、少阳枢机之异；疗泄泻，不拘于理中、四逆，兼参厥阴风木、阳明燥金之变。书中每论一病，必溯其经典源流，析其病机层次，更佐以真实医案，示人以"守经方之骨，通临证之变"的圆机活法。

二、以辨证为钥，启疗效之门

中医之难，难在识证；经方之妙，妙在合机。袁教授常言："辨证如抽丝，遣药如弈棋。"本书中所述12种病证，皆以"病机—方证—药症"三层递进。如口疮一疾，非尽属心脾积热，更有少阴虚火、厥阴寒热错杂之辨，或以甘草泻心汤清补兼施，或以乌梅丸寒热并调。每则验案皆详录脉舌神色、用药增减，以及患者服药后的细微变化，意在展现"方随证转，药随病动"的动态思维，使读者窥见一病多机、一机多方的辨证精髓。

三、以传承为炬，照杏林之路

本书不避"纸上得来终觉浅"之弊，特将晦涩医理化为平实语言。袁教授用药尤重脾胃特性，如谓半夏泻心汤之黄连、干姜，须察舌苔厚薄而调寒热比例；旋覆代赭汤中人参、赭石，当据胃气虚实而定升降权重。更于细微处见真章，反酸者加海螵蛸须配煅瓦楞，以制酸护膜；便秘者用麻子仁丸必参腹诊，辨燥屎所在。此般经验，非皓首穷经不可得，非躬身临证不能悟，字里行间皆是医者传道授业的赤诚之心。

今书付梓，愿为中医同仁架一座贯通古今之桥。桥的一端是经方蕴载的千年智慧，另一端是当代脾胃病的纷繁证候；桥上有先贤典籍的星光照路，桥下有袁教授临证心得的清流润泽。冀望读者开卷时，不仅能得经方运用之技法，更能悟中医传承之大道。

编　者

乙巳年二月于三境书屋

袁红霞简介

袁红霞，天津中医药大学博士生导师，天津市名中医，中华中医药学会脾胃病分会名誉副主任委员。作为首批全国优秀中医临床人才及多批次国家级师承指导老师，她深耕中医临床、教学与科研30余载，坚持"读经典，做临床"，以《伤寒论》《金匮要略》为根基，开创"调和脾胃"学术体系，提出"以和为纲，经方为用，气血水同治"的独特诊疗思想。

她凝练"百病生于脾胃，治以和法为先"的学术精髓，将传统"和法"升华至八大配伍体系，从燮和阴阳的桂枝汤、和解少阳的小柴胡汤，到调和寒热的半夏泻心汤、通和内外的五苓散，以寒热并用、升降相因之法重建人体气机动态平衡。临床中，她以经方为舟楫，精准破解疑难病症。用旋覆代赭汤修复胃食管反流损伤，创新"调气、活血、利水"三法阻断慢性萎缩性胃炎癌变，创立"胃虚气逆"理论指导研发专利制剂食管康颗粒，为反流性食管炎提供中医解决方案。

主持国家级及省部级课题30余项，参编4项行业诊疗共识，主编《袁红霞临床经验集》《20位名老中医论脾胃病》等著作10余部，发表论文200余篇，获科技奖励6项。作为学科带头人，她培养博士、硕士研究生160余名，培养了众多天津市青年名中医及全国优秀临床人才，主办天津市消化疾病学术会议12届、"京津冀中医经典大赛"5届，创建"经方追随者"新媒体平台传播学术，搭建起传统经方通向现代循证医学的桥梁。

袁红霞教授以"调和"之道融贯古今，从社区义诊到国际讲坛，从实验室到诊室，始终践行中医守正创新之路，守护万千脾胃健康。

目 录

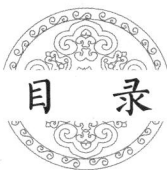

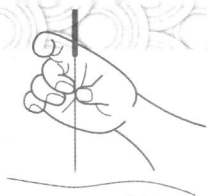

痞　满

　　袁教授除临床工作外，亦承担为研究生讲课之任务，授课内容为经方应用，讲解时或结合临床，或联系传统文化，或举生活中例子，形象易懂。某日正好讲到经方治疗痞满。袁师说："痞满在《内经》中就有过简单的论述。为什么用'痞满'两字形容这种心下堵闷不舒，按之不硬不痛的症状呢？'满'字尚好理解，有充实、没有余地之意，但'痞'字呢？"见同学思考而无果，袁师继续讲道："丹溪有言：'痞者与否通，不通泰也。'丹溪这句话提到了两个非常有名的卦象——否卦和泰卦。这两个卦象能形象地解释痞满的病机。大家都听过'否极泰来'这个成语。否卦为天地否，天在上，地在下。否卦中，天之气是上升的，地之气是下降的，一个上升一个下降，中间没有交流，没有沟通。天气不降，地气不升，则天地不交，万物不通，闭塞也。故'否'即闭塞不通之意。泰卦是地天泰，地在上，天在下。泰卦中，天气得以下降，地气得以上升，所以它是天地相交、上下相交的卦象。天地交而万物通，上下交而其志同，中间天地之气相互交流沟通，叫作通泰。因此天气下降，地气上升，才能相互沟通。半夏泻心汤辛开苦降，可以使地气上升，天气下降，天地相交，万物沟通，痞满自除。"

《伤寒杂病论》中能治痞满的经方共9首，下面我们就来看看这9首经方所治痞满的异同之处。

一、但满而不痛——半夏泻心汤

半夏半升，洗　黄芩　干姜　人参　甘草炙，各三两　黄连一两　大枣十二枚，擘

上七味，以水一斗，煮取六升，去滓，再煎取三升，温服一升，日三服。

【原文】

伤寒五六日，呕而发热者，柴胡汤证具，而以他药下之，柴胡证仍在者，复与柴胡汤。此虽已下之，不为逆，必蒸蒸而振，却发热汗出而解。若心下满而鞕痛者，此为结胸也，大陷胸汤主之；但满而不痛者，此为痞，柴胡不中与之，宜半夏泻心汤。（《伤寒论》[149]）

呕而肠鸣，心下痞者，半夏泻心汤主之。（《金匮要略·呕吐哕下利病脉证治》）

【解析】

以上两条论述半夏泻心汤的证治。痞满的成因，通过前后条文互参可以归纳为3点。

（1）太阳病误下致痞：《伤寒论》151条："脉浮而紧，而复下之，紧反入里，则作痞，按之自濡，但气痞

耳。"244条:"太阳病，寸缓关浮尺弱，其人发热，汗出，复恶寒，不呕，但心下痞者，此以医下之也。"病在太阳，本当发汗，而医者误下，致脾胃之气受伤，在表之邪内陷，脾胃升降反作，结于心下而成痞。此为伤寒痞证形成的主要原因。

（2）少阳误下致痞：从149条可以看出，病在太阳不解而内传少阳，正邪纷争，少阳枢机不利，法当以和解治之，但若误用戕伐，中焦受戕，则会出现3种转归：一是病人正气强，柴胡证仍在，仍予柴胡汤；二则其人素有水饮内停，误下后，水饮与邪热互结于心下，形成满而硬痛的结胸证；三为素无水饮，误下后脾胃之气受损，升降失常，寒热错杂，中焦壅滞，转为满而不痛之痞满证。

（3）脾胃虚弱，外邪内陷致痞：从157条生姜泻心汤可以看出，伤寒应汗而汗之，乃属正治之法，但脾胃虚弱以致汗出后邪气不从外解而内陷，留结心下而成心下痞满。

"但满而不痛"是痞证的辨证要点。但痞满是由寒热之邪痞塞中焦，脾胃升降失和所致，除了主症之外，还当兼见恶心、呕吐等胃气不降之症及肠鸣、下利等脾气不升之症。《金匮要略·呕吐哕下利病脉证治》谓"呕而肠鸣，心下痞者"，是对痞证症状的补充，也是将半夏泻心汤证列为呕利痞的主要依据。

总之，伤寒之痞，其病机多为误下致外邪内陷，或素体脾胃虚弱导致中焦气机失常。天气不降，地气不升，脾胃升降反作，以致无形之气结于心下，而成痞满之证。

半夏泻心汤紧扣其所治痞满的病机而组方。辛开组辛以散之，辛以升之，以半夏、干姜"辛甘以升地气"；苦降组苦以泄之，苦以降之，用芩、连"苦味以降天气"；甘调组（人参、炙甘草、大枣）甘以缓之，甘以补之，甘以调之，一调脾胃之阴阳，二调寒热之相逆。

【发微】

1.痞证与结胸证互参

痞证与结胸证均因太阳病误下，邪陷于里而成，都以心下为主要病变部位。

两者的区别在于结胸证为内陷之邪与有形痰水结于心下胸胁，故其证以心下胸胁硬满疼痛为特点，治宜攻下破结之法；痞证为无形邪气内陷心下，气机痞塞，故其证以心下痞，按之濡，不硬不痛为特点，治以理气消痞为主。

2.半夏泻心汤证与黄连汤证辨析

半夏泻心汤与黄连汤仅有一味药物之差。半夏泻心汤即黄连汤去桂枝加黄芩而成。

两方虽药物相似，但主治病证有别。黄连汤主治上热下寒，腹中痛，欲呕吐之症，重用黄连为主药，清在上之热；用桂枝，取其宣通上下阴阳之气。半夏泻心汤主治寒热错杂，痞结心下，以痞满、呕逆、肠鸣等为主症，故姜、夏、芩、连并用，重在解寒热互结之势。

从药物组成分析，两方均属辛开苦降甘补、寒温并用之法，但黄连汤侧重于辛开，半夏泻心汤则偏于苦降。黄连汤昼三夜二服，意在少量频服，防止药液呕出，以确保药性持久，交通阴阳，调理脾胃。半夏泻心汤要求去滓再煎，意在使寒热药性和合，以利于调中和胃。

【验案举隅】

张某，女，56岁，2019年11月初诊。

主诉：胃脘痞满1年余。

患者1年前无明显诱因出现胃脘痞满，时牵及背胀满，遇寒加重，得温则缓，食后烧心，偶泛酸，口干苦，纳少，寐安，大便日一行，不成形，小便可。

舌暗红，苔薄白黄，脉滑。

处方：半夏泻心汤合小柴胡汤加减。

半夏10g　黄连6g　党参10g　炙甘草10g　黄芩6g
干姜9g　柴胡10g　仙鹤草30g　生姜4片　大枣5枚

7剂，水煎服，日1剂。

二诊：药后诸症悉减，时发午后及夜间烧心，上方改黄连为12g，加吴茱萸2g，继服7剂。守方加减治疗月余，诸症悉除。

按语：本案患者呈现脾胃升降失常，寒热错杂之证。寒热之邪痞塞中焦，脾胃升降失和，气机郁滞，郁久化热，则可见痞满、烧心等症状。初诊痞满遇寒则重，大便不成形，提示内有虚寒；口苦、食少，为邪犯少阳之征。故半夏泻心汤、小柴胡汤合用，调和寒热，斡旋中焦。半夏泻心汤方证的病机是"天气不降，地气不升"，故使天气下降、地气上升才能相互沟通。方中半夏、生姜味辛以升地气；黄芩、黄连味苦以降天气；党参、炙甘草、大枣调脾胃之阴阳，调寒热之相逆。故全方可使天气下降，地气上升，天地相交，万物沟通，痞满诸症自除。二诊时痞满减，但仍有午后及夜间烧心，故随证加用左金剂以泻火止酸除痞满。

【诊余二三话】

学生：半夏泻心汤寒温并用，临证时应如何掌握凉药和热药的比例？

袁师：半夏泻心汤中凉药有黄芩、黄连，温热药有半夏、干姜，要结合病机灵活掌握两组药物的用量。根据半夏泻心汤证但满而不痛，或呕吐恶心，或肠鸣下利的辨证要点，在辨证准确的情况下，若病人寒热相当，可按半夏10g、黄芩9g、黄连6g、干姜9g应用。因黄连性味苦寒，长期使用或大剂量使用有苦寒伤胃之虞。而且其口感甚苦，故一般情况不建议大量使用。若寒象明显，有胃脘怕凉、喜热饮、苔白滑、下利的症状，可将半夏、生姜的量加到10～15g，黄连、黄芩用3～6g；若热象明显，有舌苔黄腻、口苦、反酸、大便黏滞等症状，可减干姜到6g，加黄芩至10～15g、黄连至10～12g。

学生：泻心汤方后注中"去滓再煎"有什么用意？

袁师：药汁浓缩的过程称为"煎"。泻心汤治疗的是寒热错杂的痞证，方中药物剂量有多有少，作用部位有上有下，性味有寒有热，去滓再煎是为了药性和合。

正如徐大椿《伤寒论类方》所言："去渣再煎者，此方乃和解之剂，再煎则药性和合，能使经气相融，不复往来出入。古圣不但用药之妙，其煎法俱有精义。"另外，再煎可以减少药量，减轻脾胃的负担。

二、心下痞硬，水气下利——生姜泻心汤

生姜四两，切　甘草三两，炙　人参三两　干姜一两　黄芩三两　半夏半升，洗　黄连一两　大枣十二枚，擘

上八味，以水一斗，煮取六升，去滓，再煮取三升，温服一升，日三服。

【原文】

伤寒，汗出解之后，胃中不和，心下痞鞕，干噫食臭，胁下有水气，腹中雷鸣下利者，生姜泻心汤主之。（《伤寒论》[157]）

【解析】

本条论述生姜泻心汤的证治。从原文中看，病人感"胃中不和"，或因汗不得法，致脾胃之气损伤；或因素日脾胃不足，以致有邪气趁机内陷，使寒热错杂于中焦，脾胃升降反作，发为痞满。一般而言，痞病为无形之邪气，当按之柔软，此条文中言心下痞硬，却按之不痛，应为邪气阻结较重，腹肌紧张之意，属气机痞塞较甚，而非结胸之证。脾胃虚弱，升降反作，胃气上逆，故干噫食臭；水气流于胁下，或走于肠间，则肠鸣下

利。治以生姜泻心汤和胃降逆，散水消痞。

生姜泻心汤由半夏泻心汤减干姜二两，加生姜四两组成。其组方原则与半夏泻心汤大同小异，仍属辛开苦降甘调之法。因本证胃虚食滞，兼有水饮内停，故加生姜为主药，和胃降逆，宣散水饮，配半夏则其功更著；姜、夏与芩、连为伍，辛开苦降，以开泄寒热痞塞之结滞；佐人参、甘草、大枣健脾益胃，以复中焦升降之职。本方与半夏泻心汤均取去滓再煎之法，其用意亦无二致。

【发微】

辨生姜、干姜

《神农本草经》载："干姜，味辛，温。主胸满咳逆上气，温中，止血，出汗，逐风湿痹，肠澼下利。生者尤良，久服去臭气，通神明。"《伤寒论》将生姜和干姜确立为两味独立的中药。生姜味辛，温，为鲜品；干姜味辛，热，为干品。干品辛散走窜之力和鲜品相比大大减弱，所以《本草求真》总结生姜"气味辛窜，走而不守"，干姜"大热无毒，守而不走"。生姜温通走窜力强，能解表散寒，温化水饮，常在解表方剂中应用，如桂枝汤等。运用在生姜泻心汤中，则宣散水气。干姜辛热，守而不走，有温中散寒、回阳的功效，若与辛温药配伍作用于中焦，则温中散寒，如理中汤；若与苦寒药配伍则辛开苦降，如半夏泻心汤、甘草泻心汤；与附子配伍使用作用于下焦，则回阳通脉，如四逆汤。生姜与干姜若同用，必须是脾胃虚寒，水气散漫。重用生姜则侧重治疗水气，特别是水液代谢障碍；重用干姜则补阳。

【验案举隅】

高某，男，21岁，2015年1月初诊。

主诉：胃脘胀满半月余。

患者自述因腹泻经输液治疗而致胃脘胀满。喜揉按，嗳腐吞酸，肠鸣辘辘，食后加重，纳寐可。大便日一行，成形，小便微黄。

舌红，苔白，根部微黄，脉弦缓。

处方：生姜泻心汤加味。

生姜10片　半夏10g　黄连10g　黄芩10g　干姜6g
党参10g　炙甘草6g　茯苓10g　炒白术10g　枳实10g
陈皮10g

7剂，水煎服，日1剂。

复诊：前症悉减，偶有嗳气，继服7剂而愈。

按语：本案患者为脾胃受损、运化失司、水液代谢失调的水气痞。患者有腹泻病史，本就中焦虚弱，脾胃受损，输液摄入大量液体，不得运化，水反为湿，滞于中焦，加重了脾胃负担。胃脘胀满、嗳腐吞酸、喜揉按为脾胃之气不和，肠鸣辘辘为水湿不得运化，小便微黄、舌红提示兼有热象。生姜泻心汤为半夏泻心汤减二两干姜，加四两生姜而成。两方组方原则相同，皆属辛开苦降甘调之法。生姜气薄，开胃气，避秽浊，散水气；半夏散结消痞，降逆止呕。干姜与生姜相伍，散中有宣，既宣散水气，又温补中州。黄芩、黄连泄热开痞。党参、炙甘草甘温补益脾气，以复升降之职。诸药合用，脾升胃降，斡旋复常，其痞自消。故灸以生姜泻心汤加味，和脾胃、散水气、调寒热。

【诊余二三话】

学生：生姜泻心汤证和旋覆代赭汤证都有噫气、心下痞硬的症状，怎样区分其病机?

袁师：两汤证均为伤寒误治，脾胃之气受损，而见心下痞硬、嗳气之症。但生姜泻心汤证不仅中气受损，且有水饮食滞，寒热错杂，故在心下痞硬的同时伴见干噫食臭、腹中雷鸣下利。治用生姜泻心汤，寒温并用，辛开苦降，和胃散水，消痞止利。旋覆代赭汤证是脾胃受损，痰浊内生，胃虚气逆，而无寒热错杂，故其主症是胃虚气逆的嗳气不止，而不是心下痞硬。虽嗳气而无食臭，亦无肠鸣下利，故以旋覆代赭汤和胃降逆为主。俞麟州有言："夫二条皆有心下痞硬句，而生姜泻心汤重在水气下趋而作利，旋覆代赭汤重在胃虚挟饮水气上逆而作噫。取治水气下趋而利者，必用生姜以散水；胃虚挟饮而噫者，必用赭石以镇逆。"

三、心下痞硬，胃虚下利——甘草泻心汤

甘草四两，炙　黄芩三两　干姜三两　半夏半升，洗　大枣十二枚，擘　黄连一两

上六味，以水一斗，煮取六升，去滓，再煮取三升，温服一升，日三服。臣亿等谨按：上生姜泻心汤法，本云理中人参黄芩汤，今详泻心以疗痞，痞气因发阴而生，是半夏、生姜、甘草泻心三方，皆本于理中也，其方必各有人参。今甘草泻心中无者，脱落之也。又按《千金》并《外台秘要》治伤寒䘌用此方，皆有人参，知脱落无疑。

【原文】

伤寒中风，医反下之，其人下利日数十行，谷不化，腹中雷鸣，心下痞鞕而满，干呕心烦不得安，医见心下痞，谓病不尽，复下之，其痞益甚，此非热结，但以胃中虚，客气上逆，故使鞕也，甘草泻心汤主之。（《伤寒论》[158]）

【解析】

本条论述甘草泻心汤的证治。各种原因（或误下，或平素脾胃不足又有邪气外侵）导致中焦脾胃受损，而致寒热之邪结于心下，气机失调，升降逆乱，遂成痞证。脾胃气虚，腐熟运化失职，饮食不得消化而下注，故其人腹中雷鸣有声，下利日数十行而有未消化食物；浊阴不降，胃中虚气上逆，则干呕心烦不得安。甘草泻心汤证较其他两个泻心汤而言中虚更甚，故方中重用炙甘草为主药，并以之名方，取其甘温补，健脾和胃之意；佐人参、大枣，更增补中之力；干姜、半夏温中散寒；黄芩、黄连清热消痞，合使脾胃健而中州得复，阴阳调而升降协和，则痞利干呕诸症除。

【发微】

泻心汤互参

半夏泻心汤证、生姜泻心汤证、甘草泻心汤证的证候、病机、治法、方药组成大致相同。三者皆有脾胃不和，升降失司，寒热错杂，气机痞塞，而致心下痞，呕而肠鸣，下利之症；治法都以寒温并用、辛开苦降、和胃消痞为主；均以黄芩、黄连苦寒降泄，清中焦之热；干姜、半夏辛温宣开，温中焦之寒；人参、甘草、大枣甘温补中，益脾胃之气。所异者，半夏泻心汤证以心下痞，呕逆较著，故以半夏为君，和胃降逆；生姜泻心汤证因兼有水饮食滞，以干噫食臭为主，故于半夏泻心汤中加生姜四两为君，减干姜二两，意在宣散水气，和胃降逆；甘草泻心汤证为脾胃虚弱较甚，以下利日数十行，谷不化，干呕，心烦不安为主，故于半夏泻心汤中增炙甘草至四两为君，重在补中和胃。三方皆去滓再煎，使药性合和，共奏和解之功。

【验案举隅】

许某，女，40岁，2018年8月初诊。

主诉：胃脘痞满3天，加重伴泄利2天。

患者3天前饮食不慎致胃脘痞满，剑突下轻压痛，自服用中成药乏效，现症见：大便稀溏，日行3～4次，夹有不消化食物，自觉恶心。自诉平素易乏力，纳差，寐安，小便调。

舌质暗胖，边齿痕多，尖部瘀点，苔中根部黄，稍厚，脉细滑。

处方： 甘草泻心汤加减。

炙甘草20g　黄连10g　黄芩10g　干姜10g　党参10g　清半夏10g　柴胡15g　仙鹤草30g　生姜4片　大枣5枚

7剂，水煎服，日1剂。

二诊： 泻利止，胃痞减，纳渐增，偶消化不良。前方加鸡内金10g，继服7剂痊愈。

按语： 本案患者平素自觉乏力且舌齿痕多，本就中焦脾胃不足，又因饮食不慎伤及脾胃致中焦损伤更甚，饮食不得消化，故出现痞满、大便稀溏等症；浊阴不降，胃虚气逆，则见恶心。故方用甘草泻心汤，重用炙甘草甘温补中，为君药；半夏散结消痞，降逆止呕；干姜温中散寒；黄芩、黄连泄热开痞；大枣甘温补益脾气，以复升降之职。诸药合用，分解寒热，开结除痞，标本兼顾，则痞呕下利诸症自除。

【诊余二三话】

学生： 甘草泻心汤中用生甘草还是炙甘草？

袁师：《伤寒论》甘草泻心汤所治为脾胃虚弱较甚，不能斡旋中焦气机而致的痞满之证，所以方中重用炙甘草为君，取其甘温补中，健脾和胃。

《金匮要略》甘草泻心汤之甘草未注明炮制之法，但考虑其所治病证，应用生甘草。仲景立甘草汤、桔梗汤治"少阴病，三日，咽痛者"，为后世治疗咽痛证之鼻祖，取生甘草泻阴经火热之功。狐惑病乃湿热虫毒循经上窜而腐蚀咽喉，仲景重用生甘草主要立清热解毒利咽之功，非为益气补虚之效。

四、心下痞，按之濡——大黄黄连泻心汤

> 大黄二两　黄连一两
>
> 上二味，以麻沸汤二升渍之，须臾绞去滓，分温再服。臣亿等看详：大黄黄连泻心汤，诸本皆二味，又后附子泻心汤，用大黄、黄连、黄芩、附子，恐是前方中亦有黄芩，后但加附子也，故后云附子泻心汤。本云加附子也。

【原文】

心下痞，按之濡，其脉关上浮者，大黄黄连泻心汤主之。（《伤寒论》[154]）

伤寒大下后，复发汗，心下痞，恶寒者，表未解也。不可攻痞，当先解表，表解乃可攻痞。解表宜桂枝汤，攻痞宜大黄黄连泻心汤。（《伤寒论》[164]）

【解析】

154条只列举一脉一症，就热痞的病因、病机、病位及证候特点作概括。心下为胃脘部，"心下痞"指胃脘部有堵闷窒塞之感，但按之却柔软不坚硬，此为无形邪气壅滞之气痞。关脉以候中焦，浮脉又主阳热。今阳热之脉仅见于关上，说明本证系无形邪热壅聚心下脾胃，致中焦气机痞塞，遂成热痞之证。本证为邪热内聚之热痞证，临证时还可以见到心烦、口渴、小便短赤、

舌红苔黄、脉数，甚至吐衄等热证表现。治以大黄黄连泻心汤清泄邪热，则痞自消解。

164条指出热痞兼表证的治法。伤寒病在表时，治以发汗解表。若汗下失序，先行攻下之法则易致表邪化热内陷，结于心下，壅塞气机，形成心下痞之热痞证。若仍见恶寒，是表邪未解，必伴有发热、头痛、脉浮等表证。此时里有痞证，外有表证，为表里同病，治当先解表，表解乃可攻痞。若先行攻痞，不仅有郁遏表邪之弊，亦易引邪深入，致生变证。因在汗下之后，纵有表邪未解，亦不宜用麻黄汤峻汗，故用桂枝汤调和营卫，解肌祛风。治疗热痞用大黄黄连泻心汤。

【发微】

大黄黄连泻心汤证与栀子豉汤证辨析

两者均为无形热郁之证，均治以轻扬之剂，清宣无形之热。大黄黄连泻心汤证为无形邪热壅滞于中，结于心下，故以心下痞、按之濡、关脉浮为证候特点，治宜泄热消痞。栀子豉汤证为无形邪热留扰胸膈，扰动心神，故以虚烦不得眠，心中懊恼，胸中窒或心中结痛为证候特点，治当清宣郁热，解郁除烦。

【验案举隅】

刘某，女，23岁，2018年10月初诊。

主诉：胃脘痞满1周。

患者1周前饮食不慎致胃脘痞满，胸痛心烦。口渴喜饮，牙龈肿痛，无明显烧心反酸。自觉时时气短乏力，纳少，寐安。大便不畅，一日一行，小便调。

舌质暗胖，苔前薄白，中根部黄厚，稍腻，脉弦。

处方： 大黄黄连泻心汤加减。

生大黄10g　黄连9g　黄芩9g

2剂，开水冲泡少顷，去滓服用，日1剂。

服1剂后，大便通畅，痞满仍在，心烦减轻，牙痛减轻。嘱患者服完剩下的1剂即停药，调整生活习惯，清淡饮食。

按语： 患者自觉痞满，并见胸痛心烦、口渴喜饮、牙龈肿痛等火热之症，为无形之邪热壅滞于心下，导致气机失序，成热痞之证。故治以大黄黄连泻心汤泄热消痞。三黄苦寒，气味俱厚，如果水煮取液，则药力直走肠胃而泻下。本证病在中焦，属无形邪热痞塞心下，因此不可直下肠胃。所以用开水浸泡三药少顷，绞汁而服，意在取其寒凉之气，以清中焦无形之热，薄其苦泄之味。

【诊余二三话】

学生： 大黄黄连泻心汤和附子泻心汤方中注明麻沸汤渍之，须臾绞去滓，其中麻沸汤为何物？"渍之"用意何在？"须臾"又是多长时间？

袁师： 麻沸汤是指将沸的热水。据《本草纲目》记载，麻沸汤、百沸汤、太和汤为一物。汪苓友在《伤寒论辨证广注》有言："麻沸汤者，熟汤也，汤将熟时，其而沸泡如麻，以故云麻"。"麻沸汤渍之"，相当于用开水浸泡药物。大黄黄连泻心汤主"心下痞，按之濡，其脉关上浮者"，关脉候中焦，浮主热，据此可判断为无形热邪聚于中焦，并非实邪阻滞。脾胃正常的升降功能受影响，导致升降反作而成痞证。此时治疗需清无形之邪热，但又无实邪，不需泻下，故治疗应以清通为主。而大黄、黄连皆为味厚之品，大黄作用又偏下，与大黄黄连泻心汤证所在病位不符，麻沸汤渍之能减大黄泻下之性，而用其通利之效。正如《素问·阴阳应象大论》所言之"味厚则泄，薄则通"。麻沸汤渍之将大黄作用由"泄"巧妙地转为"通"。"须臾"在很多典籍中出现过，如《荀子·劝学》"吾尝终日而思矣，不如须臾之所学也"。《灵枢·玉版》说："能使其民，令行禁止，士卒无白刃之难者，非一日之教也，须臾之得也。"此处"须臾"应当"片刻"来解，具体到临床上，用开水冲泡三黄，待药可入口时去滓服用，时间刚好。

五、心下痞，复恶寒汗出——附子泻心汤

> 大黄二两 黄连一两 黄芩一两 附子一枚，炮，去皮，破，别煮取汁
>
> 上四味，切三味，以麻沸汤二升渍之，须臾绞去滓，内附子汁，分温再服。

【原文】

心下痞，而复恶寒汗出者，附子泻心汤主之。（《伤寒论》[155]）

【解析】

本条承接154条言心下痞，当为热痞。心下痞复见恶寒汗出之症，有两种可能：①若属太阳中风证，则必有发热脉浮等表证。今条文中未见表证症状描述，又未写"表未解"，说明并非164条所论之热痞兼表证。②从附子泻心汤药物组成来看，其为大黄黄连泻心汤加附子而成，以方测证，恶寒汗出当是表阳虚，卫外不固所致。卫阳不足，温煦失职，故恶寒；开合失司，肌表不固，所以汗出。本证寒热并见，虚实互呈。单予泄热消痞，则阳虚难复；纯予扶阳固表，则痞结难消。故治以附子泻心汤泄热消痞，兼以扶阳固表。附子泻心汤由大黄黄连泻心汤加附子而成。方用大黄、黄连、黄芩之苦寒清上部之邪热，附子之辛热以温经复阳固表。本方大温大热的附子与大苦大寒的大黄、黄连、黄芩相配，寒温并用，补泻兼施。

【发微】

历代医家对附子泻心汤的认识

（1）以成无己《注解伤寒论》为代表：心下痞是"虚热内伏"所致，而恶寒汗出是"阳气外虚"所致，所以提出以三黄攻痞，以附子固阳。

（2）以喻嘉言《尚论后篇》为代表：本方以寒剂攻痞，加附子"以辛热佐其寒凉，欲令开发痞之拂郁结滞，非攻实也"。

（3）以柯韵伯《伤寒来苏集》为代表：在"心下痞"之后，"而复恶寒汗出者"之前，应有"大便鞕，心烦不得眠"之文。否则，心下痞、恶寒属于表未解，当用桂枝加附子，而不应用大黄；汗出如果属胃实，则不当用附子，若汗出亡阳，则不能用芩、连。

（4）以汪琥《伤寒辨证广注》为代表：邪热壅聚导致心下痞，而恶寒汗出则是表未解。由于阳盛于里，不宜用桂枝解表，而用附子散在表之邪。此外，附子还能"行三黄之滞，令痞气豁然"。

（5）以吴谦《订证伤寒全书》为代表：恶寒汗出不是表不解，而是"表阳虚"，故用附子温表之阳。热在内而寒在外，寒热并用，可以兼治内外寒热。同时，三黄泡渍而附子单煮意在扶阳为重。

【验案举隅】

梁某，女，43岁，2017年11月初诊。

主诉：胃脘胀满10年余。

患者10年前出现胃脘胀满，此后无明显诱因而出现胃脘及左胁下胀满，喜温喜按，口苦口干，心烦，纳可，寐时差，手脚凉，身畏寒，腰酸。大便二三日一行，质稍干，小便可。

舌淡暗胖，苔黄厚，脉沉弦。

处方：附子泻心汤合小柴胡汤加减。

附子^{先煎}10g　黄连6g　黄芩9g　大黄6g　柴胡10g　半夏9g　党参10g　炙甘草10g　生姜4片　大枣5枚

7剂，水煎服，日1剂。

二诊：药后胀满减轻，大便通畅，怕凉好转。效不更方，守方加减治疗月余，诸症悉除。

按语：本案患者痞满时间较长且阳虚症状多见，但又见舌苔黄厚、口苦、心烦等热象，寒热并见、虚实互呈，病机为中焦有热伴阳虚，故选用附子泻心汤扶阳兼以泄热。方中大黄、黄连、黄芩苦寒，清泄邪热，附子辛热以温经复阳除痼寒。又因患者左胁下胀满、口苦、脉弦，有少阳不和之症，故加用小柴胡汤以和解少阳，除痞满。

【诊余二三话】

学生：半夏、生姜、甘草和附子泻心汤都是寒热并用，运用的是相反相成的思想。除了寒热并用，还有其他相反相成的治法吗？

袁师：相反相成是指事物内部或事物之间看起来相互对立、排斥，实际上却相互补充、促进，既对立又统一。《汉书·艺文志》载："仁之与义，敬之与和，相反而皆相成也。"此与传统阴阳思想中阴阳对立、阴阳互根等十分相似。药物相反相成的配伍，就是利用药物作用趋向上的对立，在一定条件下将之组合，使其既互相制约又相互促进，从而疗错综复杂、互相对立的病症，或纠正某些药物的偏胜之性。除寒热并用，还有散敛相得、升降相因等。

（1）散敛相得：辛温之药具有发散功能，酸寒之药具有敛阴收涩之效。配伍得当，散中有收，开中有阖，使散不伤正，收不留邪，并互纠其偏，相反相成。方如桂枝汤、小青龙汤、四逆散之等。

（2）升降相因：升降有序是机体维持正常生命活动的基本条件。张仲景非常重视调节人体气机，常常将升浮和沉降药物合用，治疗脏腑气机升降失常所致的各种疾病。如治疗胃虚痰阻气逆、嗳气不除用旋覆代赭汤。

（3）补泻兼施：是针对虚实夹杂证而设的配伍方法，在仲景方中运用十分广泛。"补"乃扶正气之不足，"泻"乃祛邪气之有余。补泻之药合用，多用于正虚邪实之证。此时纯补虚则闭门留寇，独攻邪则易伤正气，只有补泻兼施，方可祛邪而不伤正，补虚而不留邪。如黄连阿胶汤、厚朴生姜半夏甘草人参汤、竹叶石膏汤等。

（4）润燥并济：既无偏燥偏润之弊，又能发挥相反相成之效。如炙甘草汤中益心气、温心阳用炙甘草、人参、大枣、桂枝、生姜，温燥属刚，并能通行血脉；补心血、滋心阴用生地黄、阿胶、麦冬、麻子仁，凉润属柔。刚柔相济，互相对立又相互助长，治疗心动悸、脉结代之证，为千古名方。

六、心下痞硬，噫气不除——旋覆代赭汤

旋覆花三两　人参二两　生姜五两　代赭一两　甘草三两，炙　半夏半升，洗　大枣十二枚，擘

上七味，以水一斗，煮取六升，去滓，再煎取三升。温服一升，日三服。

【原文】

伤寒发汗，若吐若下，解后心下痞鞕，噫气不除者，旋覆代赭汤主之。(《伤寒论》[161])

【解析】

本方原治伤寒发汗后又误用吐、下，表证虽解，却出现心下痞硬、噫气不除者。析其病机，乃吐、下之攻伐，胃气受伤，转输无力，致津凝为痰，阻于中焦，胃气不和，气机痞塞，故心下痞硬；痰气中阻，土虚木乘，肝胃气逆，故噫气不除。此证以脾胃气虚为本，痰阻气逆为标，临床表现虽虚实互见，但以气逆痰阻为主。概括病机为中虚痰阻，胃气上逆。胃虚宜补，痰浊宜化，气逆宜降，故治以旋覆代赭汤降逆化痰，益气和胃。

诸花皆升，旋覆独降，故方中旋覆花功擅下气，可疏肝利肺，既能散凝结之气，又能治心下之痞，重用为君药。代赭石重镇降逆，长于镇摄肝胃之逆气，助君药降逆下气，止呕化痰；半夏祛痰散结，降逆和胃；生姜温胃化痰，散寒止呕，助旋覆花、代赭石降逆而止噫，同为臣药。人参、大枣、炙甘草甘温益气，健脾养胃，以复中虚气弱之本，为佐药。甘草调和药性，兼作使药。诸药合用，标本兼顾，共奏降逆化痰、益气和胃之功，使胃气复，痰浊消，气逆降，痞满、噫气、呕呃诸症自除。

【发微】

1.旋覆代赭汤之痞证

本方所治痞证为胃虚痰阻之痞，汗、吐、下后中气受损，运化失司，痰浊壅滞，则心下痞硬；胃气上逆，则噫气不除。治宜和胃消痰降逆。如章虚谷《伤寒论本旨·结胸痞证》云："发汗吐下解后，余邪未净，痰浊壅滞，心下痞硬，脾弱不运，则时时噫气，主以旋覆、半夏消痰软坚，代赭降逆，参、草、姜、枣补气和中，则诸证自愈。"

2.谨守病机，灵活用方

旋覆代赭汤临床运用当谨守原方比例。旋覆花、代赭石分别用三两、一两，比例为3：1。代赭石应用小量其意有三：一则代赭石苦寒质重，量大易伐胃而致胃气更虚；二则病位在中焦脾胃，代赭石量大则直抵下焦而入肝经，药过病所，难以发挥降胃之功；三则心下痞硬而噫气不除，气逆之势已甚，量大重以镇之，恐有压而不服，其气更逆之虑。重用养正补虚之参、草、枣，安定中州，降逆效果更佳。《伤寒论》中所用人参为山西上党郡的上党人参，《本草纲目》记载："相传欲试上党参，但使二人同走，一含人参，一空口，度走三五里许，其不含人参者必大喘，含者气息自如，其人参乃真也。"可见人参益气补虚之功。《神农本草经》亦言人参可调中，疗胸胁逆满。生晒参10～15g补益力最强，若患者症状挟热、挟实或正虚不甚，不能耐受生晒参之温性，可酌情以补益力稍次，性味也较平和的党参、太子参代之。

旋覆代赭汤证病机为中虚痰阻，胃气上逆。包括"中虚"和"痰逆"两个方面，不可拘泥于《伤寒论》

中痰气痞之"心下痞""噫气"等症。临床中凡见反胃
噎食、呕吐呃逆、咳嗽、痰喘、咯血、吐血、眩晕、头
痛、胁肋胀痛或咽中如有异物梗塞等症状，辨证以胃虚
气逆为病机，均可考虑本方治疗。

3.旋覆代赭汤与胃食管反流病

袁红霞教授在中医"气机升降"理论指导下，指出
胃食管反流病的关键病机为胃虚气逆，提出补虚降逆的
治疗大法，临床中常以旋覆代赭汤作为基础方，收效甚
佳。辨证分型及治法如下。

（1）胃虚兼寒热错杂型：治以益气和胃，平调寒热。
方用旋覆代赭汤合半夏泻心汤加减。

（2）胃虚兼少阳不和型：治以益气和胃，和解少阳。
方用旋覆代赭汤合小柴胡汤加减。

（3）胃虚兼肝胃郁热型：治以益气和胃，疏肝泄热。
方用旋覆代赭汤、丹栀逍遥散与左金丸加减。

（4）胃虚兼痰热内扰型：治以益气和胃，清热化痰。
方用旋覆代赭汤合十一味温胆汤加减。

（5）胃虚兼痰瘀交阻型：治以益气和胃，祛痰化瘀。
方用旋覆代赭汤合启膈散加减。

（6）胃虚兼胃阴不足型：治以益气和胃，养阴生津。
方用旋覆代赭汤合沙参麦冬汤加减。

【验案举隅】

胡某，女，47岁，2018年10月18日初诊。

主诉：胃脘痞满伴烧心反酸2年余。

患者 2 年前无明显诱因出现胃脘痞满不适，伴烧心、反酸，断断续续服中、西药治疗，效果不显。现胃脘痞满，烧心反酸，食欲可，稍口干口苦，口中有异味，烘热汗出，二便调，寐差多梦，心烦易怒，余无明显不适。

舌淡胖，苔白略腻，左脉沉弱，右脉沉细。

胃镜示：巴氏（Barrett）食管，慢性胃炎，垂体瘤术后。HP（－）。

处方：旋覆代赭汤、乌贝散合柴胡加龙骨牡蛎汤加减。

旋覆花^{包煎}15g　生赭石^{先煎}5g　清半夏10g　党参10g　炙甘草10g　海螵蛸^{先煎}20g　浙贝20g　柴胡15g　黄芩10g　酒大黄3g　桂枝10g　茯神15g　生龙骨^{先煎}30g　生牡蛎^{先煎}30g　白芍10g　生姜4片　大枣5枚

7剂，水煎服。

10月25日二诊：胃脘痞满、烧心反酸明显缓解，但仍有不适。服药期间因饮食不洁不慎呕吐1次，为胃内容物。寐好转，余无不适。舌苔根部腻。原方半夏加至15g降逆止呕，加生石膏20g清胃中郁热。继服14剂，后随证加减治疗。

2019年1月10日，胃脘痞满基本消失，偶恶心。胃镜示：慢性胃炎，无食管炎。

按语：患者胃脘痞满伴烧心反酸2年余，析其病机为本虚标实，脾胃虚弱是其本，胃脘痞满、烧心反酸为其标。脾胃虚弱，失于运化，而见胃脘痞满，舌胖苔腻；脾胃斡旋中焦，升降失司，气逆于上，则见烧心反酸。选方以旋覆代赭汤加乌贝散为主方，旋覆花配伍代赭石、半夏、生姜理气化痰以降浊；党参、炙甘草、大枣健脾养胃以升清；海螵蛸、浙贝制酸止痛，中和胃酸。诸药合用，降中有升，升中有降，升降相因，气机调畅，诸症悉除。此外患者为围绝经期女性，内分泌功能紊乱，烘热汗出，口干口苦，心烦易怒，寐差多梦，选用柴胡加龙骨牡蛎汤合桂枝汤以调和阴阳，泄热清里，重镇安神。

【诊余二三话】

学生：《伤寒论》第163条云："太阳病，外证未除，而数下之，遂协热而利，利下不止，心下痞鞕，表里不解者，桂枝人参汤主之。"该条与旋覆代赭汤条位置接近，且均有心下痞硬，具体该如何鉴别？

袁师：桂枝人参汤证也见心下痞硬之症状，但乃误下后脾阳损伤，健运失职，升降失常而致，非主症。其证总为协热利之里寒兼表证，故治用桂枝人参汤温中解表。旋覆代赭汤病位在胃，桂枝人参汤病位在脾，联系心下痞诸条可以看出，无论是胃气不和还是脾气不和，均可导致心下痞证发生，因此，调理脾胃，畅达升降之机，为治疗心下痞之大法。

学生：旋覆代赭汤证与生姜泻心汤证均为伤寒误治，脾胃之气受损，而见心下痞硬、嗳气之证，临证该如何区分？

袁师：借用俞麟州老的话："此即生姜泻心汤之变法也。夫二条皆有心下痞硬句，而生姜泻心汤重在水气下趋而作利，旋覆代赭汤重在胃虚挟饮水气上逆而作噫。取治水气下趋而利者，必用生姜以散水；胃虚挟饮而噫者，必用赭石以镇逆。二条对勘，益见仲景制方之妙。"

七、心下痞，渴而口烦躁，小便不利——五苓散

泽泻—两—分　猪苓三分，去皮　茯苓三分　白术三分　桂二分，去皮

上五味，为末，白饮服方寸匕，日三服，多饮暖水，汗出愈。

【原文】

太阳病，发汗后，大汗出，胃中干，烦躁不得眠，欲得饮水者，少少与饮之，令胃气和则愈。若脉浮，小便不利，微热消渴者，五苓散主之。（《伤寒论》[71]）

发汗已，脉浮数烦渴者，五苓散主之。（《伤寒论》[72]）

伤寒，汗出而渴者，五苓散主之。（《伤寒论》[73]）

中风发热，六七日不解而烦，有表里证，渴欲饮水，水入则吐者，名曰水逆，五苓散主之。（《伤寒论》[74]）

本以下之，故心下痞，与泻心汤。痞不解，其人渴而口燥烦，小便不利者，五苓散主之。(《伤寒论》[156])

霍乱，头痛发热，身疼痛，热多欲饮水者，五苓散主之。(《伤寒论》[386])

假令瘦人，脐下有悸，吐涎沫而癫眩，此水也。五苓散主之。(《金匮要略·痰饮咳嗽病脉证并治》)

【解析】

五苓散出自《伤寒论》太阳蓄水证。蓄水证成因或为太阳表邪不解，由经传腑，影响膀胱气化；或为太阳表证期间饮水过多，饮入之水不能及时气化输布。简而言之，五苓散的病机为外有表证，内有蓄水。主证有水邪上逆，阻遏中焦气机之心下痞，此痞为水痞；饮水后水停中焦，胃中水声辘辘，也可见口渴欲饮，水入即吐之水逆；气化不利，水不化津而口渴，可为伤津之后的渴欲饮水，也可为水蓄于内的口渴消水；水蓄膀胱，水道失调之小便不利，既可表现为小便量少，也可表现为小便频多；水饮阻遏下焦气机之少腹苦里急，多与小便不利并见。五苓散之主证可理解为机体的水液输布障碍，津液不能上承下输，或停聚中焦，或泛溢皮肤，或积于局部。

五苓散中用桂枝、猪苓、茯苓、泽泻发汗利水，以利小便为三；白术补脾气，制水气，以运输水湿；桂枝辛温通阳，外能解肌，内能气化津液，消阴以行水。全方以利水通阳为主，治疗重点为水蓄膀胱之膀胱气化不利。清代柯琴所著《伤寒来苏集》也指出：
"泽泻味咸入肾，培水之本；猪苓色黑入肾，利水之
用；白术味甘归脾，制水之逆流；茯苓色白入肺，清水
之源委；桂枝色赤入心，通经发汗，为水之用。使则
水精四布，上滋心肺，外达皮毛，通调水道，一汗而
解矣。"

【发微】

1.五苓散之痞证

本证的痞虽然也是下后所促成，但不同于泻心诸证
的是，其人渴而口燥烦，同时又小便不利。这是下后伤
及三焦气化，以致心下停水，既不能上输口舌，又不能
下输膀胱。因此予泻心汤必不解，主张以化气行水的五
苓散主之。

2.五苓散之药物比例

五苓散中泽泻、猪苓渗水利湿，茯苓、白术健脾利
湿，桂枝通阳化气。遵用原方比例，效果更佳。

3.五苓散之桂枝

桂枝辛温通阳，为五苓散之动力药。自然界中，地
表的水需要太阳的温煦才能转化为水蒸气升向天空，在
空中遇冷，就会变成雨水落回地面。在人体中，水液代
谢依赖阳气的温煦，足太阳膀胱经下络腰肾，和肾相连，
借肾阳统管一身之表阳并参与水液代谢。五苓散中的桂
枝就是利水的动力药，全方借桂枝温通阳气的作用激发
振奋膀胱经之阳气，恢复膀胱气化作用，可见方中桂枝
比例虽最小，但不可或缺。

4.五苓散之临床应用

五苓散是调节人体水液分布异常的方剂，可广泛应用于临床各类疾病。

（1）外感病病程中：如肾功能障碍，症状表现为尿少、口渴、少腹不适及呕吐、吐水等水逆证。

（2）泌尿系统疾病：如急慢性肾炎、垂体性尿崩症、遗尿、肾功能不全、肾盂肾炎等属于气化不利，见小便少、口渴欲饮、浮肿、腹水者。

（3）消化系统疾病：如肠炎、慢性肝炎、脂肪肝等见有腹泻、大便稀溏、腹胀、肠鸣辘辘者。

（4）生殖系统疾病：如睾丸鞘膜积液、卵巢囊肿、带下等。

（5）五官科疾病：如中耳炎、耳聋、青光眼、过敏性鼻炎、假性近视等属水邪上扰清窍者。

（6）心血管疾病：本方合麻黄附子细辛汤治疗心包积液，合生脉散治疗慢性充血性心力衰竭。

（7）代谢性疾病：如高脂血症、多汗症。

【验案举隅】

王某，女，26岁，2020年4月10日初诊。

主诉：脘腹痞满伴腹泻5天。

患者于5天前贪凉后出现脘腹痞满，肠鸣音亢进，大便稀溏，日行2～4次。胃脘不适，纳差，偶恶心呕吐，口干，渴欲饮水，头晕，小便量少，寐差多梦。舌淡红，苔白微腻，脉浮数。

处方：五苓散加味。

泽泻25g　茯苓15g　猪苓15g　炒白术15g　桂枝10g　炒酸枣仁20g　黄芪15g　炙甘草6g

7剂，水煎服。

服7剂后，诸症好转，腹泻次数减少，口渴缓解，小便量增多。继服调理，效果甚佳。

按语：《景岳全书》中指出："凡泄泻之病，多由水谷不分，故以利水为上策，水谷分则泻自止。故曰：治泻不利小水，非其治也。"本案患者因食生冷损伤脾阳，脾不散精，饮入于胃后，上不能归于肺，下不能入于膀胱，则见口渴欲饮，小便量少；水液输布失常，饮停中焦，阻遏胃气，可见恶心呕吐；水湿渗于肠中可见腹泻便溏。本案方选五苓散利水渗湿，温阳化气。重用泽泻为君，以其甘淡，直达肾与膀胱，利水渗湿。以茯苓、猪苓之淡渗增强利水渗湿之力。佐以白术，合茯苓健脾以运化水湿。桂枝温阳化气以助利水，解表散邪以祛表邪。酸枣仁安神助眠，黄芪佐桂枝之力助阳化气，全方利水温阳，湿去症消。

【诊余二三话】

学生：五苓散与苓桂术甘汤多有相似之处，临床中应如何鉴别应用？

袁师：五苓散治在太阳。太阳主一身之表，其腑为膀胱，外邪不解，同气相求，即入其里。五苓散既解太阳之表，又通阳化气治里，乃表里双解之剂，调节全身水运不畅，病可见于上、中、下三焦。苓桂术甘汤证有上焦之症如"起则头眩"，实则由中焦痰饮引起，"心下逆满""气上冲胸"之故也，因此苓桂术甘汤主在健脾祛痰饮，是治疗里证的，病在上、中焦，且主要在中焦。

学生：五苓方用散较好还是用汤剂较好？

袁师：方原为散剂，服用比较方便，也比较经济，现因药房无备而改为汤剂。二者疗效相差不大，但吐水患者大多不能服用汤剂，散剂比较合适。

八、心中痞硬，呕吐而下利——大柴胡汤

柴胡半斤　黄芩三两　芍药三两　半夏半升,洗　枳实四枚,炙　大黄二两　大枣十二枚　生姜五两

上八味，以水一斗二升，煮取六升，去滓，再煎，温服一升，日三服。

【原文】

太阳病，过经十余日，反二三下之，后四五日，柴胡证仍在者，先与小柴胡。呕不止，心下急，郁郁微烦者，为未解也，与大柴胡汤，下之则愈。（《伤寒论》[103]）

伤寒十余日，热结在里，复往来寒热者，与大柴胡汤。（《伤寒论》[136]）

伤寒发热，汗出不解，心中痞鞕，呕吐而下利者，大柴胡汤主之。（《伤寒论》[165]）

按之心下满痛者，此为实也，当下之，宜大柴胡

汤。(《金匮要略·腹满寒疝宿食病脉证治》)

【解析】

大柴胡汤为仲景群方中开郁泻火之第一方。《医宗金鉴·删补名医方论》曰："斯方也，柴胡得生姜之倍，解半表之功捷；枳、芍得大黄之少，攻半里之效徐。虽云下之，亦下中之合剂也。"

病初传少阳，势需人参补中益气，既防邪侵及里，又助正以祛邪于外。但邪已并于阳明，则须予大黄兼攻里，人参之补、甘草之缓反非所宜，故去之，加枳实以治心下坚，加芍药以治腹满痛，故此治少阳阳明并病而见里实心下坚，腹满痛者。适应证为少阳枢机不利之往来寒热，胸胁苦满，呕吐；少阳郁热渐甚之郁郁微烦，心烦；胆腑实热邪气阻滞气机之心下急，痞硬；兼见少阳热聚成实兼入阳明之里实证腹胀、大便难或下利、日晡潮热、苔黄燥等。

本方由小柴胡汤去偏于温补的人参、甘草，加大黄、枳实、芍药而成。柴胡、黄芩以疏泄少阳郁热；大黄、枳实内泄阳明热结，行气消痞；芍药柔肝缓急止痛；半夏、生姜和胃降逆止呕；大枣和中并调和诸药。全方共奏和解少阳，内泄热结之功。配伍特点有四：一是柴胡配黄芩，疏清同用，表里同治；二是枳实配白芍，肝脾同治，气血并调；三是柴胡配白芍，散收结合，疏肝柔肝；四是柴胡配枳实，升降同施，升清降浊。此外，最妙之处在于重用生姜，既能和胃止呕，又能以辛散上行之性牵制大黄峻猛速下之力。大柴胡汤集疏、清、通、降于一体，既和解少阳，又通泻阳明，使少阳郁热与阳明里实得以双解。

【发微】

1.大柴胡汤之痞证

本方所论心中痞硬，乃少阳重证，胆胃郁滞、邪结心下、实邪内阻所致。此"痞"标在胃脘，本在少阳，故治不可与泻心汤，而宜大柴胡汤，枢转少阳，开散结气。正如成无己《注解伤寒论·辨太阳病脉证并治法》云："伤寒发热，寒已成热也。汗出不解，表和而里病也。吐利，心腹濡软为里虚；呕吐而下利，心下痞硬者，是里实也，与大柴胡汤以下里热。"

2.大柴胡汤之临床应用

大柴胡汤既能开肝胆之郁，又能下阳明之实；既治气分，又调血分。临床上属于肝胆胃肠不和，气血凝滞不利的病症比较多见，本方常用来治疗多种急腹症及消化道病变，如急性胆囊炎、胆石症、急性胰腺炎、溃疡病穿孔、急性阑尾炎或慢性阑尾炎急性发作等。凡属气火交郁的实性病变，伴见剧烈腹胀或腹痛，并偏于胁腹两侧者，应用大柴胡汤治疗，效果显著。

3.柴胡在仲景经方中的配伍应用

柴胡为伞形科植物柴胡或狭叶柴胡的干燥根，为临床常用解表药，辛、苦，微寒，归肝、胆、肺经。《神农本草经》谓柴胡"主心腹，去肠胃中结气，饮食积聚，寒热邪气，推陈致新"。柴胡的功效偏于斡旋气机、化食导滞。治疗饮食积聚，气滞不通而致的满、呕、痞硬、不欲饮食、不大便等症状时，仲景皆喜用柴胡。

柴胡在《伤寒论》中共入方7次。其配伍应用总结如下。

（1）配伍甘草：主治往来寒热，胸胁苦满。小柴胡汤加减法甚多，但方中柴胡、甘草两味药不可去，可见此为小柴胡汤的核心。

（2）配伍人参、甘草、生姜、大枣：主治柴胡证见虚羸少气、食欲不振者。方如小柴胡汤、柴胡桂枝汤、柴胡加芒硝汤。

（3）配伍黄芩、半夏、人参、甘草、生姜、大枣：主治胸胁苦满，往来寒热而心烦喜呕者。方如小柴胡汤。以此为基础的类方颇多，有柴胡加芒硝汤、柴胡桂枝汤及后世的柴陷汤、柴平煎、柴苓汤、柴朴汤等。

（4）配伍芍药、枳实：主治往来寒热、四肢冷、上腹部满痛，或腹中痛，或里急后重。方如四逆散、大柴胡汤。

（5）配伍黄芩、甘草、栝楼根：主治往来寒热而口干渴者。方如柴胡桂枝干姜汤、柴胡去半夏加栝楼汤。

（6）配伍桂枝、甘草：主治发热或往来寒热，胸胁苦满，关节疼痛，四肢冷而悸者。方如柴胡桂枝汤、柴胡桂枝干姜汤、四逆汤。

【验案举隅】

赵某，女，60岁，2008年3月24日初诊。

主诉：胃脘痞满1周，右胁疼痛2天。

患者 1 周前因情绪不畅出现胃脘痞满不适，嗳气频，时呕吐，口干、口苦、口黏，不欲饮食，食后痞甚，连及两胁，近二日右胁痛剧拒按。夜寐难安，心烦易怒。小便不利，尿频、尿急、尿热，大便已 4 日未解。

舌质暗红，苔根黄腻，脉沉弦滑有力。

西医诊为胆囊炎，胆结石。

处方：大柴胡汤合丹参饮加减。

柴胡 15g　清半夏 20g　黄芩 10g　生大黄^{后下}10g
枳实 10g　白芍 30g　丹参 20g　檀香^{后下}10g　砂仁 10g
生地榆 20g　炙甘草 10g　生姜 6 片　大枣 5 枚

7 剂，水煎服。

服药 1 剂，胁痛减轻得寐，服 2 剂后大便得下，从此胁痛与呕俱解，之后调理肝胃而安。随访胆囊炎一直未发。

按语：本案患者胃脘痞满，甚则牵及两胁，右胁疼痛，伴口苦、呕吐、便秘，显为少阳阳明合病，乃少阳枢机不利，少阳之经郁迫阳明之腑，胆胃上逆，经腑壅塞，致胁痛、呕恶。《伤寒论》103 条云："太阳病，过经十余日，反二三下之，后四五日，柴胡证仍在者，先与小柴胡汤；呕不止，心下急，郁郁微烦者，为未解也，与大柴胡汤下之则愈。"故处以大柴胡汤和解少阳，通下里实；因其食后胃脘胀满，舌暗，属于气滞血瘀，故合丹参饮以行气活血止痛。

【诊余二三话】

学生：大柴胡汤与大承气汤都有腹满，如何鉴别？

袁师：两方腹满均属实热证，大柴胡汤证病位在少阳阳明，症见"按之心下满痛"，并兼寒热往来、胸胁苦满等症，属少阳阳明合病，治宜和表攻里；大承气汤证属燥热内结于肠，胀积俱重的里实腹满证，表现为腹满不减、腹痛拒按、潮热谵语等症，治当攻下积滞。此外，腹满属于实热者还有两个方证，即厚朴七物汤证、厚朴三物汤证。厚朴七物汤证为"腹满，发热十日，脉浮而数，饮食如故"的表寒里实证，其病在太阳阳明，而以阳明里实为主，当表里两治。厚朴三物汤证与大承气汤证病位均在阳明，厚朴三物汤证为实热内积，胀重于积的腹满证，症状为腹部胀满疼痛，大便不通等，治宜行气除满。

九、协热而利，利下不止，心下痞硬——桂枝人参汤

> 桂枝四两，别切　甘草四两，炙　白术三两　人参三两　干姜三两
>
> 上五味，以水九升，先煮四味，煮取五升，内桂，更煮取三升，去滓，温服一升，日再，夜一服。

【原文】

太阳病，外证未除，而数下之，遂协热而利，利下不止，心下痞鞕，表里不解者，桂枝人参汤主之。（《伤寒论》[163]）

【解析】

太阳病，表不解，理应发汗解表，而屡用攻下，表证未去，反伤脾阳，以致脾气虚寒而下利，且协表邪发热，即"遂协热而利"。因经屡下，脾阳重虚，运化失职，升降失司，清气下陷，气机痞塞，故利下不止，心下痞硬。阳虚内寒之人，虽有表证但不可发汗，只能温中助阳，以和肌表。若反发其汗，中阳更虚，胃寒更盛，胃气上逆，则呕吐。此时病势以里虚为主，故以理中汤治痞硬与下利，仅用一味桂枝以和表，即以桂枝人参汤温中解表，表里两解。本证辨证关键在于发热恶寒，下利，胃脘痞闷，口淡无味，时泛清水，脉迟弱，舌质淡白，苔薄白。成无己的《注解伤寒论》载："外证未除而数下之，为重虚其里，邪热乘虚而入，里虚协热，遂利不止而心下痞。"

桂枝人参汤以理中汤温中祛寒，加桂枝以温阳解表。诸药共奏温中助阳以和肌表之效。表里两解，以里为主，自然利止痞消，表证亦解。根据方证对应的药证原则，临床运用桂枝人参汤的必备指征是发热恶寒，下利，胃脘痞闷，口淡无味，时泛清水，胃纳欠佳，神疲乏力，脉迟弱，舌质淡白，苔薄白。柯琴曰："外热不除是表不解，下利不止是里不解。病因则同，一以微弱之脉而心下痞硬，是脉不足而证有余；一以脉促两端，反汗自出，是脉有余而证不足，表里虚实，当从脉而辨证矣，弱脉见于数下后，则痞硬为虚，故用理中之辛甘温补，止利消痞硬，又加桂枝以解表，先煮四味，后内桂枝，和中之力饶，而解肌之气锐，是于两解中寓权宜法也"。

【发微】

1.桂枝人参汤之痞证

本条所论心下痞硬乃由寒湿凝滞中焦气机所致，数下后脾胃虚寒，运化失职，致使内寒外热，利下不止，心下痞硬。利下不止是阳气虚，有下脱之征，而心下痞硬是中焦气机阻滞之象，两者均急，故同时温阳开郁，使脾阳复而主运化。值得注意的是，此痞非泻心类的痞。泻心之痞偏实，属阳明；而此痞因虚致实，属太阴。治宜桂枝人参汤，温中止利，兼以解表，中阳复则痞自消。

2.桂枝人参汤与理中汤

从药物组成上看，桂枝人参汤实为理中汤加桂枝，仲景不称其为"理中加桂枝汤"，而称其为"桂枝人参汤"，是因为人参和桂枝确为方中主药。《名医别录》记载人参"疗肠胃中冷，心腹鼓痛，胸胁逆满，霍乱吐逆，调中"。桂枝主治心痛、胁风、胁痛，温经通脉，止烦出汗。可见桂枝人参汤证除了有利下不止、心下痞硬之症状外，应当还有胸胁部的不适，而桂枝和人参可以治疗协热利表现出的"协热"，因此张仲景名其为"桂枝人参汤"。

【验案举隅】

王某，男，56岁，2018年10月11日初诊。

主诉：脘腹痞胀疼痛1个月。

患者1个月来脘腹痞胀疼痛，食后尤甚，牵及两胁，口苦，食欲不振，情绪不佳，泛酸时欲吐，上腹饱胀，得嗳气则舒，神疲乏力，小便清长，大便稀溏。

舌质淡胖，边齿痕，苔薄白，脉沉细无力。

胃镜检查示：十二指肠球部溃疡。

处方：桂枝人参汤、小柴胡汤合乌贝散加减。

党参12g　白术12g　干姜10g　炙甘草10g　桂枝10g　柴胡15g　黄芩10g　半夏10g　白及15g　黄芪15g　煅瓦楞^{先煎}20g　乌贼骨^{先煎}20g

7剂，水煎服。

二诊：服药1周后，患者痞胀疼痛感较初诊时明显减轻，精神好转，食欲增加，面色红润，无泛酸不适感，舌质胖淡，齿痕较前减轻，脉沉。遂守原方继服，

三诊：原方再进半月，患者已无痞胀疼痛感，精神好转，面色红润，无泛酸不适感，诸症悉除。门诊胃镜复查示溃疡面愈合。

按语：追问病史，知患者久居湿地，以打鱼为生。本案以脘腹痞胀疼痛1个月为主诉。症见胃脘痞痛，伴嗳气纳差，神疲乏力，面色黄，小便清长，大便稀，舌质胖淡有齿痕，脉沉细无力，皆为太阴脾虚，中阳不运，内外寒湿交困之征。证属脾虚中阳不运，寒湿内生。遂以经方桂枝人参汤温中散寒，通阳化湿。此外患者情绪欠佳，口苦，纳差，泛酸时欲吐，两胁不适，遂予以小柴胡汤合乌贝散疏肝利胆，抑酸止痛，加少量白

及意在治疗胃肠出血，兼以敛疮生肌，加快疮疡面愈合。诸药合用，标本兼治，疗效甚佳。

【诊余二三话】

学生：《伤寒论》原文中桂枝人参汤证与葛根芩连汤证皆有"协热下利"，二者有何不同？

袁师：桂枝人参汤证为太阳病误下之后表邪尚未尽陷脾胃，阳气已虚，脾土不振，运化失司。表现为外有发热、恶寒、头痛等表证，内有心下痞硬、下利不止、水谷不分但无秽臭灼肛，腹部绵绵而痛，喜温喜按，舌苔白、脉浮缓无力或浮细。葛根芩连汤为太阳病误下之后，部分协热陷入肠胃，而致肠热下利。表现为外有发热头痛、周身不适等表症，内有下利（下利急迫，如水倾注，便色黄而秽臭，灼肛），喘而汗出，心烦，口渴，尿赤，舌红苔黄，脉促、浮数或滑数。

小结

痞者塞也，痞满是病人自觉堵塞，胀满不通，以手按之却柔软无物的自觉症状。其病位在心下，即上腹部、胃脘部，与脾、胃、肝、肺、心、肾等脏腑相关。心火的下交、肾水的上奉，肺气的肃降、肝气的生发，胃气的降浊、脾气的生清，都要通过人体中焦（心下）部位。中焦对人体的阴阳、水火、气血、气机的升降有主动的调节、促进和控制作用，称为斡旋作用。当脾胃气虚，或邪气入里，就会导致中焦斡旋失司，气机升降不利，气机壅滞于中焦，因此就出现了心下痞这一主症。袁师常用的治疗痞满的经方如下。

（1）脾胃失和，寒热错杂，痞塞中焦—和中消痞，平调寒热—半夏泻心汤。

（2）脾胃失和，寒热错杂，水饮食滞—和中降逆，散水消痞—生姜泻心汤。

（3）脾胃气虚，寒热错杂，升降失常—和胃补中，消痞止利—甘草泻心汤。

（4）胃热气滞—泄热消痞—大黄黄连泻心汤。

（5）胃热气滞，卫阳不固—泄热消痞，扶阳固表—附子泻心汤。

（6）脾胃气虚，痰阻气逆—和胃降逆，化痰健脾—旋覆代赭汤。

（7）水蓄下焦，气化不利—化气行水—五苓散。

（8）少阳郁热，阳明里实—和解少阳，通下里实—大柴胡汤。

（9）寒湿困脾，表邪不解—温中健脾，助阳解表—桂枝人参汤。

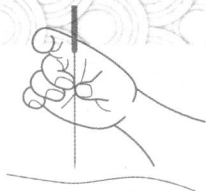

呃　逆

呃逆是指胃气上逆动膈，以气逆上冲，喉间呃呃连声，声短而频，难以自制为主要临床表现的病证。发病原因多为膈神经受到过度刺激而异常兴奋，致膈肌和其他呼吸肌出现不自主的痉挛收缩，吸气期声门突然关闭，而发出短促特殊的声音。呃逆古称"哕"，又称"哕逆"。临床中以偶发者多见，为时短暂，有的可在不知不觉中自愈；也有屡屡发生，持续时间较长者。呃声有高有低，间隔有疏有密，声出有缓有急。发病因素与饮食不当、情志不遂、受凉、病后体虚、痰饮血瘀等有关，常伴胸膈痞闷、胃脘嘈杂灼热、嗳气、情绪不安等症状。

《伤寒杂病论》中与呃逆相关的条文有十多处，《伤寒论》98条"食谷者哕"，194条"攻其热必哕"，209条"与水则哕"，226条"饮水则哕"，380条"以发其汗，因得哕"，所论皆指虚证呃逆。111条"久则谵语，甚者至哕"，232条"腹满加哕者"，381条"哕而腹满"论述实证呃逆。以上原文中均未直接给出治法方药。《金匮要略·呕吐哕下利病脉证治》"哕而腹满"属腑气不通，浊气上冲的实证呃逆，"干呕吐逆"属胃寒气逆证，"哕逆者"属胃虚夹热证。另外《伤寒论》161条"噫气不除者"，397条"气逆欲吐"及《金匮要略·肺痿肺痈咳嗽上气病脉证治》之"火逆上气"，虽未直述哕、呃逆，然其所述病机与呃逆相关。条文中涉及的旋覆代赭汤、半夏泻心汤、《外台》茯苓饮等经典方剂均是袁师临床常用的治疗呃逆的方剂。

临床常用的治疗呃逆的经方共7首，下面我们就来看这7首经方所治呃逆的异同之处。

一、干呕，哕，若手足厥——橘皮汤

> 橘皮四两　生姜半斤
>
> 上二味，以水七升，煮取三升，温服一升，下咽即愈。

【原文】

干呕，哕，若手足厥者，橘皮汤主之。(《金匮要略·呕吐哕下利病脉证治》)

【解析】

本条论述了胃寒气逆而哕的证治。本方证呃逆的病机为寒气闭阻于胃，胃气失和，寒气上逆则作哕；寒邪客胃，胃阳被遏，阳气不能达于四末，则手足厥冷。用橘皮汤散寒理气，和胃降逆。橘皮理气健脾和胃，《神农本草经》载："主胸中瘕热逆气，利水谷，久服去臭，下气通神。"生姜散寒降逆止呃。二味合用，使寒去阳通，胃气和降，呕哕自愈。《绛雪园古方选注》："若呕哕，四肢厥冷，乃胃中虚冷，阴凝阳滞，主之以陈皮、生姜辛香温散，开发胃阳，而呕哕自止。"清代黄元御《长沙药解》："《金匮》橘皮汤，橘皮四两，生姜八两。用以治干呕哕，而手足厥者。以胃土上逆，浊气熏冲，故生呕哕。中气湮郁，不能四达，故手足厥冷。橘皮破壅塞而扫瘀浊，生姜降冲逆而行凝滞也。"《金匮要略浅注补正》："（彼夫初病，形气俱实，气逆胸膈间，以致）干呕（与）哕，若手足厥者，（气逆胸膈，不复行于四肢也，以）橘皮汤主之。此为哕之不虚者，而出其方治也。古哕证，即今之所谓呃也。要知此证之厥非无阳，以胃不和，而气不至于四肢也。"清代叶天士《临证指南医案》："有胃中虚冷，阴凝阳滞而为呃者，当用仲景橘皮汤、生姜半夏汤。"

【发微】

1.哕与呃逆病名探析

历代医书中"哕"字涵盖呃逆、干呕、咳逆之义。古无呃逆之病名，《内经》中记载的"哕"即指呃逆，病位在胃，并与肺有关，病机为胃气上逆，发病与寒气有关。如《素问·宣明五气》谓"胃为气逆，为哕"；《灵枢·口问》曰"谷入于胃，胃气上注于肺。今有故寒气与新谷气，俱还入于胃，新故相乱，真邪相攻，气并相逆，复出于胃，故为哕"。自唐末以后，诸医家有以咳逆为哕者，咳逆、干呕、噫气、呃逆之类相混淆，直至明代才有了明确的分析。明代张景岳把呃逆病名确定下来，《景岳全书·呃逆》曰："哕者，呃逆也，非咳逆也；咳逆者，咳嗽之甚者也，非呃逆也；干呕者，无物之吐即呕也，非哕也；噫者，饱食之息即嗳气也，非咳逆也。后人但以此为鉴，则异说之疑可尽释矣。"《伤寒杂病论》中"哕""哕逆"是呃逆之义。现代医者临证过程中有时亦将呃逆与干呕、嗳气相混淆，实需鉴别之，临床中须先明呃逆之名与义。

2. 与吴茱萸汤之手足厥逆相鉴

橘皮汤与吴茱萸汤证中均见手足厥，二者皆属胃寒厥逆，皆不同于阳衰阴盛的手足厥冷，临床表现无阳气衰微之象。橘皮汤的手足厥是寒邪客胃，阳气被遏，不能布达四肢所致，用橘皮汤散寒理气，宣阳和胃即可。《伤寒论》309条："少阴病，吐利，手足逆冷，烦躁欲死者，吴茱萸汤主之。"肝胃虚寒，浊阴上逆，寒浊中阻，升降失司，故见上吐、下利。此手足逆冷是由肝胃虚寒，加之浊阴阻塞，阳不外出于四末所致。用吴茱萸汤温中补虚，降逆散寒。

3. 脾胃圣药陈皮

陈皮又名橘皮，为芸香科植物橘及其栽培变种的干燥成熟果皮，分为陈皮和广陈皮。以生产于广东新会茶枝柑的果皮质量最好，为道地药材。陈皮辛、苦，温，归脾、胃、肺经，理气健脾，行气调中，燥湿化痰，主治脾胃气滞或痰湿阻滞所致的呕吐、呃逆、脘腹胀满、咳嗽多痰、胸闷、气滞胸痹等。《本草纲目》认为橘皮"疗呕哕反胃嘈杂，时吐清水，痰痞咳疟，大便闭塞，妇人乳痈。入食料，解鱼腥毒"。强调其治百病，总取理气燥湿之功。同补药则补，同泻药则泻，同升药则升，同降药则降。《本草汇言》将橘皮功效概括为理气散寒、宽中行滞、健运肠胃、畅利脏腑，称橘皮为理气之珍，可统治气滞、气逆、气闭、气结。《日华子本草》言陈皮为"脾胃之圣药"。

橘皮能利膈下气消痰。如橘皮汤治干呕哕，手足厥者；橘皮竹茹汤治哕逆；橘枳姜汤治胸痹，胸中气塞，短气；茯苓饮治心胸间虚，气满不能食。

【验案举隅】

李某，女，18岁，2016年4月初诊。

主诉：呃逆、嗳气间作月余。

患者1个月前无诱因出现呃逆、嗳气，时呃声连连，食后偶有嗳气，胃脘不舒。就诊时呃声沉缓，食后嗳气不畅，胃脘不舒，口淡，无口干口苦，手足凉，纳减少，寐安，二便调。

舌淡，苔薄白润，脉沉细。

处方：橘皮汤合旋覆代赭汤加减。

陈皮10g　生姜8片　旋覆花^{包煎}15g　生赭石^{先煎}5g
党参10g　半夏10g　炙甘草10g　生白术10g　枳壳10g
大枣4枚

7剂，水煎服，日1剂。

二诊：家属代述，服药后呃逆、嗳气缓解明显，胃脘无不适，手足仍凉，二便调，舌脉未见。效不更方，上方陈皮改为15g，继服1周后，述受凉后偶发呃逆，能自行消失。

患者不欲继续服药，以陈皮15g、生姜8片每日代茶温饮，巩固疗效及调理。

按语： 患者为年轻女孩，平素喜食冷饮，4月初，夏季未至，已进数次冷饮，导致寒气蕴蓄于胃。加之饮食不当，损伤脾胃，脾胃气机升降失常，痰浊内阻，寒气浊阴随逆气上逆动膈，导致呃逆。食后胃气阻郁，不降则上逆，导致嗳气。寒气浊阴阻郁胃阳，令阳气不能布达手足，则出现手足不温。患者呃逆、嗳气的病机是一致的，胃阳被寒邪所遏，胃气上逆，故用橘皮汤合旋覆代赭汤治疗。

【诊余二三话】

学生： 陈皮入药越陈久越好吗？

袁师： 陈皮"越久越好"的说法与现代执行的质量标准相背离。现代药理研究证明，陈皮有效成分（挥发油、橙皮苷）含量随存放时间的延长大减，影响质量和疗效。新会陈皮常被认为具有"陈久者良"的特征。广陈皮的黄酮类成分橙皮苷含量测定结果表明，贮存的时间越长，含量越高。而挥发油成分研究结果不尽相同。

学生： 橘皮汤应用有哪些注意事项？

袁师： 此方仅两味药，现在临床上很少单独应用，常与其他方剂合用。

日常可让患者，尤其是老年、儿童患者，以两味药代茶饮或煮水喝，以改善胃寒、嗳气、呃逆的症状。对于新发、轻症呃逆者，本方效如桴鼓。

还要注意生姜用量要大于橘皮用量，阳虚阴盛者、大便溏泄者慎用本方。

二、哕逆——橘皮竹茹汤

> 橘皮二升　竹茹二升　大枣三十枚　生姜半斤　甘草五两　人参一两
>
> 上六味，以水一斗，煮取三升，温服一升，日三服。

【原文】

哕逆者，橘皮竹茹汤主之。（《金匮要略·呕吐哕下利病脉证治》）

【解析】

本条论述了胃虚有热呃逆的证治。原文叙证较简，以药测证，病机为胃虚夹热，气逆上冲。历代医家对本方的理法方治多有争议。

（1）以"胃虚有热，胃气上逆"立论：《景岳全书》最早以"胃虚有热"概括呃逆病机，曰："橘皮竹茹汤，治吐利后胃虚膈热呃逆者。"清代李文曰："哕有属胃寒者，有属胃热者，此哕逆因胃中虚热，气逆所致。故用人参、甘草、大枣补虚，橘皮、生姜散逆。竹茹甘寒，疏逆气而清胃热，因以为君。"周凤梧《实用方剂学》云橘皮竹茹汤"为清补降逆，治疗胃虚有热呕呃之剂""所治是胃虚挟热，由于久病胃虚，气失和降，胃中虚热而气逆所致"。《金匮要略浅注补正》："（更有胃虚而热乘之，而作）哕逆者，（以）橘皮竹茹汤主之。此为哕逆之挟虚者。"

（2）以"寒热相搏"立论：清代陈元犀云："《金匮》以呃为哕，凡呃逆证，皆是寒热错乱，二气相搏使然。故方中用生姜、竹茹，一寒一热以祛之；人参、橘皮，一开一合以分之；甘草、大枣奠安中土，使中土有权，而哕逆自平矣。"李克光《金匮要略译释》载："本条所论呃逆，是虚寒多而郁热少的证型。故方药组成只兼用竹茹清热。重用姜、枣、甘草和橘皮，配伍人参，实为理气温胃，补中益气为主之方。"王廷富《金匮要略指难》云："此条为寒热相搏的呃逆证……治此为寒热二气搏击于膈间，虚中挟滞，郁热挟寒气动膈所致。此为寒热兼挟，滞中有虚之呃逆证，故用散寒理气、补虚清热之法主治。"

（3）以"脾胃虚寒，胃失和降"立论：陈无择《三因极一病证方论》载："橘皮竹茹汤治咳逆呕哕，胃中虚冷，每一哕至八九声相连，收气不回，至于惊人。"杜建忠论及橘皮竹茹汤时指出："全方性能甘温辛开苦降，正适用于脾胃虚寒，升降失常之哕逆，而不适用于胃虚有热之哕证。"

袁师倾向于胃虚有热，胃气上逆之观点。方中重用辛温橘皮，理气降逆，和胃止呕；竹茹甘寒，清热安中止呕哕；生姜和胃止呕，助橘皮、竹茹降逆止哕；参、枣、草益气补中以治为虚；甘草并调和诸药。六味相合，共奏降逆止哕、补虚清热之效。虚热得除，胃气和降，则哕逆自愈。

【发微】

1.热因有别，胃虚为本

诸多医家以橘皮竹茹汤为治疗胃虚有热呃逆之方。其热有胃热、胆火之别，但病机之本均为胃虚。张景岳、李文、唐宗海、叶天士认为胃热上逆致呃逆。曹颖甫《金匮发微》曰："若但哕逆而别无兼证，则但为中气之虚，而微见胆火之上逆。中气虚则阳气不能外散，而阻于膈上，兼之胆火内郁，于是吸入之清气与之相触，遂病呃逆。方以橘皮竹茹为名者，橘皮以疏膈上停阻之气，竹茹以疏久郁之胆火，而呃逆可止矣。然呃逆之由，起于上膈不散之气，胆火之上冲，亦为此不散之气所郁，而气之所以不得外散者，实因中气之虚。故知此方橘皮、竹茹为治标，大枣、生姜、甘草、人参为治本。不然。但用橘皮、竹茹，亦足以治呃矣，既愈之后，能保其不复哕耶？"曹颖甫虽提出此呃逆为胆火上逆，然亦认为胃虚为其本。

袁师提示，无论各医家持何种观点，胃虚观点一致。袁师指出，橘皮竹茹汤适用于胃虚为本之呃逆，其病机或是寒热相搏，或是胃失和降；其热或是胃中虚热，或是其他脏腑之热侵犯虚胃。临证应随证加减化裁。橘皮、竹茹相配，清中有降，急治其标。橘皮、竹茹一组药单用亦可止呃逆，然非仲景立方之原义；参、枣、草量可不多，但味必不可少，缓固其本，以绝呃逆再发之源。全方配伍合用，补胃虚，清胃热，降胃逆，补而不滞，清而不寒，对于胃虚有热之呃逆、干哕最为适宜。多用于久病体弱，或大吐下后呃声低频而不连续，虚烦，少气，口干不欲饮，手足心热，苔薄黄或少，脉细弦数或数而无力。痰多者可加半夏、茯苓，胃阴不足明显者可加麦冬、石斛，呃逆持续不止可配合旋覆代赭汤。

2.竹茹常用配伍

竹茹为淡竹的茎除去外皮后刮下的中间层晒干部分。味甘，性微寒，入肺、胃、胆、心经，入肺清热化痰，入胃清热止呕，入胆清热除烦，尤以清胃降逆止呕著称。用于痰热咳嗽，胆火夹痰，惊悸不宁，心烦失眠，中风痰迷，舌强不语，胃热呕吐，妊娠恶阻，胎动不安。《本经逢原》："竹茹专清胃腑之热，为虚烦烦渴、胃虚呕逆之要药。咳逆唾血，产后虚烦，无不宜之。"竹茹还能凉血安胎。《本草经疏》载："诸呕吐酸水，皆属于热。阳明有热，则为呕哕；温气寒热，亦邪客阳明所致。竹茹甘寒，解阳明之热，则邪气退，呕止矣。甘寒又能凉血清热，故主吐血崩中及女劳复也。"

治疗脾胃系统疾病，竹茹常见配伍应用如下。

（1）与陈皮伍用：竹茹性偏凉，陈皮性偏温热，一温一寒，温清相济，和胃降逆，主治脾胃虚弱、气机不调、胃气上逆之呃逆、呕吐等症。

（2）与半夏伍用：竹茹善于清利热痰而止呕逆，半夏温热善化湿痰而止呕逆，二药伍用，一热一寒，相互为用，健脾燥湿，和胃止呕。主治脾胃不和，胃气上逆所致恶心、呕逆、妊娠呕吐等症，亦治痰浊为患所致的眩晕、虚烦不眠。

（3）与生姜伍用：两者均能降逆止呕，竹茹清热和胃，生姜温胃和中，二药合用，一温一寒，相须为用，调中降逆，和胃止呕功效增强，主治寒热互结、胃气上逆之呕呃。

（4）与枳实伍用：竹茹甘凉清降，下气消痰，清热止呕；枳实辛散温通，降气消痰，散结除痞。二药伍用，和胃降逆，清热止呕，消积化痰，宽中利膈。主治胃热痰盛，胃气上逆之恶心、呕呃、胸脘满闷等症。

（5）与石斛伍用：竹茹能清肺胃热，泻胆火；石斛滋阴养胃，生津止渴，除胃中虚热。二药伍用，清热养阴，和胃降逆，清中有补，补中有清。主治胃阴不足，胃中虚热，胃气不和所致之干呕、呃逆、口干烦渴等症。

【验案举隅】

李某，女，58岁，2015年3月初诊。

主诉：呃逆间作1个月。

患者1个月前无诱因出现呃逆，初起饭后时有呃逆，可缓解，后呃逆频发，声低，胃脘胀，喜按，时有反酸烧心，口干唇干，纳可，寐安，小便调，大便日一行，排便不爽（需润肠药辅助通便）。

舌质暗，边有齿痕，苔薄黄略腻，脉弦细。

慢性胃炎、反流性食管炎病史，2013年5月行胆囊摘除术。

处方：橘皮竹茹汤合旋覆代赭汤加减。

陈皮20g　竹茹12g　生晒参10g　旋覆花^{包煎}15g 枳实10g　半夏10g　炙甘草10g　代赭石^{先煎}5g　莪术20g　麦冬15g　生白术30g　熟大黄^{后下}6g　生姜8片　大枣5枚

7剂，水煎服，日1剂。

复诊：服药后诸症缓解，偶有呃逆、反酸、烧心，纳寐可，小便调，大便日一行，成形。舌质暗，边有齿痕，苔薄黄偏少，脉细数。上方生晒参改为太子参10g，麦冬增至35g，半夏增至15g，加粳米1把，7剂，水煎服。同年10月，患者因咳嗽来就诊，问询情况，诉服完药后呃逆未再发作。

按语：此患者慢性胃炎、反流性食管炎病史数年，每因脾胃不适就诊于袁师处，数剂药后便愈。此次患者因呃逆就诊，虽诉无明显诱因，然有脾胃系统疾病史。久病脾胃虚损，胃失和降，胃气上逆，出现呃逆；日久胃阴耗伤，虚热内生，出现口唇干、烧心、舌苔薄黄等热症，此乃虚热所致。脾胃虚弱，脾失运化，痰浊内生，蕴于脾胃，随胃气上逆则出现反酸。患者病机总属本虚标实，脾胃虚弱为其本，虚热、痰浊上逆为其标，治当降逆止呃，清虚热，除痰浊。予橘皮竹茹汤降逆补虚清热，旋覆代赭汤降逆补中消痰。患者胃脘胀、大便不爽为气滞，实为脾胃虚弱，气滞中焦，运化无力所致。故予枳实、白术、熟大黄，加强补脾胃虚之力，并行气通便。袁师示用陈皮、竹茹、旋覆花、代赭石治其标，参、术、枣、草、姜治其本，标本兼治，固本防其复发。

【诊余二三话】

学生： 橘皮竹茹汤、丁香柿蒂散、旋覆代赭汤均能治疗呃逆，临证时如何区别选择？

袁师： 橘皮竹茹汤适用于胃虚有热所致的呃逆，呃逆声低、舌质红嫩、脉虚数为辨证要点；丁香柿蒂散适用于胃中虚寒所致的呃逆，呃逆不止、舌淡苔白、脉沉迟为辨证要点；旋覆代赭汤适用于胃虚痰阻气逆所致的呃逆，心下痞满、呃逆嗳气不除、舌苔白滑、脉弦或虚为辨证要点。

学生： 橘皮、竹茹使用剂量应如何把握？

袁师： 绝大多数医者认同橘皮、竹茹用量要大的说法。遵仲景原方，橘皮、竹茹用量较大，一是大于药材本身常用范围内的大剂量，二是药量比例相对要大。一般陈皮用量15～30g，竹茹用量10～20g。

三、心下痞硬，噫气不除——旋覆代赭汤

旋覆花三两　人参二两　生姜五两　代赭一两　甘草三两，炙　半夏半升，洗　大枣十二枚，擘

上七味，以水一斗，煮取六升，去滓，再煎取三升。温服一升，日三服。

【原文】

伤寒发汗，若吐，若下，解后心下痞鞕，噫气不除者，旋覆代赭汤主之。（《伤寒论》[161]）

【解析】

本条论述的是胃虚气逆的嗳气（呃逆）证治。伤寒误吐误下后，脾胃之气受损，胃失受纳腐熟，脾失运化，痰浊内生，胃气已虚，兼土虚木乘，肝胃气逆而发呃逆。陈修园《伤寒论浅注》："汗吐下后病已解，而尚有痞、噫之证未除者，不可不备其治法。伤寒发汗，若吐若下，解后，心下痞硬，噫气不除者，此中气伤而虚气上逆也，以旋覆代赭石汤主之。"《金镜内台方义》："汗吐下后，大邪虽解，胃气已弱而未和，虚气上逆，故心下痞硬，而噫气不除者。与旋覆花下气除痰为君；以代赭石为臣，而镇其虚气；以生姜、半夏之辛而散逆气，除痞散硬以为佐；人参、大枣、甘草之甘而调缓其中，以补胃气而除噫也。"《古今名医方论》称旋覆代赭汤为"承领上下之圣方"，主治胃气虚弱、痰浊内阻、胃气上逆所致之心下痞硬、噫气不除、反胃呕吐等症。

【发微】

1.旋覆代赭汤之用

袁师指出旋覆代赭汤证的基本病机为胃虚气逆。本虚标实，脾胃气虚是其本，痰阻气逆是其标。方中旋覆花性温，能下气消痰，降逆以止呃逆，为君药；代赭石苦寒入肝，体重而沉，平肝泄热，镇逆降气，张锡纯称其为"降胃、平肝、镇冲之良药",助旋覆花降逆下气,同时又能平肝,防土虚木乘。旋覆花、赭石二者相合,镇降肝胃之虚逆。半夏、生姜降逆化痰,其中半夏辛温燥湿化痰,降逆和胃;生姜重用,意在和胃降逆,散水饮以降逆;人参、炙甘草、大枣甘温益气,扶脾胃之虚,以升为主。诸药配合,升清降浊,共奏和胃降逆、益气补中、消痰散结之功,故使痰浊得消,中虚得复,呃逆自止。临床见顽固性呃逆、反流性食管炎、胆汁反流性胃炎、脘腹痛、咽喉不适等病症,属脾胃气虚,痰阻气逆者,投此方疗效甚佳。

2. 赭石用量究因

大量赭石镇肝降逆气,可直达下焦。故当邪实为主要矛盾,病位在肝,属肝气、膈气上逆时,赭石用量宜大,且要大于旋覆花,以加强重镇降逆的作用。顽固性呃逆,赭石量可用到30～40g。因赭石中含有对人体有害的微量元素,使用过程中应遵循中病即止的原则。

【验案举隅】

刘某,男,67岁,2017年4月初诊。

主诉:间断呃逆2年,加重1周。

患者2年前情绪激动后出现呃逆,间断就诊于多家医院,胃镜示慢性萎缩性胃炎。服药后呃逆间断缓解,1周前呃逆再发。刻诊:间断呃逆,受凉后加重,伴胃脘隐痛,喜揉按,痛无定时,时有腹胀,食欲尚可,大便1～2日一行,成形,小便调。

舌淡红，苔薄白，脉细滑。

处方：旋覆代赭汤加减。

旋覆花^{包煎}15g　代赭石^{先煎}5g　生晒参10g　半夏10g　炙甘草10g　生白术15g　茯苓15g　薄荷^{后下}6g　生姜8片　大枣5枚

7剂，水煎服，日1剂。

复诊：呃逆缓解明显，自觉上腹部发凉，未诉余不适。舌淡红，苔薄白，脉细。予外敷药1包。内服药效不更方，以初诊方为基础加减，继服14剂。

三诊患者十分高兴，诉呃逆基本未发。

按语：患者年老，素脾胃虚损，因情志不遂后土虚木乘，胃失和降，肝胃气逆，出现呃逆；中阳不足，胃失受纳，脾失运化，痰浊内阻，出现胃脘隐痛、腹胀，受凉后甚。辨为胃虚不纳，痰浊内阻，胃气上逆证，治疗当和胃降逆，益气温中，予旋覆代赭汤加减。加茯苓、白术健脾祛湿，与参、枣调脾胃之本，薄荷疏肝理气，旋覆花、赭石、半夏等治气逆之标，标去本固，呃逆向愈。

【诊余二三话】

学生：代赭石用生品还是煅品？

袁师：历代医家对赭石用法有争议。《伤寒论》旋覆代赭汤中用的是生赭石，现在临床上常用的也是生赭石。张锡纯极力主张生用，他认为生服则大能养血，若煅用之即无斯效。且赭石性甚和平，虽降逆气而不伤正气，通燥结而毫无开破，原无需乎煅也。赭石为铁氧化合，性同铁锈，原不宜煅。张氏称赭石为"降胃、平肝、镇冲之良药"。临床凡见肝、胃、冲三气逆乱所致的呕吐、嗳气、呃逆、噎膈、反胃、脘痞、吐衄及头痛头晕、中风昏厥、胸闷喘息、痰涎上涌、相火妄动等病症，都可施以赭石。

四、呕而肠鸣，心下痞——半夏泻心汤

半夏半升，洗　黄芩三两　干姜三两　人参三两　甘草三两，炙　黄连一两　大枣十二枚，擘

上七味，以水一斗，煮取六升，去滓；再煎取三升，温服一升，日三服。

【原文】

伤寒五六日，呕而发热者，柴胡汤证具，而以他药下之，柴胡证仍在者，复与柴胡汤。此虽已下之，不为逆，必蒸蒸而振，却发热汗出而解。若心下满而鞕痛者，此为结胸也，大陷胸汤主之；但满而不痛者，此为痞，柴胡不中与之，宜半夏泻心汤。(《伤寒论》[149])

呕而肠鸣，心下痞者，半夏泻心汤主之。(《金匮要略·呕吐哕下利病脉证治》)

【解析】

以上两条论述的是半夏泻心汤治寒热错杂之心下痞。149条少阳病误下后，损伤脾胃之气，在外之热邪

59

乘机内陷，寒热之邪错杂于中焦，脾胃升降失常，气机痞塞，形成痞证。"呕而肠鸣，心下痞者"是对149条痞证的补充。寒热互结于中焦，升降失常，胃热逆于上则呕吐、恶心，寒滞于下则肠鸣、泄泻。尤在泾在《伤寒贯珠集》中对半夏泻心汤进行诠释："痞者，满而不实之谓。夫客邪内陷，即不可从汗泄；而满则不实，又不可从下夺。故惟半夏、干姜之辛能散其结，黄连、黄芩之苦能泄其满。而其所以泻与散者，虽药之能，而实胃气之使也。用参、草、枣者，以下后中虚，故以之益气，而助其药之能也。"

关于半夏泻心汤治疗痞满的相关注释及解析，在"痞满"章节有详细论述，此处不再赘述。袁师临床应用半夏泻心汤灵活而广泛，运用其治疗中焦气机升降失常导致的多种病症。

【发微】

半夏泻心汤治呃逆

袁师并不将半夏泻心汤拘泥于痞证的治疗。袁师指出，半夏泻心汤证病机关键为中气虚弱、寒热错杂、气机失调，脾胃升降失常。其症状要点为因中气虚弱，斡旋失司，气机壅滞，出现痞满。心下痞塞不通，进一步导致气机升降紊乱，胃热气逆，而致呃逆、呕吐、恶心、嗳气、反酸，脾寒气陷，水谷不化而致肠鸣、便溏、下利。

《灵枢·口问》云："谷入于胃……相逆于胃，而胃腑不受，复出于胃，故呃逆也。"认为呃逆多为脾胃失和、胃气上逆所致，故治疗以调畅脾胃气机为主。半夏泻心汤寒热并用，虚实同施，对于中气虚弱，或寒热互结，或虚实夹杂所致气机失调的呃逆，均可加减应用。辛开苦降法是调理气机之大法。方中半夏辛温而药性沉降，散结除痞，降逆止呕，《本草经读》云半夏"辛则能开诸结，平则能降诸逆也"。干姜辛热散寒，助半夏辛开散结，黄连、黄芩苦寒泄降，清热和胃；佐以人参、甘草、大枣甘温调补脾胃之虚，复其升降之职。最终调节中焦气机，使胃气得和，脾气得运，升降复常，呃逆得止。临证应用，只要准确把握病机，辨证精当，即可获得满意疗效。

【验案举隅】

赵某，男，70岁，2017年6月初诊。

主诉：呃逆间作1个月。

患者1个月前因受凉后出现呃逆，自服中成药、西药后缓解不明显。就诊时呃逆连连，呃声有力，饮水后加重，夜间为甚，影响睡眠，时有胃脘胀满，口干口苦，纳差，大便日一行，不成形，小便不利。平素自汗，怕凉。

舌淡红，苔白，中根稍腻，脉滑弦。

处方：半夏泻心汤合柴胡桂枝汤、五苓散加减。

半夏10g　干姜6g　黄芩10g　黄连3g　党参10g
柴胡15g　桂枝15g　白芍15g　茯苓15　生白术15g
泽泻25g　猪苓15g　炙甘草10g　生姜4片　大枣5枚

7剂，水煎服，日1剂。

复诊：药后呃逆明显缓解，偶进食后嗳气，口苦，纳转增，寐不安，大便干，小便可。舌红，苔薄白，脉弦滑。上方去五苓散加鸡血藤30g，熟大黄6g，生龙骨、生牡蛎各30g，生磁石30g，取柴胡加龙骨牡蛎汤之义。继服7剂后呃逆诸症消。

按语：患者呃逆，伴有口干、胃脘胀满、纳差、大便不成形等脾胃失和、寒热夹杂、升降失司之症。在生理上脾主升清，胃主降浊，两者升降相因，实现中焦斡旋之功能。脾气不升则胃气不降，景岳云："致呃之由，总由气逆。"胃气不降，则上而为呃逆，现以半夏泻心汤辛开苦降，使清气升腾而浊气得以速降，合而则升降相因，恢复中焦斡旋气机之功能，故呃逆自止。患者有口苦、自汗、怕凉、口干、小便不利等柴胡桂枝汤证、五苓散证，故合用之。

【诊余二三话】

学生：半夏泻心汤适用于哪些病症？

袁师：本方可广泛应用于消化系统疾病，如慢性萎缩性胃炎、顽固性呃逆、慢性肠炎、结肠炎、消化性溃疡、消化不良、胃肠功能紊乱、消化道肿瘤等属脾胃虚弱、寒热错杂、升降失常、肠胃不和者。凡证见心下痞满、时时呕逆、肠鸣不适、大便稀溏，苔薄白或浅黄者，皆可以本方为基础方加减化裁。还可用于胸痹、心悸、口腔溃疡、眩晕、咳嗽、失眠等病症。临床当把握病机，精准辨证，灵活运用。

五、心胸中有停痰宿水——《外台》茯苓饮

> 茯苓　白术　人参各三两　枳实二两　橘皮二两半
> 生姜四两
> 　　上六味，水六升，煮取一升八合，分温三服，
> 如人行八九里进之。

【原文】

《外台》茯苓饮　治心胸中有停痰宿水，自吐出水后，心胸间虚气，满不能食，消痰气，令能食。（《金匮要略·痰饮咳嗽病脉证并治》）

【解析】

茯苓饮首次记载于唐代王焘所著的《外台秘要》，后被收录于《金匮要略·痰饮咳嗽病脉证并治》附方中。此方治疗饮病吐后气满不能食之证，为消补兼施、饮病调理之剂。《医宗金鉴》中记载："上、中二焦气弱，水饮入胃，脾不能输归于肺，肺不能通调水道，以致停积为痰，为宿水。吐之则下气上逆，虚与气结，满不能食，当补益中气，以人参、白术为君；茯苓逐宿水，枳实破诸气为臣；开脾胃，宣扬上焦，发散凝滞，则陈皮，生姜为使也。"冯世伦先生认为本方证是太阴里虚寒证，脾胃虚弱则水饮代谢失常，久之则水饮停蓄。以胸满气短、胃脘胀满、腹胀、心下痞、纳差、咳痰喘、小便不利为症状表现。

【发微】

1.经方合方，主证括宽

从方剂组成而言，《外台》茯苓饮涵盖橘皮汤、橘枳姜汤与枳术汤三个经方，则该三方的方证特征亦应归本证所有。《金匮要略·呕吐哕下利病脉证治》："干呕，哕，若手足厥者，橘皮汤主之。"《胸痹心痛短气病脉证治》："胸痹，胸中气塞，短气，茯苓杏仁甘草汤主之，橘枳姜汤亦主之。"《水气病脉证并治》："心下坚大如盘，边如旋盘，水饮所作，枳术汤主之。"因此，茯苓饮证尚见呃逆、干呕、手足厥冷、心下坚满、胸闷、短气等临床表现。从病机角度来讲，病机属脾虚不运，胃弱不纳，痰滞中焦，气机受阻，除中虚停饮外，还存在气郁、气逆及饮逆等因素。从药物作用分析，方中白术、人参、茯苓补中健脾，橘皮、枳实、生姜理气化痰，降逆止呃。袁师临床主要抓住逆、痞、不利为用方依据，"逆"为呃逆、嗳气、恶心、呕吐，"痞"为心下痞满、坚硬、不欲食，"不利"可见小便不利、小便数、大便溏等。

2.橘皮适增量，生姜不可缺

茯苓饮可以治疗呃逆，橘皮用量需适当偏大，用至15～30g。脾为生痰之源，太阴病里虚寒为痰饮水湿生成的病理基础，祛除水饮需温中运化。"病痰饮者当以温药和之"，橘皮性味温和，兼行气除满，在橘枳姜汤中用量最多，为一斤。痰饮水湿治疗中，生姜辛温祛饮、温中健脾，为主力，且原方用生姜四两量。对于太阴病痰饮水湿证，生姜用药不可或缺，需要重视。袁师一般让患者自备生姜8片。

【验案举隅】

王某，女，55岁，2018年10月初诊。

主诉：呃逆频作1个月。

患者自1个月前去高原后，出现呃逆，胸闷，心悸，焦虑。就诊时，呃逆频，胸闷，心悸，焦虑，夜寐差，入睡难、易醒、多梦，口干口苦，纳差，小便频，大便3日未解，近1个月排便难。

舌淡红，边齿痕，苔黄腻，脉沉。

处方：《外台》茯苓饮合柴胡加龙骨牡蛎汤加减。

茯神30g　生白术30g　党参10g　枳实10g　陈皮15g　柴胡15g　黄芩10g　半夏10g　桂枝10g　酒大黄10g　生龙骨^{先煎}30g　生牡蛎^{先煎}30g　生姜3片　大枣10g　薤白10g　瓜蒌10g

颗粒剂，7剂，水冲服，日1剂。

复诊：患者诉呃逆等症均有缓解，烦躁，焦虑，心悸，寐差，神疲，大便2~3日一行，成形。舌淡红，苔黄腻，脉细数。上方去瓜蒌、薤白，加栀子豉汤、黄连温胆汤化裁。诉服药后呃逆消失，仍有寐差、烦躁、焦虑症状，继于袁师门诊调治月余，诸不适均改善良好。

按语：经方的应用，有时仅需化繁为简，以简驭繁，抓主证，有是证用是方，此之谓方证对应，是《伤寒杂病论》的特色之一。本案患者呃逆、纳差、小便频，符合茯苓饮逆、痞、不利的主证；烦躁、焦虑、胸闷、不寐，符合柴胡加龙骨牡蛎汤烦、满、悸的主证。故两方合方，又加瓜蒌、薤白，合方中半夏为瓜蒌薤白半夏汤，通阳散结，祛痰宽胸，治胸中痞闷。辨证准确，方药精准，必能药到病除。

【诊余二三话】

学生：如何把握《外台》茯苓饮的攻补兼施？

袁师：《外台》茯苓饮采用攻补兼施的治法，但在临床施治中应当注意方中攻补的偏重比例，其中参、术、苓偏补，橘、枳、姜偏攻，应根据个人虚实比例灵活调整。脾胃虚弱明显者，应侧重于补，参、术、苓比例偏重；痰饮水湿偏盛，用药倾向于攻，则橘、枳、姜剂量偏大些。急则治其标，缓则治其本，达到标本兼治。临床运用经方，并非一定要固守仲景原方，但若调整，则须严格遵循法则。

学生：《外台》茯苓饮与橘皮汤治疗呃逆有什么区别？

袁师：《外台》茯苓饮组成含有橘皮、生姜，即橘皮汤，且两味药用量均不小。橘皮汤适用于胃寒气逆的呃逆，病因以邪或寒浊为主；而《外台》茯苓饮以痰饮为主，并以脾胃虚弱为本，适用于中虚饮停气逆的呃逆。

六、火逆上气，咽喉不利，止逆下气——麦门冬汤

> 麦门冬七升　半夏一升　人参二两　甘草二两　粳
> 米三合　大枣十二枚
> 上六味，以水一斗二升，煮取六升，温服一升，
> 日三夜一服。

【原文】

火逆上气，咽喉不利，止逆下气者，麦门冬汤主之。（《金匮要略·肺痿肺痈咳嗽上气病脉证治》）

【解析】

本条原文论述虚热肺痿的证治。津液耗伤，肺胃阴虚，阴虚火旺，虚火上炎，肺气失于宣降，上逆，则发为此证。方中重用甘寒清润的麦门冬滋养肺胃之阴，清其虚热；半夏化痰降逆，与大量麦冬配伍，燥性减而降逆之性存，可降肺胃虚逆之气；参、草、枣和粳米益气生津，健脾养胃，使津液充沛，上输于肺胃，虚火自敛。诸药相合，养胃阴，润肺燥，清虚热，降逆气。《绛雪园古方选注》："麦门冬汤，从胃生津救燥，治虚火上气之方。用人参、麦冬、甘草、粳米、大枣大生胃津，救金之母气，以化两经之燥，独复一味半夏之辛温，利喉止逆，通达三焦，则上气下气皆得宁谧，彻土绸缪，诚为扼要之法。"

原文中之"逆"，各代医家有大逆、小逆之不同观点。《医宗金鉴》指出当为"火"逆，并引喻昌之言："此胃中津液枯燥，虚火上炎之证，麦门冬汤乃治本之良法也"。《金匮要略方论本义》："火逆上气，挟热气冲也；咽喉不利，肺燥津干也。"曹颖甫《金匮发微》亦持火逆之说："火逆一证，为阳盛劫阴。"不论其为大逆还是火逆，从"止逆下气"可推断出麦门冬汤作用于病机性质为阴虚上逆的病症。

【发微】

1.胃阴虚为本，气机向上

学习经方要把握其立法组方思维，掌握组方配伍特点，才能灵活应用。临证中袁师以"止逆下气"为指导，灵活运用麦门冬汤，治疗以胃阴虚为本，气机向上类的病症，拓宽了麦门冬汤的应用范围。

在《金匮要略》中，麦门冬汤是治疗肺痿的主方，肺痿虽然病变在肺，病源却在胃，乃是胃阴不足，虚火上炎，热灼肺津所致。根据中医基础理论，胃气以息息下降为顺，胃阴虚生内热，虚热无阴水吸之使其下行，则上行而成逆气。袁师认为"大逆上气"为病机兼病症，故凡是肺胃阴虚、虚火上炎、胃失和降引起的病症，诸如呃逆、呕吐、胃痛、痞满、纳呆、烧心、梅核气、失眠、咳喘、咽喉不利等，均可以麦门冬汤为基础加减治疗。胃阴亏损，胃失润降，胃气上逆之呃逆，可用麦门冬汤滋阴润燥，降气止逆，辨证要点为呃逆短促，口渴，口燥咽干，便干，舌红少苔或光剥无苔，脉细数。

2.麦冬配半夏，养阴降逆

麦门冬汤配伍之妙在于麦冬与半夏相配的药量，袁师认为麦冬必须量大。因肺胃津伤，阴虚火旺，气机上逆之证，非半夏不能化痰降其逆气，但药之辛燥与阴虚火旺病机相悖；麦冬乃凉润滋腻之品，若单纯用之，则有滞膈之弊。此时仲景巧思药量比例，用七升麦冬与一升半夏相配伍，凉温并用，润燥相济。麦冬润养肺胃之阴，清虚火而不腻，半夏化痰降逆止呕而不燥，养阴降逆，相得益彰。费伯雄言"半夏之性，用于温燥药中则燥，用于清润药中则下气而化痰，胃气开通，逆火自降"。原方中麦冬、半夏比例7∶1，止呃逆，可加大半夏用量至比例为5∶1或更小，但麦冬用量须多于半夏1倍以上。半夏常用善于降逆止呕、和胃理气的姜半夏。

【验案举隅】

王某，女，50岁，2017年4月初诊。

主诉：呃逆间作3年。

患者3年前无诱因出现呃逆。就诊时呃逆间作，咽喉不适，口干，胃脘痞满，时有胃隐痛，喜温按，饮食不慎则反酸，酸水随呃逆而出，大便日1～2次，不成形，小便调。

舌淡红，有小瘀点，苔薄白少，脉细缓。

处方：麦门冬汤合半夏泻心汤、黄芪建中汤加减。

麦冬35g　半夏5g　太子参10g　黄芩10g　黄连10g　干姜10g　炙甘草10g　生黄芪30g　桂枝15g　白

芍30g　莪术15g　大枣5枚　饴糖20ml

7剂，水煎服，日1剂。

复诊：诸症减，呃逆少，受凉时胃隐痛，二便调。舌淡暗，苔薄白少，脉细软。上方调整黄芩为6g，黄连为6g，干姜为6g，加苏叶10g、红景天6g、生姜4片。服后诸不适消。

停药2周后，呃逆再发，舌暗胖，苔薄白少，脉细。继予初诊处方为基础方，加减调治，药到病除。

按语：患者呃逆，伴咽喉不利，口干、反酸，舌淡红，苔少，为胃阴虚，虚火上炎，正是麦门冬汤证的表现，故用麦门冬汤止逆下气而止呃逆。胃脘痞满，隐痛，口干，大便不成形，为胃肠寒热错杂，予半夏泻心汤调和寒热。同时，半夏泻心汤也降逆止呃。两方合用，增强调和阴阳，降逆止呃的作用。胃隐痛，喜温按，为脾胃虚寒，故加黄芪建中汤温中补虚，缓急止痛。

【诊余两三话】

学生：麦门冬汤的适应证有哪些？

袁师：此方主要针对阴虚气逆的病机而设，主要适用于胃阴亏损，虚火上炎所致的胃痛、胸骨后灼痛、反酸、消渴等；胃阴亏损，胃失和降而致的呃逆、呕吐、痞满、梅核气等；肺胃阴虚，气火上逆而致的咳嗽、咽干、咽喉不利、肺痿等。凡属气机向上的虚火证，皆可用麦门冬汤加减治疗。

学生：麦门冬汤中的粳米、大枣可以不用吗？

袁师：应用经方需谨守原方。粳米、大枣与人参、甘草共用，补益脾胃，益气生津，在方中有培土生金之意。补益脾胃以养肺金，使肺燥得润，肺气得养，正如《医门法律》中言："凡肺病，有胃气则生，无胃气则死。胃气者，肺之母气也。"

七、虚羸少气，气逆欲吐——竹叶石膏汤

竹叶二把　石膏一斤　半夏半升，洗　麦门冬一升，去心　人参二两　甘草二两，炙　粳米半升

上七味，以水一斗，煮取六升，去滓，内粳米，煮米熟，汤成去米，温服一升，日三服。

【原文】

伤寒解后，虚羸少气，气逆欲吐，竹叶石膏汤主之。(《伤寒论》[397])

【解析】

本条论病后余热未清，气阴两伤之证治。伤寒热病解后气津两伤，余热未尽。气津损伤，不能滋养形骸，故见身体虚羸；中气不足，所以少气不足以息；余热内扰，胃失和降，故气逆欲吐。《伤寒论直解·辨阴阳易差后劳复脉证》言："伤寒解后，血气虚少，不能充养肌肉，渗皮肤，故形体虚羸而消瘦也。少气者，中气虚也，胃中有寒则喜唾，胃中有热则气逆欲吐，此虚热也，竹叶石膏汤主之。"认为伤寒后期，胃有虚热而吐。

《注解伤寒论》中言："伤寒解后，津液不足而虚羸，余热未尽，热则伤气，故少气，气逆欲吐，竹叶石膏汤主之。"认为伤寒病后，气津不足，故虚羸少气。397条叙述过简，根据临床观察，竹叶石膏汤证尚可见纳呆、发热、心烦、口渴、少寐、舌红少苔、脉虚数等症状。方中以竹叶清心除烦；石膏清余热之邪；半夏降胃气之逆；麦冬补病后之阴虚；人参配粳米、甘草补病后之气虚；甘草、粳米又和胃气，防止寒凉太过，且助中焦之运化。诸药相合，余热清，津液生，中气足，逆气平，为清热滋阴和胃之佳方。

《伤寒论求是》言："凡属胃热津伤气逆证候，用之都有良效。"《景岳全书·杂证谟》载："凡杂证之呃……有因中气虚而逆者，有因阴气竭而逆者。"古代医家认识到气阴不足会导致呃逆，袁师临床亦遵此病机施治。

【发微】

1.竹叶石膏汤之病机

历代医家对于竹叶石膏汤方证病机的认识侧重点有所不同。

（1）余热未清，气阴两伤：此为竹叶石膏汤主要的病机，被大多数医家所认同。伤寒病解后邪热伤阴耗气，后期邪气大半已退，但余热仍在，气阴未复。《伤寒寻源》中言："此系肺胃之津液，因病热而受伤，故主此方。滋养肺胃，以复阴气而清余热。"

（2）余热伤阴，津液化痰：沈金鳌认为生痰的病源为"身中津液为余热所耗，余邪复挟津液滋扰"，认为是邪热炼津为痰。尤在泾认为本病证大邪虽解，但元气未复，余邪未尽，气不足则生痰，热不除则上逆，重点为"气不足而生痰"。无论是炼津为痰还是气不足生痰，痰阻中焦皆可导致气机升降失司，气机上逆，而发呕逆。

袁师云，无论持何种观点，竹叶石膏汤方证对应的病机总不离热伤气阴，无论是肺热、胃热、虚热，还是实热，只要见到气阴损伤、气机上逆，皆可用之。

2.竹叶石膏汤释义

医者皆知竹叶石膏汤由白虎加人参汤化裁而成，亦视其为白虎汤与麦门冬汤之合方。竹叶石膏汤证病机为余热未尽，气阴两伤，兼胃气上逆。治之若只清热而不益气生津，则气液难以恢复；若只益气生津而不清热，又恐邪热复炽，死灰复燃。故宜清补并行。竹叶石膏汤证既能清降阳明之燥热，又能润泽阳明之阴亏，阴复而阳明和降，则呃逆自止。竹叶石膏汤中，以白虎汤祛阳明未尽之余热，麦门冬汤补肺胃耗散之气阴，可谓切合病机。方中以白虎汤易知母为竹叶，竹叶与石膏相配，清热力减而清心除烦力强，用以清解肺胃之余热；又以麦门冬汤益气生津，平降逆气。然方中之麦冬用量仅为麦门冬汤的七分之一，故较麦门冬汤补阴之力不足而清热之力有余，又较白虎汤清热之力不足而补阴之力有余。临床上竹叶石膏汤多用于余热未尽，气阴两伤，气机上逆者，证见发热汗出不退、烦渴、呕吐、呃逆、咳逆、虚烦不眠、唇干口燥、舌红少苔、脉细数等。

【验案举隅】

马某，女，75岁，2015年1月初诊。

主诉：呃逆、纳差间作月余。

患者进行医疗保健（具体不详）后出现呃逆、纳差，口苦，口臭，口干喜饮水，眼干，胃脘微胀，咳嗽，咯白黏痰，心悸，胸闷，短气，大便2~3日一行，质干，舌暗，苔薄黄燥，脉细滑。予大柴胡汤合茯苓杏仁甘草汤，水煎服，7剂。

3月9日再次来诊，诉药后胃胀、咳嗽缓，余症缓解不明显。诊见呃声连连，声低，纳差，反酸，口干口苦，咳嗽。胃胀，食后、下午3时甚。气短，寐不安，大便3~4日一行，质干，排便费力，小便频。

舌暗红，苔薄黄少，质偏干，有裂纹，脉沉细数。

处方：竹叶石膏汤合大柴胡汤加减。

竹叶10g　石膏20g　麦冬15g　太子参10g　柴胡15g　黄芩10g　半夏10g　枳实15g　白芍15g　熟大黄10g　炙草10g　生姜4片　大枣5枚　粳米1把

7剂，水煎服，日1剂。

复诊：诸症减，呃逆几无，仍有纳差，气短，寐不安，大便3~4日一行，质干，小便频缓，舌暗红，苔白质干，小裂纹，脉沉细。

上方熟大黄加至15g，石膏加至30g，半夏加至20g；白芍减为10g；加陈皮10g、茯苓15g、竹茹10g；去麦冬。

继服7剂，呃逆、纳差、胃胀消失，余诸症亦较前大缓，大便2日一行，继于袁师门诊调治月余，诸症平稳。

按语： 本案患者为老年女性，既往慢性疾病史，素体虚弱，初次就诊时考虑其有少阳郁热，阳明里实，兼有饮阻气滞，予大柴胡汤和解少阳，通下里实，茯苓杏仁甘草汤宣肺化饮。呃逆、纳差未见明显缓解，提示辨证并未抓准主要矛盾。再来就诊时，细分析症状，大柴胡汤证仍在，口苦、便难、胃胀。少阳阳明邪热郁久煎灼脏腑津液，伤津耗气，此时之呃逆、咳嗽为肺胃热盛，气阴两伤，气机上逆所致。苔薄黄少，质偏干，有裂纹，脉沉细数，亦是气阴亏损之象。故当既清热通下，又益气生津。大柴胡汤与竹叶石膏汤合用，切合此病机。加之竹叶石膏汤中含白虎汤方意，也能疗阳明未尽之余热。本案中未用党参，而用太子参，与麦冬、枣、草配伍，增强益气生津的作用。邪热去，气阴复，则病症除。

【诊余两三话】

学生： 竹叶两把用量是多少？

袁师： 仲景原方中竹叶剂量以"二把"来描述。有现代医家通过抓取竹叶实测，并结合方剂学剂量，认为"二把"用药剂量为10g。竹叶石膏汤证为热病后期余热未清，气津两伤，胃气不和。顾护胃气是仲景之观点。而竹叶性偏苦寒，用量过大易伤脾胃，致中土受损。临床上一般用量6～10g。

学生： 竹叶石膏汤与白虎加人参汤如何鉴别应用？

袁师： 竹叶石膏汤由白虎加人参汤化裁而成。即白虎加人参汤去知母，加竹叶、麦冬、半夏，减粳米用量。因病后余热不尽，热势不盛，故不用知母，改用竹叶。加麦冬补肺胃之阴，半夏降逆和胃。从病机看，竹叶石膏汤证属热病后期余热未尽，气津耗伤，虚气上逆；白虎加人参汤是无形邪热充斥阳明，耗伤津气。从邪热程度看，竹叶加石膏汤之热轻于白虎加人参汤，且前者兼有津液不足。从症状看，两证均可见发热、汗出、口渴、舌红脉数，但竹叶石膏汤还兼见虚羸少气、气逆、纳呆、心烦、脉细等症；白虎加人参汤可见背微恶寒，时时恶风等症。比较之，竹叶石膏汤清热之力较弱，有育阴降逆之功，白虎加人参汤清热之力较大。

小结

呃逆为胃气上逆动膈所致。呃逆的病位在膈，病变的脏腑与胃、肝、脾、肺、肾诸脏有关，基本病机是胃失和降，胃气上逆动膈。此外，袁师认为呃逆病性多为本虚标实，虚者多见，虚多为脾胃阳虚、胃虚（胃阴不足），尤多见屡发或持续时间长者；邪实为寒邪、胃火、气郁、痰饮（浊）、食滞、瘀血等。袁师治疗呃逆的常用经方如下。

（1）胃寒气逆—理气通阳，和胃降逆—橘皮汤。

（2）胃虚夹热—补虚清热，降逆止呃—橘皮竹茹汤。

（3）胃虚痰阻—益气补中，散结降逆—旋覆代赭汤。

（4）寒热错杂—调和寒热，调畅气机—半夏泻心汤。

（5）中虚饮停—温中祛饮，调畅气机—《外台》茯苓饮。

（6）阴虚气逆—滋阴润燥，降气止逆—麦门冬汤。

（7）气阴两伤—清热生津，平降逆气—竹叶石膏汤。

此外，气机郁滞证，可用五磨饮子；肝气犯胃证，可用奔豚汤；肝脾不和证，可用四逆散；肠燥腑实者，可用承气汤类；胃中实寒者，可用丁香散；脾胃阳虚者，可加理中丸；瘀血内阻证，可用血府逐瘀汤；胃阴不足证，可用益胃汤。这些方剂可以单方使用，亦可合方应用。

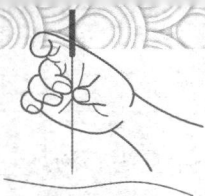

胃脘痛

　　某周一袁师坐诊，来了一位老先生，捂着肚子。依稀看见他肚子上贴了两片暖贴。患者坐下来，疲乏无力地说了句"胃痛"，袁师接着问诊，病人有些上气不接下气，轻声细语地接话，声音非常小，听得吃力。袁师待患者家属交代病情后，得知患者长期胃脘疼痛，时轻时重，但最近隔三差五就加重，导致心情低落。细问之下，患者幼年时饥一顿饱一顿。饥饱失常必导致脾胃受伤，脾胃之气受损。其实胃痛并不可怕，但易反复发作，极易影响患者的心情及生活。

　　《伤寒论》中没有"胃痛""胃脘痛"的表述，但是原文中有多处论及"心下痛""心下急""心中疼热""腹中痛""胸下结鞕"等，并随症而治之。如《伤寒论》237条："阳明中风……胁下及心痛，久按之气不通。"《伤寒论》173条："伤寒胸中有热，胃中有邪气，腹中痛，欲呕吐者，黄连汤主之。"由此可见其中有很多治疗胃痛的方子。张仲景治疗胃脘痛并非单纯止痛，还有解表和胃、清上温下、温中散寒、温肝暖胃等方法，体现了"治病必求于本"的理念。

一、阳脉涩，阴脉弦，法当腹中急痛——小建中汤

> 桂枝三两, 去皮　甘草二两, 炙　大枣十二枚, 擘　芍药六两　生姜三两, 切　饴糖一升
>
> 上六味, 以水七升, 煮取三升, 去滓, 纳饴, 更上微火消解。温服一升, 日三服。

【原文】

伤寒, 阳脉涩, 阴脉弦, 法当腹中急痛, 先与小建中汤, 不差者, 小柴胡汤主之。(《伤寒论》[100])

伤寒二三日, 心中悸而烦者, 小建中汤主之。(《伤寒论》[102])

虚劳里急, 悸, 衄, 腹中痛, 梦失精, 四肢酸疼, 手足烦热, 咽干口燥, 小建中汤主之。(《金匮要略·血痹虚劳病脉证并治》)

男子黄, 小便自利, 当与虚劳小建中汤。(《金匮要略·惊悸吐衄下血胸满瘀血病脉证治》)

妇人腹中痛, 小建中汤主之。(《金匮要略·妇人杂病脉证并治》)

【解析】

本证以心脾不足, 气血双亏, 阴阳两虚为特点。何以既有咽干口燥、手足烦热之热象, 又有腹痛、喜温畏寒之寒证呢? 徐忠可《金匮要略论注》云: "元阳之气

不能内统精血，则营枯而虚，里气乃急，为悸，为衄，为腹中痛、梦失精；元阳之气不能外充四肢、口咽，则阳虚而燥，为四肢酸痛，为手足烦，为咽干口燥。"此寒热错杂异于黄连汤、三泻心汤证之寒热错杂，故非寒热并用可医，唯从健运脾胃，温中补虚中求之。

小建中汤中，君药为饴糖，甘温质润，且重用饴糖以温中补虚，缓急止痛。臣药为桂枝，温阳气，祛寒气。饴糖合桂枝，辛甘化阳，温中益气，中气健旺，不受肝木之抑。芍药滋养营阴，与饴糖相伍，酸甘化阴，而缓急止痛；与桂枝相伍，调和营卫。佐药有生姜和大枣，生姜助桂枝温胃散寒，大枣助饴糖补益脾虚，姜枣合用亦调和营卫，和阴阳。佐使药为炙甘草，益气补虚，合芍药同用，缓急止痛，又调和诸药。

此方为温养中气，补益心脾，调和营卫，缓急止痛之方。临床使用着眼于"虚寒"二字，以腹痛绵绵，喜温喜按，得食痛缓，舌淡，苔白润，脉象虚弦为目标。

《灵枢·终始》云："阴阳俱不足，补阳则阴竭，泻阴则阳脱，如是者，可将以甘药。"此饴糖为君药之解释也。尤怡亦云："中气立，则阴阳相循，如环无端，而不极于偏。是方甘与辛合而生阳，酸得甘助而生阴，阴阳相生，中气自立，是故求阴阳之和者必求于中气，求中气之立者必以建中。"中者，脾胃也，为后天之本，居中州，运四旁。若中气得充，脾胃得健，自能化生气血，以滋养脏腑髓脑、四肢百骸，调和营卫，扶正祛邪。小建中汤可引阳从阴，引阴从阳，使其平秘，则虚劳诸症自失。故诸多慢性病、久病或饮食不节、劳倦过度、大病导致的中气不足、脾胃虚寒，中焦处于虚寒、气血不足者，可从脾胃着手，投本方颇为有效。

【发微】

1. 小建中汤之胃脘痛的特点

临床常见脘腹疼痛、憋胀。疼痛特点为绵绵作痛，喜温喜按，空腹饥饿痛，得食则缓；憋胀特点呈坠胀，站立或活动则甚，睡卧则缓。腹诊时腹壁柔软而薄，腹直肌紧张拘挛，心下、当脐动气应手。此外，复有诸多虚寒、虚热证，如面色萎黄，或苍白少华，畏寒喜温，体倦乏力，不耐烦劳，精神萎靡，情绪低落，心悸短气汗出，劳则加剧，长期低热，颧赤少寐，饮食无味，消化不良，手心热，手背、手指凉，咽干口燥，渴不欲饮，或渴喜热饮，小便清长，大便溏薄，小腿转筋，舌质淡嫩，苔薄白润，脉弦细缓等。

消化性溃疡是以胃脘部饥饿性疼痛、反酸与烧心感、嗳气为主要临床表现的慢性消化系统疾病，相当于中医学胃脘痛范畴。临床上袁师应用小建中汤治疗胃溃疡，效果颇显。

2. 以建中为名

小建中汤以"建中"为名，取其建立中州为意。《伤寒明理论》言"脾者，土也，应中央，处四脏为中，为中州，治中焦，生育荣卫，通行津液。一有不调，则荣卫失所育，津液失所行，比以此汤建中脏，是以建中名焉。"

小建中汤为桂枝汤倍芍药加饴糖，以桂枝汤调理气血阴阳；倍用芍药，以酸甘化阴，增益营血；重用饴糖一升，取其补益中州之意。正如《素问》所言："脾欲缓，急食甘以缓之，用苦泻之，甘补之"。王昂云："此汤以饴糖为君，故不名桂枝芍药而名建中，令人用小建中者，绝不用饴糖，失仲景遗意矣。"

简单来说，小建中汤注重在"建"，对脾胃提出改善或"缔造"的作用。小建中汤根据虚劳病因病机而设，其组方灵感来自久劳伤及脾胃，脾（中焦）土阳虚而肝木乘之，致腹中痛时作。

3.小建中汤之饴糖

饴糖又称麦芽糖，是糯米或粳米磨粉煮熟加入麦芽微火煎熬而成。《名医别录》谓饴糖"主补虚乏，止渴，止血"，《药证》认为胶饴之功盖似甘草及蜜，皆能缓诸急。《本经疏证》言，饴糖之柔润芳甘，正合脾家土德，而即以缓肝之急，以肝固罢极之本，虚乏之所从来也。《长沙药解》言其"补脾精，化胃气，生津，养血，缓里急，止腹痛"。可见饴糖有甘缓和中、补虚润燥之功。

临床上饴糖重用则有甘温补中，调养脾胃，缓急止痛作用，因此临证应用小建中汤时必用饴糖，方不失仲景立方之妙意。消化性溃疡多有呕酸、吐酸、烧心感等胃酸过多表现。中医有甘令人作酸、作呕之说，故不少临床医者在使用本方时一遇有呕酸、吐酸者即去味甘之饴糖。殊不知饴糖乃小建中汤中之君药，若去饴糖，则国无君主，群龙无首。

若不用饴糖，此方即是桂枝加芍药汤，与仲景组方用意大不相同。再者，若因甘能令人作酸作呕而去掉味甘之品，那么甘草、红枣将皆以其味甘而去除，此方仅剩下桂枝、白芍、生姜三味而已，又何以成建中之方。胃酸过多者，须少进甘甜之品，饴糖当属例外。饴糖乃麦芽发酵而成，温中健脾，常规量使用并无产酸之弊。消化性溃疡患者在症状缓解后，尚可服食适量饴糖以温中补虚，巩固疗效。中病即止，《内经》亦有"亢乃害""饮食自倍，肠胃乃伤"之明言，所以大量无度地服用饴糖难免出现胃肠不良反应。

袁师临床用此方时必嘱咐患者购买麦芽糖。煎熬汤药之后去滓，把麦芽糖加入，搅拌均匀即可。用量在20～50ml之间。

【验案举隅】

王某，男，63岁，2018年12月初诊。

主诉：间断胃痛1年，加重1周

患者生活贫苦，幼年开始饥一顿饱一顿，饥饱失常导致脾胃受损。近1年来间断性空腹时胃脘隐痛，饭后胃胀。不耐饿，临近饭点，若不进食则胃脘则隐痛不适，无明显烧心、反酸，纳尚可。胃隐痛时喜温喜揉按，热敷或揉按后可缓解。饭后易胃胀，活动后可自行缓解。口干不欲饮。寐尚可，小便可，大便日一行，成形，质黏。

舌淡红，苔白，脉偏沉细。

处方：小建中汤加减。

桂枝15g　白芍30g　炙甘草10g　生姜4片　大枣5枚　饴糖30ml

煎煮后去滓，将饴糖加入汤药中，搅拌均匀即可。7剂，水煎服，日1剂。

二诊：患者胃脘隐痛减轻，近1周仅发病1次。效不更方，继服7剂，巩固疗效。

按语：本案患者胃脘隐痛，喜温喜揉按，均为阳虚之象。小建中汤补益脾胃之中又能缓急止痛，用于本案正中病机。小建中汤中的桂枝可温血脉、暖脾胃，白芍可养血敛阴，两药相伍而达到调和营卫、温阳散寒、通阳化气的功效；大枣养血生津、补中益气；生姜温胃散寒，饴糖温中补虚，炙甘草调和诸药、补中益气，即可发挥健脾益胃、温中补虚作用，改善脾胃虚弱型的胃脘痛。

患者长期饥饱不当，脾胃之气较为虚弱。脾胃为气血生化之源，现中焦虚寒，脾失所养。俾中阳健运，化生气血，灌溉四旁，则虚劳不足诸证可愈。是故求阴阳之和者必于中气，求中气之立必以建中。本方可调脾胃，和阴阳，建中补虚，和里缓急，主治虚劳里急诸症。

【诊余二三话】

学生：治疗虚证的胃脘痛，大、小、黄芪建中汤与理中汤有什么区别呢？

袁师：小建中汤以甘温补脾柔肝为主，主治中焦虚寒，肝脾失和，治疗的胃痛是隐痛，按揉或热敷后可缓解。大建中汤温中补虚，降逆止痛，主治中阳衰弱，阴寒内盛之脘腹剧痛证，补虚散寒之力较小建中汤为峻猛。黄芪建中汤即小建中汤加黄芪，加入黄芪加强补气健脾之效，增强益气建中之力。理中汤纯用温补，温中祛寒，补气健脾，主治中焦脾胃虚寒证，腹痛隐隐，并有明显的大便溏症状，食冷饮或服清热解毒之类的方剂即病情加重；附子理中汤补虚回阳，温中散寒，治疗的不只是脾虚，兼有肾阳虚，故又为先后天并补之剂。

可见，建中汤可向补气、补血、温中、降逆四个方向发展。至于温中，则由小建中汤到大建中汤，到理中丸，到附子理中丸一脉相承。理中汤虽能温中，但无缓急之功。

学生：《伤寒论》用药均以"芍药"称之，临床上该选择白芍还是赤芍呢?

袁师：赤芍清热凉血，活血散瘀；白芍养血敛阴，柔肝止痛。赤芍凉血，白芍敛阴，二药又为药对，合用可退血分之热，敛阴凉血而不敛血。赤芍行血，白芍柔肝，二药合用，止痛效果显著。赤芍泻肝火，白芍养肝阴；赤芍散而不补，白芍补而不泻。桂枝汤、小建中汤中用白芍较为适宜，因白芍敛阴止痛。张仲景在撰写时也并无明显的赤芍、白芍之分，南北朝陶弘景才开始将芍药分为白芍、赤芍两种。所以临床上我们可以根据患

者的具体症状整体分析，进行加减或合用，不必拘泥于
白芍或赤芍之争。

附表：建中与理中之鉴别

	组成	功效	辨证要点
小建中汤	饴糖、桂枝、芍药、生姜、大枣、炙甘草	温中补虚，和里缓急，主要用于虚劳里急之病证	腹中时痛，按之、揉之或温之则痛减，或心中悸动，面色无华，或四肢酸楚，手足烦热，舌淡苔白，脉细弦而缓等
大建中汤	蜀椒、干姜、人参、饴糖	温中补虚，降逆止痛，主要用于中阳衰弱，阴寒内盛之病证	腹中寒痛，舌苔白滑，脉细紧或脉沉迟等
黄芪建中汤	饴糖、桂枝、芍药、生姜、大枣、炙甘草、黄芪	温中补气，和里缓急	较小建中汤的虚证更为明显，如有气虚自汗、少气懒言、纳差等
理中汤	人参、白术、炙甘草、干姜	温中祛寒，补气健脾	溲清便溏，畏寒肢冷，舌淡，苔白滑，脉沉弱无力等
附子理中汤	附子、人参、炙甘草、干姜	补虚回阳，温中散寒	脘腹疼痛、呕吐、泻利、四肢不温，面色萎黄或㿠白，肌肉松软，纳差，精神萎靡，舌淡苔白，脉细沉

二、胸胁苦满，腹中痛——小柴胡汤

柴胡半斤　黄芩三两　人参三两　半夏半升，洗　甘草炙　生姜各三两，切　大枣十二枚，擘

上七味，以水一斗二升，煮取六升，去滓，再煎取三升，温服一升。日三服。

【原文】

伤寒五六日中风，往来寒热，胸胁苦满，嘿嘿不欲饮食，心烦喜呕，或胸中烦而不呕，或渴，或腹中痛，或胁下痞鞕，或心下悸，小便不利，或不渴，身有微热，或咳者，小柴胡汤主之。（《伤寒论》[96]）

血弱气尽，腠理开，邪气因入，与正气相搏，结于胁下，正邪分争，往来寒热，休作有时，嘿嘿不欲饮食。脏腑相连，其痛必下，邪高痛下，故使呕也，小柴胡汤主之。（《伤寒论》[97]）

得病六七日，脉迟浮弱，恶风寒，手足温，医二三下之，不能食，而胁下满痛，面目及身黄，颈项强，小便难者，与柴胡汤，后必下重。本渴而饮水呕者，柴胡汤不中与也，食谷者哕。（《伤寒论》[98]）

伤寒四五日，身热恶风，颈项强，胁下满，手足温而渴者，小柴胡汤主之。（《伤寒论》[99]）

伤寒，阳脉涩，阴脉弦，法当腹中急痛，先与小建中汤，不差者，小柴胡汤主之。（《伤寒论》[100]）

伤寒中风，有柴胡证，但见一证便是，不必悉具。

（《伤寒论》［101］）

阳明病，胁下鞕满，不大便而呕，舌上白苔着，可与小柴胡汤。上焦得通，津液得下，胃气因和，身濈然汗出而解。（《伤寒论》［230］）

阳明中风，脉弦浮大而短气，腹都满，胁下及心痛，久按之气不通，鼻干，不得汗，嗜卧，一身及目悉黄，小便难，有潮热，时时哕，耳前后肿，刺之小差，外不解，病过十日，脉继浮者，与小柴胡汤。（《伤寒论》［231］）

【解析】

小柴胡汤证以伤寒少阳病证为特点，少阳经病证表现在三焦经和胆经。少阳病证，邪气在半表半里，其症状从《伤寒论》96条可见，四大主症有寒热往来、胸胁痞满、心烦喜呕、嘿嘿不欲饮食，又有7个或然证（或胸中烦而不呕，或渴，或腹中痛，或胁下痞硬，或心下悸、小便不利，或不渴、身有微热，或咳）

小柴胡汤是柴胡剂的基本方剂，可通肝利胆，健脾和胃。230条张令韶注曰："不大便者，下焦不通，津液不得下也；呕者，中焦不治，胃气不和也；舌上苔白者，上焦不通，火郁于上也，可与小柴胡汤，调和三焦之气，上焦得通而白苔去，津液得下而大便利，胃气因和而呕止，三焦通畅，气机发转，汗出而解也。"小柴胡汤治当和解少阳，宣畅三焦之气，疏肝健脾和胃。

小柴胡汤药物组成仅简单的7味，有柴胡、黄芩、半夏、人参、炙甘草、生姜和大枣。柴胡和黄芩为苦寒清热一组，生姜、半夏为辛温开散一组，人参、甘草、大枣为甘温滋补一组。柴胡、黄芩为苦降之药，也是本方主药。柴胡气质轻清上升，苦味最薄，小柴胡汤仅一味柴胡疏肝，清解少阳之郁热。柴胡入肝、胆经，《神农本草经》中提及柴胡"主心腹肠胃中气结，饮食积聚，寒热邪气，推陈致新"，可见柴胡还能消食化积，促进新陈代谢。黄芩苦寒，味苦较重，入肺、大小肠、脾、胆经，清火除热。《本草品汇精要》指出黄芩"疗肠胃不利，破壅气，令人宣畅"。柴胡、黄芩一升一降，一动一静，一外散一内入，二者搭配，升降相因，动静结合，出入相济，故能调节人体气机的升降出入，清解肝胆之郁热，从而缓解气郁导致的胃脘痛。生姜、半夏辛开温散。生姜性温，味辛，入肺、脾、胃经，可温中止呕，温肺止咳。半夏性温，味辛，入脾、胃经，化痰和胃，消痞止呕。此二味共奏温中和胃之功。人参、甘草、大枣甘补为一组，此三味药配伍益气补脾，扶正祛邪，使里气和，外邪不得入内，同时可抑制柴胡、黄芩之苦寒，以防伤害脾胃之气。

小柴胡汤组方药味简单，但又不乏严谨，仅仅7味药相辅相成，寒热并用，攻补兼施，使内外宣通，运行气血，三焦通畅，上下相和，真和解之良剂。

【发微】

1.小柴胡汤证之胃脘痛的特点

小柴胡汤治疗气郁之胃脘痛，而气郁的疼痛特点为胀痛。患者鲜少能准确阐述自己的病情，临床中可抓住痞满伴有胃痛的特点。同时不能忽视小柴胡汤的四大主症：往来寒热、胸胁苦满、嘿嘿不欲饮食、心烦喜呕。

2.小柴胡汤之"但见一证便是"

张仲景为何不在桂枝证或麻黄证等其他证中说"但见一证便是"，而仅在柴胡证中提出呢?《伤寒论》中有关小柴胡汤证的条文多达20条。作为少阳证主方的小柴胡汤，在少阳病篇却只有2条，而在太阳病篇中条文最多，其次是阳明病篇。由此可见，小柴胡汤证常表现为外证或里证，易与其他方证混淆。柴胡证与桂枝证、麻黄证等相比更为复杂烦琐。柴胡证临证时往往有多证现象。同时也说明小柴胡汤并非专为和解少阳而设。第101条"伤寒中风，有柴胡证"也说明柴胡证可在伤寒中风病中出现，不拘于少阳病。

对于"证"的理解，"证"即证候，是机体在疾病发展过程中的某一阶段的病理概括，提示了病变的部位、病因、病机、病性和病势（邪正关系），为论治提供依据。所谓"证同治亦痛，证异治亦异"，实质上正是因为"证"的概念包括病机在内，即如张介宾《景岳全书》言："天下之病，变态虽多，其本则一；天下之方，治法虽多，对证则一。"所以临床上应抓住主症，抓准病机。若柴胡四大主症具备，无论外感内伤，确诊为小柴胡证皆不难。若仅出现一二症，仍可肯定其主症的存在。

只要疾病能反映表里不调，三焦不畅，正虚邪结，胆火内郁的病机，临床即使出现一个症状，也可以用本方治之。

【验案举隅】

孙某，女，58岁，2020年8月初诊。

主诉：胃痛2周。

患者有胃脘痛病史，多年未犯。近2周来间断性出现胃脘痛，伴饭后胃胀。今晨起胃脘痛明显而前来就诊。近2周食欲差，纳少，饭后胃胀满不舒，偶呃逆不舒，并伴有口干口苦，常欲饮。1周前胃脘曾伴有烧灼痛，反酸、两胁胀痛，寐尚可。大便1~2天一行，质尚可，小便调。患者家属补述，患者2周前因家庭缘故大发脾气，引发胃痛。

舌暗红，苔薄白，脉弦滑。

处方：小柴胡汤加减。

柴胡15g　黄芩10g　清半夏10g　党参10g　炙甘草10g　生姜4片　大枣5枚

7剂，水煎服，日1剂。

二诊：患者胃脘隐痛减轻，近一周仅发病一次。效不更方，继服7剂，巩固疗效。

按语：患者因情绪因素导致肝木气郁不舒，肝木克脾土导致胃脘痛。患者既有脘腹痞胀疼痛、大便1~2日一行的胃肠结滞证，又有口苦咽干、不欲食的少阳经证，选用小柴胡汤。

柴胡和黄芩偏于清解胆腑郁热，去少阳郁热以疏调气机。半夏和生姜和胃降逆，辛散之性助柴胡疏通气郁，助三焦水道之畅达。党参、甘草、大枣益气健脾，防少阳之邪入太阴；扶正祛邪，抑柴、芩之苦寒，防伤害脾胃之气。

诸药合用则上焦得通，胃气得和，气郁得达，火郁得发，郁开气行，则枢机自利，胃脘痛解。此方寒热并用，补泻兼施，既祛邪又扶正。

【诊余二三话】

学生：柴胡在小柴胡汤中的用量有什么讲究？

袁师：柴胡有三大功能，作用发挥取决于用量。柴胡用量大，介于25～30g之间，为解热作用，发挥辛散之性，常常用于治疗外感发热；用量介于10～15g之间，为解郁作用，治疗肝胆气郁之证；小量的柴胡为升阳作用，升提阳气，治疗阳气不足或下陷的病症，用量在3～6g之间。

三、厥而心下悸——茯苓甘草汤

> 茯苓二两　桂枝二两，去皮　甘草一两，炙　生姜三两，切
>
> 上四味，以水四升，煮取二升，去滓，分温三服。

【原文】

伤寒，汗出而渴者，五苓散主之；不渴者，茯苓甘草汤主之。（《伤寒论》[73]）

伤寒，厥而心下悸，宜先治水，当服茯苓甘草汤，却治其厥，不尔，水渍入胃，必作利也。（《伤寒论》[356]）

【解析】

茯苓甘草汤又名苓桂姜甘汤，是《伤寒论》苓桂剂群中的一首，是治疗水气病的代表方之一，重在温胃阳而化水饮，主治胃虚水停证。所谓"病痰饮者，当以温药和之"，方中重用生姜温胃化饮；桂枝辛能散饮，温能通阳；茯苓健脾渗淡利水；甘草健脾和中，调和诸药。桂枝和茯苓相须相使，两者配伍使用可加强气化作用而化饮，正切合"病痰饮者当以温药和之"之意。临床应用时可酌加白术助茯苓健脾厚土燥湿以制水，加泽泻、猪苓加强利水之功；阳虚明显者，酌加四逆辈；呕逆甚者，酌加小半夏加茯苓汤。

【发微】

1.茯苓甘草汤与胃脘痛

《伤寒论》条文中没有提及茯苓甘草汤可治疗胃脘痛，而云"厥而心下悸"，若胃脘痛的病机为阳不化水，水气内停，辨证与茯苓甘草汤相同，可使用本方治疗。临床上可见的症状有胃脘胀痛，自觉有振水声，呕吐清水，手足厥冷，口不渴，小便自利，舌苔白滑且较厚，脉沉弦或沉滑。

2.茯苓甘草汤与苓桂术甘汤

茯苓甘草汤主治胃阳虚停水证，以心下悸动、四肢不温、短气为主症，方中茯苓健脾利水，生姜温胃散水，桂枝通阳化气，甘草补中调药。

苓桂术甘汤主治脾阳虚停水证，以心下逆满，气上冲胸，起则头眩，脉沉紧为主症。方中茯苓淡渗利水，养心益脾；桂枝温阳降逆，化气行水；白术健脾散水；甘草补脾和中。

【验案举隅】

李某，女，56岁，2022年9月初诊。

主诉： 胃痛伴悸动感数天。

2年前开始，患者饮食不慎或天气转凉易发胃痛、胃胀，严重时伴有悸动感。患者素来易焦虑不安。刻诊：数天前因饮食不慎，加上天气转凉，觉胃痛伴有悸动感明显，服倍他洛克缓解。纳呆，无饥饿感。寐差，入睡难，需服助眠药。大便3日未解，小便调。双目干涩，有异物感。舌暗红，苔黄腻，脉弦细数。

处方： 茯苓甘草汤合枳术汤加减。

茯苓40g　桂枝15g　炙甘草10g　生白术30g　枳实10g　柴胡6g　生姜4片　红枣5枚

7剂，水煎服，日1剂。

二诊： 服药后，症缓。心悸除，仍有胃胀，下坠感稍有。不敢多食，食欲可。寐较前较佳，近日多梦；大便1~3日一行，质软黏成形，小便调。舌淡暗，苔白，中根略厚腻，苔染，脉较沉弦细。

仍守原方，继投7剂，巩固疗效。

按语： 病人感觉的胃中悸动感与心悸不同，不是心脏跳动，而是胃在搏动。这是水邪和胃阳相搏的表现。情况严重的，甚至会手足厥冷，这也是水阻胃阳，使中阳不能外达于手足所致。此即茯苓甘草汤证，正如《伤寒论》所言："伤寒，厥而心下悸，宜先治水，当服茯苓甘草汤"。

方中以茯苓淡渗利水为君，桂枝通阳化气为臣；生姜走而不守，温胃阳而辛散水气为佐；甘草健脾和中调和为使。诸药合用，以渗水为主，通阳为辅，通阳利水，则诸证悉解。针对胃虚水停的病症，茯苓甘草汤效如桴鼓。

【诊余二三话】

学生：茯苓甘草汤与茯苓桂枝甘草大枣汤有什么区别？

袁师：茯苓甘草汤、苓桂枣甘汤、苓桂术甘汤都含桂枝甘草汤。桂枝甘草汤具有温心阳、温化水湿的作用，其证是证是"发汗后伤及心阳，其人叉手自冒心，欲得按"；苓桂枣甘汤原文"发汗后，其人脐下悸者，欲作奔豚"。所以大枣是培土治水，防止下焦寒饮上逆成奔豚的。苓桂术甘汤原文"伤寒，若吐若下后，心下逆满，气上冲胸，起则头眩，脉沉紧，发汗则动经，身为振振摇"，白术是健脾的，针对脾阳虚，中阳不足之痰饮。苓桂姜甘汤证是心胃阳虚，生姜是温胃散水的，走而不守，能通阳达四肢，因此还能治水厥。

四、胸中有热，胃中有邪气，腹中痛——黄连汤

黄连三两　甘草三两，炙　干姜三两　桂枝三两，去皮
人参二两　半夏半升，洗　大枣十二枚，擘

上七味，以水一斗，煮取六升，去滓，温服。昼三夜二。

【原文】

伤寒，胸中有热，胃中有邪气，腹中痛，欲呕吐者，黄连汤主之。（《伤寒论》[173]）

【解析】

黄连汤出自《伤寒论·辨太阳病脉证并治》，证为寒热错杂，上热下寒，中焦脾胃升降升常，故治以寒温并调。方中用黄连泄心胸之热，姜、桂辛温散寒，宣通上下之阳气，祛胃中之寒；甘草、大枣缓腹中之痛，半夏除呕；人参补虚，合甘、枣恢复中焦升降之气机。正如《医宗金鉴》所说："伤寒未解，欲呕吐者，胸中有热邪上逆也；腹中痛者，胃中有寒邪内攻也"。此热邪在胸，寒邪在胃，阴阳气不和，升降失常，故用黄连汤寒温互用，甘苦兼施，以调理阴阳和解也。

【发微】

黄连汤与半夏泻心汤

黄连汤在药物组成上是半夏泻心汤去黄芩加桂枝，而剂量上，黄连从一两增至三两成君药，人参从三两减至二两，加桂枝三两。二方同是寒热平调的方剂，不同之处在于半夏泻心汤多用于寒热错杂的心下痞证，黄连汤多用于寒热错杂疼痛明显者。半夏泻心汤辨证要点为"心下痞，但满而不痛"，为脾胃升降失司，气机痞塞中焦，故以心下痞满为主证；黄连汤辨证要点为"胸中有热，胃中有邪气，腹中痛"，以胸中有热，胃中寒凝气滞而"腹中痛"为主证。

【验案举隅】

周某，女，48岁，2019年5月8日初诊。

主诉：胃痛1年余。

1年前起胃胀堵，近日胃痛加重，查胃镜示浅表性胃炎。服中药后缓解，体重减轻超15kg。曾服奥美拉唑、雷尼替丁、兰索拉唑等无效。现症见胃痛沉紧，怕凉，胃中辘辘有声，恶心欲吐，牵及后背疼痛不舒，无胀满及反酸，嗳气频，纳可但不敢多食，咽堵，大便不成形，日一行。体力可，寐差，易醒。月经周期正常，量较前稍多。

舌暗红胖，边齿痕，中裂纹，苔腻略黄，脉沉细。

处方：黄连汤加减。

半夏10g　黄连10g　桂枝15g　干姜10g　党参10g
丹参20g　檀香10g　砂仁10g　炙甘草10g　大枣5枚

7剂，水煎服，日1剂。

二诊：服上药7剂后胃痛消失，胃脘略发热感，嗳气减，咽堵缓，进食增加，无口干口苦，二便调。舌红苔薄黄，脉沉细。

按语：患者胃痛日久，且怕凉、便溏、脉沉细，是为中寒之象；又见恶心欲吐、舌暗红胖、苔腻略黄，是为上热之征。故方用黄连汤清上温下，和胃止痛。方中以黄连清上热，干姜温下寒，桂枝交通上下之阳气兼散脾寒，参、草益胃和中，半夏和胃降逆，共成清上温下、和胃降逆止痛之功。正如《医宗金鉴》所说："伤寒未解欲呕吐者，胸中有热邪上逆也。腹中有寒邪内攻也，此热邪上胸，寒邪在胃，阴阳之气不和，失其升降之常。故用黄连汤寒温互用，甘苦并施，以调理阴阳而和解也"。

【诊余二三话】

学生：黄连汤和乌梅丸都是治疗上热下寒的方剂，具体有什么区别？

袁师：黄连汤出自《伤寒论》太阳病篇，而乌梅丸出自《伤寒论》厥阴病篇。乌梅丸酸甘化阴、酸苦泄热，泄肝安胃，治疗肝木乘土之呕吐、胃痛、泄泻诸证。方中乌梅、白芍与芩、连相伍，酸苦泄肝热；干姜、川椒与芩、连相配，苦辛通降；人参、甘草、桂枝等甘温辛热，通补阳明，诸药合用，"泻厥阴以舒其用，和阳明以利其腑"。黄连汤泄的热是胸中之热，祛的寒是胃中之寒。两方都是寒热并用，都治疗上热下寒，但是乌梅丸调的是肝脾，黄连汤调的是脾胃。

小结

胃痛的病位在胃，与肝、脾关系密切，胃气郁滞、失于和降是主要病机。袁师注重肝、脾、胃三脏，按寒热、虚实辨证。三脏不和致使中焦气机升降失调，相对动态失衡，以致胃痛，袁师常用治疗胃痛的经方如下。

（1）脾胃虚弱—温中补虚，和里缓急—小建中汤。

（2）阴寒内盛—温中补虚，降逆止痛—大建中汤。

（3）脾胃虚弱—温中补气，和里缓急—黄芪建中汤。

（4）脾胃虚寒—温中祛寒，补气健脾—理中汤。

（5）中焦阳虚—补虚回阳，温中散寒—附子理中汤。

（6）肝气犯胃—通肝利胆，健脾和胃—小柴胡汤。

（7）水饮内停—温阳化饮，健脾和胃—茯苓甘草汤。

（8）寒热错杂—调和脾胃，寒热平调—黄连汤。

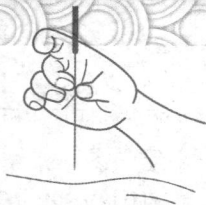

腹　痛

在接诊脾胃系统疾病的患者时，经常会听到他们描述"肚子疼"。面对这样的主诉，需要详细区别。在嘱患者指出疼痛部位时，见其所指部位或为心，或为胃，或为肠道，或为阑尾，再问其疼痛性质，回答亦是千奇百怪，有"揪着疼""拔着疼""顶着疼"，亦有"扎着疼""憋着疼"，还有"不知道怎么疼但就是不舒服"。那么，如何理解患者的描述？如何准确判断病机？让我们从经方中学习。

腹痛指在胃脘以下、耻骨毛际以上部位发生的以疼痛为主要表现的病证，可作为主症、病名独立出现，也可作为兼夹症状出现在腹胀、泄泻、便秘、臌胀等其他脾胃肝胆病或经带胎产病中。在本篇中，我们主要讨论以腹痛为主症的疾病。

腹痛病名最早出自《素问·气交变大论》："岁土太过，雨湿流行，肾水受邪。民病腹痛，清厥，意不乐，体重烦冤，上应镇星"。讲的是五运太过中的土运太过，土胜则克水，故肾脏受邪。按《脏气法时论》云："肾病者……大腹小腹痛，清厥，意不乐。"以肾藏精，精化气，精虚则气虚，清冷气逆，故大腹小腹痛。王冰注："清，谓气清冷。厥阴气逆也。"《针灸甲乙经》中

"大腹小腹"校为大肠小肠。大肠小肠痛与大腹小腹痛病位差异不大，由此两句，可知腹痛的首次出现源于肾虚，母病及子，厥阴肝经气逆而腹痛。《素问·举痛论》中又提及寒气客于肠胃、热气留于小肠造成的腹痛，且根据其中对五脏卒痛的病机描述可发现痛症病因多为寒多热少。

到了《伤寒杂病论》中，对于腹痛的症状描述和病机阐释则更为丰富，症状有四逆散的"腹中痛"、大承气汤的"腹满痛"、桂枝加芍药汤的"腹满时痛"、柴胡汤的"腹痛而呕"、大黄牡丹汤的"少腹肿痞，按之即痛如淋"，等等。

1.《伤寒论》所论

（1）肝胆气郁，横逆犯脾：小柴胡汤的或然症腹中痛。

（2）血蓄下焦：桃核承气汤的少腹急结。

（3）水热互结，弥漫腹腔：大陷胸汤的从心下至少腹硬满而痛，不可近。

（4）上热下寒，寒邪在腹，寒凝气滞：黄连汤的腹中痛，欲呕吐。

（5）阳明腑实，燥屎内结：大承气汤的腹满痛。

（6）脾伤气滞络瘀：桂枝加芍药汤的腹满时痛。

（7）腐秽壅滞：桂枝加大黄汤的大实痛。

（8）阳虚寒凝，气血涩滞：四逆汤的内拘急，四肢疼。

（9）阴盛格阳，脾肾阳虚，气血凝滞：通脉四逆汤的腹痛。

（10）阳虚水泛，浸渍肠道：真武汤的腹痛下利。

（11）脾肾阳虚，阴寒内凝：桃花汤的腹痛。

2.《金匮要略》所论腹痛

（1）阴阳两虚：桂枝加龙骨牡蛎汤的少腹弦急，阴头寒。

（2）阳虚生寒：小建中汤的虚劳里急，腹中痛；黄芪建中汤的虚劳里急，诸不足。

（3）肝郁气滞，血行不畅：奔豚汤的气上冲胸，腹痛。

（4）脾胃虚寒，水湿内停：附子粳米汤的腹中寒气，雷鸣切痛。

（5）脾胃虚寒：大建中汤的心胸中大寒痛，腹中寒。

（6）寒气内结，阳气不行：大乌头煎的腹痛、寒疝绕脐痛。

（7）表里兼寒：乌头桂枝汤的寒疝腹中痛。

（8）血虚生寒：当归生姜羊肉汤的寒疝腹中痛。

（9）湿热反侮少阳：小柴胡汤的腹痛而呕。

（10）热毒内聚，营血瘀结肠中：大黄牡丹汤的少腹肿痞，按之即痛如淋。

《金匮要略》妇人三篇中亦有腹痛的描述及处方，虽不一定与本篇论及之脾胃病相关，但异病或可同治，其中方药亦可多学多用。

（1）冲任失调，阴血下漏：胶艾汤的妊娠腹中痛。

（2）肝脾不和：当归芍药散的腹中疠痛、诸疾痛。

（3）血虚里寒：当归生姜羊肉汤的腹中疠痛。

（4）产后气血郁滞成实：枳实芍药散的产后腹痛。

（5）产后瘀血内结：下瘀血汤的腹痛。

（6）冲任虚寒兼有瘀血：温经汤的少腹里急。

（7）风邪为患，血滞不行：红蓝花酒的腹中血气刺痛。

除上述条文外，还有蛔厥的心中疼热或可兼见腹痛，薏苡附子败酱散证的腹皮急亦可伴见腹痛，本篇未能尽述。另有病位偏于心下胃脘的腹痛可见"胃脘痛"篇。

综上，腹痛的病位涉及脾胃、大小肠、肝胆、膀胱、女子胞等脏腑，基本病机为脏腑气机阻滞，气血运行不畅，经脉痹阻"不通则痛"，或脏腑经脉失养"不荣则痛"。其病因不外寒凝、热郁、气滞、血瘀、水湿等因素，也可相兼为病，寒热虚实错杂，气血水热搏结。治疗腹痛多以"通"字立法，应根据辨证的虚实寒热、在气在血，确立相应治法。

一、腹中急痛——小建中汤

桂枝三两，去皮　甘草二两，炙　大枣十二枚，擘　芍药六两　生姜三两，切　胶饴一升

上六味，以水七升，煮取三升，去滓，内饴，更上微火消解。温服一升，日三服。呕家不可用建中汤，以甜故也。

【原文】

伤寒，阳脉涩，阴脉弦，法当腹中急痛，先与小建中汤，不差者，小柴胡汤主之。(《伤寒论》[100])

伤寒二三日，心中悸而烦者，小建中汤主之。(《伤寒论》[102])

虚劳里急，悸，衄，腹中痛，梦失精，四肢酸疼，手足烦热，咽干口燥，小建中汤主之。(《金匮要略·血痹虚劳病脉证并治》)

【解析】

小建中汤治疗腹中痛首见于《伤寒论》少阳兼里虚寒证中。100条以脉象言病机，脉浮涩沉弦，提示中焦虚寒，气血不足，复感少阳之邪，又见痛症。以小建中汤调和气血，建中止痛，治疗里虚之本。

102条虽没有腹痛的症状，但可以帮助理解建中汤的病机。102条为里虚伤寒，素体里虚，气血不足，复感伤寒。气血不足，心脏失养，故见悸；复被邪扰，故见烦。治疗以小建中汤内益气血，外和营卫。正如尤在泾所言"中气利则邪自解"。与100条互参，都是安内即攘外的治法。

《金匮要略·血痹虚劳病脉证并治》中亦提到小建中汤治疗"虚劳里急，腹中痛"，为阴阳两虚证。因阴阳俱损、寒热互见为本病的基本病理特征，症状可见脾阳虚的腹部挛急，绵绵作痛，四肢酸痛；肾阳虚，阴不内守的梦遗失精；心阴不足的心悸；阴虚生热的衄血、手足烦热、咽干口燥。治用小建中汤甘温建中，扶阳益阴，调理阴阳。《灵枢·终始》云："阴阳俱不足，补阳则阴竭，泻阴则阳脱，如是者，可将以甘药，不可饮以至剂。"小建中汤为桂枝汤基础上倍加芍药以扶正祛邪，且搭配滋养兼有缓和作用的胶饴，以温中补虚，和里缓急。

【发微】

1."建中"之名

建中者，为建立中气之意。脾胃居中州，为后天之本，气血生化之源，中气立则化源足，五脏得以滋养。小建中汤有温中健脾的功效，故以"建中"为名。《金匮要略直解》："此五脏皆虚，而土为万物之母，故先建其脾土……使荣卫流行，则五脏不失权衡而中气斯建矣。"

以"建中"为名的还有大建中汤、黄芪建中汤，同样可以治疗脾胃虚寒的腹痛。大建中汤治疗的腹痛是"心胸大寒痛""上下痛而不可触近"，痛势更为剧烈，部位更为广泛。组方以蜀椒、干姜温中散寒；人参、饴糖温补脾胃，大建中气，使中阳得运，阴寒得散。小建中汤加黄芪一两半为黄芪建中汤，治疗"虚劳里急，诸不足"。较小建中汤而言，黄芪建中汤证的虚寒乏力更盛。

2.建中必有胶饴

饴糖为米、麦、黍等粮食发酵糖化而成，有软、硬两种，软者为胶饴，硬者为白饴糖。伤寒论中以"建中"为名的方剂必用胶饴，即软饴糖。脾五行属土，五味属甘，胶饴为粮食所制，味甘而入脾胃，《本草思辨录》言其乃"稼穑精华中之精华"，"脾土位居中央，若虚乏当建中，建中而不旁骛者，惟饴糖为然"。

【验案举隅】

马某，31岁，2019年6月初诊。

主诉：下腹部隐痛2周余。

患者自诉2周前贪凉后出现下腹隐痛，喜温喜按，大便日2~3次，量可，微成形。偶反酸烧心，纳可，寐安，小便调。

舌淡，苔白腻，脉细缓。

处方：小建中汤合苓桂术甘汤。

桂枝15g　白芍30g　炙甘草10g　炒白术15g　茯苓20g　生姜4片　大枣5枚　饴糖30g

7剂，水煎服，日1剂。

复诊：随访后疼痛无复发。

按语：此证为脾虚证。患者在食用生冷后出现腹痛，从病因看为脾虚寒导致下腹隐痛。患者兼见大便松散，舌苔白腻，为阳虚水停的表现，袁师在治疗上除了用小建中汤温补中焦，以缓急止痛外，还搭配苓桂术甘汤温阳健脾，利水渗湿。

【诊余二三话】

学生：《伤寒论》第100条原文提到"腹中急痛，先与小建中汤，不差者，小柴胡汤主之"，小柴胡汤或然症中也有腹痛，这两者有何差别？

袁师：第100条证为少阳兼里虚寒，病机为中焦虚寒，气血不足，复为少阳邪气所乘，故先用小建中汤建中止痛，治疗病机之本的里虚。若服用小建中汤少阳病邪未尽，再用小柴胡汤和解少阳。

小柴胡汤或然症中有"若腹中痛者，去黄芩，加芍药三两"，仍以少阳病为主，故小柴胡汤不变；少阳之热不甚，故去黄芩；腹痛，故加芍药以缓急止痛。两者之间主次有别，病机不同，故治法亦有别。

学生：调理脾胃的方子很多，如理中汤、香砂六君子等，小建中汤证要如何与之区别？

袁师：说到调理脾胃，常见的方子有小建中汤、理中汤、香砂六君子汤等。这三个方证虽然相似，均可表现为胃痛喜温喜按，或饥时痛甚，得食暂缓，不思饮食，乏力，苔薄白，脉虚等症状。但是在这些共同特点里，又存在不容忽视的小异。如香砂六君子汤证主要属于气虚型，气不足兼有寒证。但其寒轻微，且兼痰湿、气郁，症状有痛喜轻按，重按痛反增，脘腹胀，嗳气吞酸，便溏，苔白润等，以胃胀甚于痛，重按痛增为辨证要点。理中汤证则是中阳不振兼寒湿，症见痛喜轻按，畏寒喜热食，得冷则痛剧，痛比前症更加严重，痛甚于胀是辨证要点。而小建中汤证属于中焦阴阳两虚证，症见痛喜重按，口稍干，大便正常或稍干，手足心热与喜暖畏寒征象并存，以痛喜重按为辨证要点。若小建中汤证误用理中汤则温燥伤阴，所以在临床辨证上需区别开来。

学生：建中汤系列还有什么方子？

袁师：从小建中汤的条文来看，无论腹痛还是心悸而烦，病机都和中焦虚寒有关。针对严重寒证导致的脘腹剧烈胀痛、呃逆等，张仲景又创立大建中汤，取干姜、人参加蜀椒、饴糖。大建中汤证重点在"因寒而致剧痛"，可治以降逆止呕。

除大建中汤以外，《金匮要略》中还有黄芪建中汤，为小建中汤加黄芪，取黄芪补中益气，故可温中补气，和里缓急。因加入补气健脾的黄芪，比起小建中汤，该方更针对虚证，即气虚自汗，少气懒言，纳差等症。此外，孙思邈《千金翼方》中还有一方名"当归建中汤"，以当归替代饴糖，其余组成和剂量同小建中汤，多用于产后虚羸，脘腹隐痛或小腹拘急挛痛等，功效偏气血双补。所以从变化上来看，建中汤可向补气、补血等不同方向衍生，为后世治疗中焦虚寒腹痛奠定了基础。

二、腹满痛——大承气汤

> 大黄四两, 酒洗　厚朴半斤, 炙, 去皮　枳实五枚, 炙
> 芒硝三合
>
> 上四味，以水一斗，先煮二物，取五升，去滓，内大黄，更煮取二升，去滓，内芒硝，更上微火一两沸，分温再服，得下，余勿服。

【原文】

阳明病，脉迟，虽汗出，不恶寒者，其身必重，短气，腹满而喘，有潮热者，此外欲解，可攻里也。手足濈然汗出者，此大便已鞕也，大承气汤主之。若汗多，微发热恶寒者，外未解也，其热不潮，未可与大承气汤。若腹大满不通者，可与小承气汤，微和胃气，勿令至大泄下。（《伤寒论》[208]）

阳明病，潮热，大便微鞕者，可与大承气汤；不鞕者，不可与之。（《伤寒论》[209]）

伤寒若吐若下后不解，不大便五六日，上至十余日，日晡所发潮热，不恶寒，独语如见鬼状。若剧者，发则不识人，循衣摸床，惕而不安，微喘，直视，脉弦者生，涩者死。微者，但发热谵语者，大承气汤主之，若一服利，止后服。（《伤寒论》[212]）

阳明病，谵语有潮热，反不能食者，胃中必有燥屎五六枚也。若能食者，但鞕耳，宜大承气汤下之。（《伤寒论》[215]）

汗出谵语者，以有燥屎在胃中，此为风也，须下者，过经乃可下之。下之若早，语言必乱，以表虚里实故也。下之愈，宜大承气汤。（《伤寒论》[217]）

二阳并病，太阳证罢，但发潮热，手足漐漐汗出，大便难而谵语者，下之则愈，宜大承气汤。（《伤寒论》[220]）

阳明病，下之，心中懊恼而烦，胃中有燥屎者，可攻。腹微满，初头鞕，后必溏，不可攻之。若有燥屎

者，宜大承气汤。(《伤寒论》[238])

病人烦热，汗出则解，又如疟状，日晡所发热者，属阳明也。脉实者，宜下之；脉浮虚者，宜发汗。下之与大承气汤，发汗宜桂枝汤。(《伤寒论》[240])

大下后，六七日不大便，烦不解，腹满痛者，此有燥屎也。所以然者，本有宿食故也，宜大承气汤。(《伤寒论》[241])

病人小便不利，大便乍难乍易，时有微热，喘冒不能卧者，有燥屎也，宜大承气汤。(《伤寒论》[242])

得病二三日，脉弱，无太阳柴胡证，烦躁，心下鞕，至四五日，虽能食，以小承气汤，少少与，微和之，令小安。至六日，与小承气汤一升。若不大便六七日，小便少者，虽不能食，但初头鞕，后必溏，未定成鞕，攻之必溏。须小便利，屎定鞕，乃可攻之，宜大承气汤。(《伤寒论》[251])

伤寒六七日，目中不了了，睛不和，无表里证，大便难，身微热者，此为实也，急下之，宜大承气汤。(《伤寒论》[252])

阳明病，发热汗多者，急下之，宜大承气汤。(《伤寒论》[253])

发汗不解，腹满痛者，急下之，宜大承气汤。(《伤寒论》[254])

腹满不减，减不足言，当下之，宜大承气汤。(《伤寒论》[255])

阳明少阳合病，必下利，其脉不负者，为顺也；负

者，失也。互相克贼，名为负也。脉滑而数者，有宿食也。当下之，宜大承气汤。(《伤寒论》[256])

少阴病，得之二三日，口燥咽干者，急下之，宜大承气汤。(《伤寒论》[320])

少阴病，自利清水，色纯青，心下必痛，口干燥者，可下之，宜大承气汤。(《伤寒论》[321])

少阴病，六七日，腹胀不大便者，急下之，宜大承气汤。(《伤寒论》[322])

痉为病一本痉字上有刚字，胸满口噤，卧不着席，脚挛急，必齘齿，可与大承气汤。(《金匮要略·痉湿暍病脉证》)

腹满不减，减不足言，当须下之，宜大承气汤。(《金匮要略·腹满寒疝宿食病脉证治》)

问曰：人病有宿食，何以别之？师曰：寸口脉浮而大，按之反涩，尺中亦微而涩，故知有宿食，大承气汤主之。(《金匮要略·腹满寒疝宿食病脉证治》)

脉数而滑者，实也，此有宿食，下之愈，宜大承气汤。(《金匮要略·腹满寒疝宿食病脉证治》)

下利不饮食者，有宿食也，当下之，宜大承气汤。(《金匮要略·腹满寒疝宿食病脉证治》)

下利，三部脉皆平，按之心下坚者，急下之，宜大承气汤。(《金匮要略·呕吐哕下利病脉证》)

下利，脉迟而滑者，实也，利未欲止，急下之，宜大承气汤。(《金匮要略·呕吐哕下利病脉证》)

下利，脉反滑者，当有所去，下乃愈，宜大承气

汤。(《金匮要略·呕吐哕下利病脉证治》)

下利已差，至其年月日时复发者，以病不尽故也，当下之，宜大承气汤。(《金匮要略·呕吐哕下利病脉证治》)

病解能食，七八日更发热者，此为胃实，大承气汤主之。(《金匮要略·妇人产后病脉证治》)

产后七八日，无太阳证，少腹坚痛，此恶露不尽。不大便，烦躁发热，切脉微实，再倍发热，日晡时烦躁者，不食，食则谵语，至夜即愈，宜大承气汤主之。热在里，结在膀胱也。(《金匮要略·妇人产后病脉证治》)

【解析】

大承气汤是治疗阳明腑实证的代表方剂，当属下法。《伤寒论》中大承气汤所治证候凡19条，治疗范围广泛，但以伤寒邪传阳明之腑，入里化热，与肠中燥屎相结而成之里热实证为主治重点。虽条文数量多，但症状较为单一，凡临床上出现以痞（自觉胸脘有闷塞重压感）、满（脘腹胀满，按之有抵抗感）、燥（肠中有燥屎，干结不下）、实（腹痛拒按，大便不通或下利清水而腹痛不减）及苔黄厚、脉实等为主要表现者，即可使用大承气汤加减治疗。而痞、满、燥、实四感均可归于腹痛之范畴。由于实热与积滞互结，浊气填塞，腑气不通，故大便秘结，频转矢气，脘腹痞满疼痛；里热消灼津液，糟粕结聚，燥粪积于肠中，故腹痛硬满而拒按；热邪盛于里，上扰心神，故见谵语；四肢禀气于阳明，阳明里热炽盛，蒸迫津液外泄，则手足濈然汗出。热盛伤津，燥实内结，故见舌苔黄燥，甚或焦黑起刺，脉沉实。"热结旁流"，是因里热炽盛，燥屎结于肠中不得出，但自利清水，色青而臭秽不可闻，并见脐腹部疼痛，按之坚硬有块；热灼津液，阴精大伤，不能上承，故口燥咽干，舌苔焦黄燥裂。

方中大黄苦寒，泄热通便，荡涤肠胃，实热结滞，且能活血，为君药。芒硝咸寒，能泄热通便，润燥软坚，协大黄则峻下热结之力更增，为臣药。厚朴、枳实行气散结，消痞除满，并助硝、黄推荡积滞，共为佐药。四药合用，共奏峻下热结之功。本方的配伍特点在于寒性泻下药配伍行气消滞药，使胃肠气机通畅，里热积滞得以速去，从而使津液得以保存，即所谓"釜底抽薪""急下存阴"。

【发微】

1."承气"释意

承，奉也，受也。《说文解字》中承气的意思即气被捧着，不能下行。《医宗金鉴》："诸病皆因于气，秽物之不去，由气之不顺也，故攻积之剂，必用气分之药，故以承气名。"六腑之气以通为用，以降为顺，胃气已将糟粕下传到大肠，但因邪热燥屎致大肠不能继续传导下行，使六腑以降为顺的功能中断，故此时需人为地帮助大肠完成承接胃气下降的工作，使传导之职得以延续。若胃肠道之气不能下降，则生胀满疼痛；气不下行，饮食消化物就会在肠道堆积，轻则便秘，重则形成燥屎。气不下行，胃肠局部形成有余之气，气有余便是火，形成内热状态，灼津为痰，灼血为瘀。故仲景设承气辈，承接上气而启下，专治胃肠之积滞。

2. 阳明三急下证与少阴三急下证的区别和联系

承气汤属八法中的下法。仲景之意，当病入太阳，或阳明腑实，或病入少阴时，由于热化，常常出现阳明三急下证或少阴三急下证，以攻下法治疗，故有阳明三法合少阴三法之说。

阳明三急下证是指阳明病急用下法的三种证型。《尚论篇》："阳明经亦有急下三法，以救津液。一汗多津越于外；一腹满津结于内；一目睛不慧，津枯于中。"即252条燥热灼烁，真阴将竭之目睛不慧，津枯于内；253条燥屎迫津外泄而汗多津越于外；254条汗伤津液，肠中燥结更甚，气机滞塞不通之腹满痛三种情况。阳明三急下证亦称阳明病三急下法。急下的目的均在于泻下燥屎，保存津液，以防出现阴液枯竭的危象。

少阴三急下证见于《伤寒论·辨阳明病脉证并治》中对大承气汤的三条描述，可见320条口燥咽干及阳明腑实诸证；321条由于燥实内结，腑气不通而导致的心下必痛，燥热之邪逼迫津液下趋，下利臭秽；322条邪传阳明，燥结成实，浊塞气滞而致腹胀、不大便等腹实证。由此可见，少阴三急下证在具体内容上虽然不同，但在病机上具备共同的特点，即既有少阴热化伤津之势，又有阳明燥结成实的机转。燥实内结，亢热灼阴，则是本证的关键，故均用大承气汤急下存阴。

少阴三急下与阳明三急下有着十分密切的关系，二者的主要区别在于来路不同。阳明三急下证为邪热炽盛，化燥成实，而少阴三急下证为少阴热化，津液被灼，复转属阳明腑实。一旦形成燥实内结，邪热伤阴之证，在治疗上就必然是一致的了。

3.三承气汤鉴别

《伤寒论》大承气汤中，大黄属寒下药物，芒硝属软坚药物，而枳实、厚朴可以下气。以大黄清热泻下，芒硝软坚泻下，枳实、厚朴降气泻下，诸药配伍，起到泄热、软坚、通腑的作用。

大承气汤硝、黄并用，大黄后下，且加枳、朴，故攻下之力颇峻，为峻下剂。临床运用大承气汤，既要掌握其使用指征，又要掌握其使用的时间节点及火候。使用指征如"初头鞕，后必溏，不可攻之"，必待"屎定鞕，乃可攻之"；时间节点如"须下者，过经乃可下之，下之若早，语言必乱"；攻下的火候如"若一服利，则止后服"。总之，就是要做到适合、适时、适度、适当。

小承气汤不用芒硝，且三物同煎，枳、朴用量亦减，故攻下之力较轻，为轻下之剂。小承气汤的使用特色：一是"微和胃气"；二是测试转矢气与否；三是一服谵语止者，更莫复服。这三点提示三个问题：一是小承气汤证不一定是燥屎内结，很可能是大承气汤证的前奏；二是小承气汤的攻下力量比大承气汤弱得多；三是小承气汤不在于泻实，而偏重行气。

调胃承气汤不用枳、朴，虽后纳芒硝，但大黄与甘草同煎，故泻下之力较前大、小承气汤缓和，为缓下之剂。调胃承气汤证在《伤寒论·辨太阳病脉证并治》中共出现过5次，分析这5条原文，多是误治后出现的变证，属于实热在胃，并非有燥屎结滞在大肠。

【验案举隅】

王某，38岁，2024年7月30日初诊。

主诉：腹部胀满1个月。

1个月前无明显原因出现大腹胀满，矢气后舒，受凉后加重，嗳气频作，无胃脘、两胁不适，无脐周不适，口干喜热饮，饮后不解渴，纳呆，寐安，大便日一行，质黏，量少，解不尽，小便可。

舌暗红胖，中裂纹，边齿痕，苔薄白，舌下络脉粗紫，脉弦滑。

处方：小承气汤加味。

大黄^{后下}6g 枳壳15g 厚朴15g 桃仁20g 苦杏仁15g

7剂，水煎服，日1剂。

二诊：7剂后大腹胀满余三分，矢气、嗳气频，略有反酸，口干喜热饮，饮后不解渴，纳呆，寐安，大便日2～3次，不成形，小便可。上方加旋覆花15g、天花粉15g。

8月13日复诊少腹胀满已无。

按语：临证中使用大承气汤的机会较少，本节附一则小承气汤验案。患者以大腹胀满为主诉，气机不能通降故见腹满，大便尚未结为燥实故见量少不畅，原文言"若腹大满不通者，可与小承气汤"，以小承气汤轻下，使腑气得通。

【诊余二三话】

学生：厚朴七物汤、厚朴三物汤、大柴胡汤、大承气汤四方均可治疗腹满，临床应用有何不同？

袁师：四方都可治疗腹满，但有单病和合病的差异，有胀与积孰轻孰重的差异，临床使用时需仔细分辨。

厚朴七物汤证为太阳阳明合病，病机为阳明腑实兼表邪未解，为腹满里实兼表寒的证治。病位在肠，以腹满，发热，脉浮数为主症，治宜表里双解。"脉浮而数"揭示所兼表证邪已化热，以"病腹满"暗指邪热入里而以里证为主为急，以"饮食如故"说明其人胃气素强而其时病变的重点在肠。即病始于外感风寒，延久或失治而渐次化热，邪热入里，化燥成实，太阳表证未罢又见阳明腑实之证，即表里同病，且里证重于表证。

厚朴三物汤证病机为实热内积，胀重于积，病位在胃肠，以腹部胀满疼痛、大便不通为主症。"痛而闭"即腹满胀痛而大便秘结，系因气滞不行，实热内结，且气滞重于实积，故治宜行气除满、通便泄热，方用厚朴三物汤。厚朴三物汤与小承气汤的组成药物相同，仅因各药用量不同而功效、主治有差异。厚朴三物汤重用厚朴，功专行气，主治肠胃间胀重于积；小承气汤重用大黄荡涤，主治肠胃间积重于胀。

大柴胡汤证为少阳阳明合病，为里实兼少阳证的心下满痛证治，病机则为实邪郁滞于胆胃。根据"病者腹满，按之不痛为虚，痛者为实"可知，"按之心下满痛者"当为实证无疑，乃实邪停聚于上腹心下较高部位，所言"心下"当为阳明胃脘并及少阳两胁之处，即其证属少阳、阳明合病，一般应见往来寒热、胸胁苦满、心烦喜呕、苔黄、脉弦有力等症，故治法虽曰"当下之"，但却不用大承气汤专攻阳明，而用大柴胡汤和解少阳并攻逐阳明，表里双解。

大承气汤证病机为燥热结于肠道，积胀俱重，病位在肠，以腹满不减，减不足言，腹痛拒按，潮热谵语为主症。"腹满不减"为燥屎内结，腑气闭塞，当属里热实证，"减不足言"意在强调腹满持续不减，故治"当须下之"，攻下积滞，用大承气汤荡涤胃肠。

三、胸胁苦满，腹痛，胸满胁痛——小柴胡汤

柴胡半斤　黄芩　人参　甘草炙　生姜各三两，切
大枣十二枚，擘　半夏半升，洗

上七味，以水一斗二升，煮取六升，去滓，再煎取三升，温服一升，日三服。

【原文】

太阳病，十日以去，脉浮细而嗜卧者，外已解也。设胸满胁痛者，与小柴胡汤。脉但浮者，与麻黄汤。（《伤寒论》[37]）

伤寒五六日中风，往来寒热，胸胁苦满，嘿嘿不欲

饮食，心烦喜呕，或胸中烦而不呕，或渴，或腹中痛，或胁下痞鞕，或心下悸，小便不利，或不渴，身有微热，或咳者，小柴胡汤主之。(《伤寒论》[96])

　　血弱气尽，腠理开，邪气因入，与正气相抟，结于胁下，正邪分争，往来寒热，休作有时，嘿嘿不欲饮食。脏腑相连，其痛必下，邪高痛下，故使呕也。小柴胡汤主之。(《伤寒论》[97])

　　伤寒四五日，身热恶风，颈项强，胁下满，手足温而渴者，小柴胡汤主之。(《伤寒论》[99])

　　伤寒，阳脉涩，阴脉弦，法当腹中急痛，先与小建中汤，不差者，小柴胡汤主之。(《伤寒论》[100])

　　伤寒中风，有柴胡证，但见一证便是，不必悉具。凡柴胡汤病证而下之，若柴胡证不罢者，复与柴胡汤，必蒸蒸而振，却复发热汗出而解。(《伤寒论》[101])

　　伤寒十三日不解，胸胁满而呕，日晡所发潮热，已而微利，此本柴胡证，下之不得利，今反利者，知医以丸药下之，此非其治也。潮热者，实也，先宜服小柴胡汤以解外，后以柴胡加芒硝汤主之。(《伤寒论》[104])

　　妇人中风，七八日续得寒热，发作有时，经水适断者，此为热入血室，其血必结，故使如疟状，发作有时，小柴胡汤主之。(《伤寒论》[144])

　　伤寒五六日，头汗出，微恶寒，手足冷，心下满，口不欲食，大便鞕，脉沉细者，此为阳微结，必有表，复有里也，脉沉亦在里也。汗出为阳微，假令纯阴结，不得复有外证，悉入在里，此为半在里半在外也。脉虽沉细，不得为少阴病。所以然者，阴不得有汗，今头汗出，故知非少阴，可与小柴胡汤。设不了了者，得屎而解。(《伤寒论》[148])

伤寒五六日，呕而发热者，柴胡汤证具，而以他药下之，柴胡证仍在者，复与柴胡汤，此虽已下之，不为逆，必蒸蒸而振，却发热汗出而解。若心下满而鞭痛者，此为结胸也，大陷胸汤主之。但满而不痛者，此为痞，柴胡不中与之，宜半夏泻心汤。(《伤寒论》[149])

阳明病，发潮热，大便溏，小便自可，胸胁满不去者，与小柴胡汤。(《伤寒论》[229])

阳明病，胁下鞭满，不大便而呕，舌上白苔者，可与小柴胡汤。上焦得通，津液得下，胃气因和，身濈然汗出而解。(《伤寒论》[230])

阳明中风，脉弦浮大而短气，腹都满，胁下及心痛，久按之气不通，鼻干，不得汗，嗜卧，一身及目悉黄，小便难，有潮热，时时哕，耳前后肿，刺之小差。外不解，病过十日，脉续浮者，与小柴胡汤。(《伤寒论》[231])

本太阳病不解，转入少阳者，胁下鞭满，干呕不能食者，往来寒热，尚未吐下，脉弦紧者，与小柴胡汤。(《伤寒论》[266])

呕而发热者，小柴胡汤主之。(《伤寒论》[379])

伤寒差以后，更发热，小柴胡汤主之。脉浮者，以

汗解之；脉沉实者，以下解之。（《伤寒论》[394]）

诸黄，腹痛而呕者，宜柴胡汤。必小柴胡汤。（《金匮要略·黄疸病脉证并治》）

呕而发热者，小柴胡汤主之。（《金匮要略·呕吐哕下利病脉证并治》）

产妇郁冒，其脉微弱，不能食，大便反坚，但头汗出。所以然者，血虚而厥，厥而必冒，冒家欲解，必大汗出。以血虚下厥，孤阳上出，故头汗出。所以产妇喜汗出者，亡阴血虚，阳气独盛，故当汗出，阴阳乃复。大便坚，呕不能食，小柴胡汤主之。（《金匮要略·妇人产后病病脉证并治）

妇人中风，七八日续来寒热，发作有时，经水适断，此为热入血室，其血必结，故使如疟状，发作有时，小柴胡汤主之。（《金匮要略·妇人杂病病脉证并治）

【解析】

小柴胡汤为和解少阳的代表方剂，当属和法。根据《伤寒论》第263条少阳病提纲证及第96条，可以将小柴胡汤证概括为口苦，咽干，目眩，往来寒热，胸胁苦满，嘿嘿不欲饮食，心烦喜呕。少阳经脉循胸布胁，位于太阳、阳明表里之间。伤寒邪犯少阳，病在半表半里，邪正相争，正胜欲拒邪出于表，邪胜欲入里并于阴，故往来寒热。足少阳之脉起于目锐眦，其支者下胸中，贯膈，属胆，循胁里。邪在少阳，正邪相搏，结于胁下，经气不利，郁而化热，胆火上炎，而致胸胁苦满，肝胆之气不舒，郁而乘脾，脾络不和，则腹中痛、脾虚不能健运，故见嘿嘿不欲饮食。郁而乘胃，导致胃气上逆则喜呕；郁而生热，上扰心神则烦。胆为少阳之府，胆热上蒸则致口苦；热而伤津致咽干；肝开窍于目，少阳邪热循经上干清窍，故致目眩。若妇人月经适断，感受风邪，而发寒热有时，系寒热内传，热与血结，故经水不当断而断，或发黄等杂病亦与少阳有关。

治疗大法，邪在表者，当从汗解；邪入里者，则当清下；今邪既不在表，又不在里，而在表里之间，则非汗、下所宜，故惟宜和解之法。方中柴胡散邪透表，使半表之邪得以外宣；黄芩除热清里，使半里之邪得以内彻；人参、甘草益气扶正，以助祛邪；半夏和胃降逆而止呕，并制约柴胡助呕之弊；生姜、大枣配甘草调和营卫以行津液。诸药合用，共成和解少阳、补中之功。

【发微】

1.《伤寒论》有关往来寒热的论述

说到往来寒热，首先想到的便是邪入少阳，居半表半里之小柴胡汤证，加之"但见一症便是"的论述，极易将小柴胡汤视为治疗往来寒热的唯一方剂。然《伤寒论》有关往来寒热的论述不仅小柴胡汤一证，需辨其病机，异病同治。

往来寒热最早出自《伤寒论·辨少阳病脉证并治》，指恶寒与发热交替发作之证，为伤寒少阳病主证。邪入少阳，居半表半里，正邪分争，邪胜则寒，正胜则热，故往来寒热。《类证活人书》卷八："往来寒热有三证，小柴胡汤、大柴胡汤、柴胡桂枝干姜汤。有表证而往来寒热者，用小柴胡汤也；有里证而往来寒热者，大柴胡也；已表或已下而往来寒热者，皆可用柴胡桂枝干姜汤也。"此外，《金匮要略·奔豚气病脉证并治》中使用奔豚汤来治疗肝胆风邪相引，肾中积风乘脾之"奔豚气上冲胸，腹痛，往来寒热"。

2.胸胁苦满的诊断方法

在小柴胡汤众多的方证条文中，值得重点说明的是"胸胁苦满"，即本节所述之"腹痛"。在《伤寒论》中，小柴胡汤条文共17条，而出现胸胁苦满或疼痛的条文达9条之多，这也说明"胸胁苦满"对识别小柴胡汤证具有重要意义。仲景所说的"胸胁苦满"是有特定内涵的，包括主观和客观两个方面。主观上因少阳脉循胸胁，邪入其经，故表现为胸胁内有壅塞胀满的感觉，即苦满。若肝木犯脾土而脾络不和，则腹中痛。客观上则是医者的他觉，即心窝部发硬，肋弓下有压迫性苦痛，肝区有抵抗和疼痛等感觉，若用食指与大拇指捏住两胁部的皮肤组织，可有组织肿胀变厚的感觉。同时患者有痛觉过敏，发生部位也被称为"季肋部浮肿带"。胸胁苦满症状的出现，是选用小柴胡汤或柴胡类方剂的重要依据，但并不是唯一的依据。临床亦有无胸胁苦满而用小柴胡汤取效者，辨证用药不可执着。一般来说，急性病多凭"寒热往来"，慢性病多注重"胸胁苦满"。

【验案举隅】

魏某，女，55岁，2021年7月12日初诊。

主诉：胃脘胀痛半年余。

患者2年前因情志不舒出现胃脘胀痛，疼痛较甚。胸胁胀满，纳可，偶有反酸。嗳气频，善太息。寐酣，易早醒，晨起口干口苦。二便调。胃镜检查示：慢性胃炎伴出血。

舌偏暗红，苔白，脉弦。

处方： 小柴胡汤合丹参饮加减。

柴胡15g　黄芩10g　半夏10g　党参10g　丹参10g　降香^{后下}6g　砂仁^{后下}6g　仙鹤草30g　生姜4片　大枣5枚

5剂，水煎服，日1剂。

复诊： 患者胃脘痛缓解，胃胀及胸胁胀满亦减，纳寐可。效不更方，嘱咐按原方再服7剂。

按语： 患者为情志不畅，平素情绪易急易怒，使肝郁气滞、肝失条达，又因足厥阴肝经循少腹，夹胃，布于胸胁，肝气郁滞，气机不畅，导致胃失和降，故出现胃脘痛伴有胀感，兼善太息、嗳气频。弦脉所主病症为肝胆病、痛证，均显示肝气郁结。舌偏暗红，苔白，脉弦，则为肝胃不和、少阳气郁之象。患者晨起口干、口苦，表示肝胆久郁化热，故选用小柴胡汤，肝胃同调，疏肝和胃，畅达三焦气机。再者患者已经发病半年余，舌偏暗红，表现郁久病入血分，故与丹参饮合用。丹参饮活血、行气、止痛，主治心、胃脘诸痛。患者的胃镜报告显示慢性胃炎伴出血，故再加仙鹤草30g以收敛止血补虚。

【诊余二三话】

学生：《伤寒论》中关于柴胡的类方有很多，具体怎么辨？

袁师：仲景《伤寒论》立小柴胡汤主伤寒六经少阳证。三阳经中，太阳为开，阳明为阖，而少阳则具有枢转、宣通、升发和疏调的作用，故为枢。少阳之枢，一则可以枢转邪气，将阳明之邪或少阳之邪枢转到太阳而解；二则可以条畅气机，使其归于畅达；三则可以疏调水道，使三焦通利，水液代谢顺畅。若少阳枢机不利，枢转功能失常，则气机不利，水道不调，或气机因郁而滞，久而致气机郁结；或水液代谢紊乱，久而致水停为患。

少阳病以枢机不利为主，导致胆经气机和三焦水道不畅。气机不利，轻则"郁"，重则"滞"，久则"结"，故有小柴胡汤证（治郁）、大柴胡汤证（治滞）与柴胡加芒硝汤证（治结），是由郁到滞再到结的病变过程，水道不畅则出现柴胡桂枝干姜汤证。气机不利以气郁为主，但也涉及水道的不畅，故气郁证亦可见水郁的小便不利或口渴。水道不畅同样会影响到气机，故水郁证亦有气郁的胸胁满微结、往来寒热的表现。若气郁或水郁失于治疗或治疗不当，导致胆经气机和三焦水道失调，邪气弥漫于三焦表里内外，则形成气水同郁的柴胡龙骨牡蛎汤证。

可见，气郁、水郁和气水同郁三种既相似又不同的柴胡类证是少阳病的主要证候，反映了少阳枢机不利的病机，气郁、水郁虽同是枢机不利，但各有所侧重，而气水同郁则更加明确地反映了少阳枢机的病变机制。

四、腹痛、四肢沉重疼痛——真武汤

> 茯苓三两　芍药三两　白术二两　生姜三两,切　附子一枚,炮,去皮,破八片
>
> 上五味,以水八升,煮取三升,去滓。温服七合,日三服。若咳者,加五味子半升,细辛一两,干姜一两;若小便利者,去茯苓;若下利者,去芍药,加干姜二两;若呕者,去附子,加生姜,足前为半斤。

【原文】

太阳病发汗,汗出不解,其人仍发热,心下悸,头眩,身𥆧动,振振欲擗地者,真武汤主之。(《伤寒论》[82])

少阴病,二三日不已,至四五日,腹痛,小便不利,四肢沉重疼痛,自下利者,此为有水气。其人或咳,或小便利,或下利,或呕者,真武汤主之。((《伤寒论》[316]))

【解析】

真武汤源自《伤寒论》,又名玄武汤、固阳汤。《伤寒明理论》云:"真武,北方水神也,而属肾,用以治水焉。"从方名可知其功效重在温阳利水。真武汤为治疗脾肾阳虚、水气内停的主要方剂,亦属温法。水之所制在脾,主在肾,肾阳虚则不能化气行水,脾阳虚则不

能运化水湿，以致水湿内停。水湿外溢肌肤，则四肢沉重疼痛，甚则水肿；聚而不行，则小便不利；下注肠间，则腹痛下利；上逆肺胃，则或咳或呕；水气凌心，则心悸；清阳不升，则头眩；若太阳病发汗太过，则伤阳耗阴，阳失温煦，阴失濡养，而筋脉挛急，故身瞤动，振振欲擗地。以上见症虽异，但皆由阳虚不能化水所致。治宜温脾肾以助阳气，利小便而祛邪。

真武汤以大辛大热的附子为君药，温肾助阳，以化气行水；兼暖脾土，以温运水湿。臣以茯苓、白术健脾利湿，淡渗利水，使水气从小便而出。佐以生姜之温散，既助附子以温阳祛寒，又伍茯苓、白术以散水湿；白芍利小便，柔肝止痛，并可制约附子温燥之性。诸药配伍，温脾肾，利水湿，共奏温阳利水之效。

【发微】

真武汤中芍药的用法

此方妙用芍药，其意有四。一为复肝疏泄以利小便。木生于水，长于土，水寒土湿，则木陷不升，疏泄失常。芍药酸寒入肝，助其恢复疏泄功能，促进津液代谢，从而使小便利。二为敛阴舒筋以解肉瞤。太阳病过汗伤阳，入少阴之脏，则水寒土湿，木郁风动。肝在体合筋，风动则筋脉振惕，配伍芍药有酸敛肝阴，舒筋解瞤之功。三为柔肝缓急以止疼痛。真武汤证有四肢沉重疼痛、腹痛之证，附子温阳散寒止痛，芍药养血柔肝止痛，故四肢疼痛、腹痛泻缓；白术、茯苓健脾土，芍药疏肝木，脾土不虚，木不来犯，则腹痛自止。四为反佐，制约附子温燥之性，使利水而不伤阴。正如伤寒大家李翰卿所言："芍药护阴以防辛热之劫液，或影响肝脏也"。总之，利小便、解肉瞤、止疼痛、护真阴，都是芍药调养厥阴肝木的结果。

【验案举隅】

张某，女，66岁，2021年8月12日初诊。

主诉： 胃脘部胀满疼痛2月余。

患者2个月前因受凉而出现胃脘部胀满疼痛，自觉胃脘畏寒不适，嗳气偶作，腰背酸痛不适，下肢畏寒，足凉，自觉寒气上逆。情绪急躁易怒。胃纳欠佳，寐稍差，时入睡困难，睡眠浅。大便日一行，量少，不甚成形，尿频。

舌淡红，苔薄白，有裂纹，脉细略弦滑。

处方： 真武汤合柴胡加龙骨牡蛎汤加减。

茯神10g　炒白术15g　白芍10g　附子^{先煎}10g　柴胡15g　黄芩10g　半夏10g　生龙骨^{先煎}10g　生牡蛎^{先煎}30g　党参10g　桂枝6g　酒大黄^{后下}3g　生姜4片　大枣5枚

7剂，水煎服，日1剂。

复诊： 服药后诸症缓解，胃脘部胀满疼痛缓解，不甚畏寒。下肢及足部得温，尿频亦缓。情绪较为平和，夜寐转安。原方继服。

按语： 患者平素双下肢、足部及胃脘部寒凉不适，为肾阳不足。又见胃脘喜温，故可判断为脾肾阳虚为本。又因胃中寒饮，气机阻滞不畅，故胃气上逆而见嗳气；水液不能疏布，湿邪停留于膀胱，加之肾阳不足不能固摄而尿频。患者平素性情急躁易怒，夜寐不安，将真武汤中茯苓改为安神效佳之茯神，并合柴胡加龙骨牡蛎汤理气疏肝，健脾安神。

【诊余二三话】

学生：提到真武汤，临床多用于肾系疾病，在脾胃系疾病中如何应用？

袁师：脾胃系疾病常因命门火衰，脾失温煦，运化失职，升降失调，清浊不分，而见泄泻、腹痛之证；也有情志失调，肝失疏泄，肝气上逆于脾，而致大肠泻、痛泻之证。肝胆系的臌胀是中医"风、痨、臌、膈"四大难证之一，初证在肝胆处，随之肝郁乘脾，累及肾，最终肝、脾、肾三脏虚衰，气、血、水瘀于腹腔。真武汤中附子温肾助阳，白术、茯苓健脾利湿，芍药疏肝柔肝，共奏良效。应恰当辨证，合理利用，结合中西医优势，提高慢性结肠炎、腹泻型肠易激综合征、肝硬化腹水等消化系统疾病的临床疗效。

随着理论研究与临床实践的深入，真武汤临床适用范围扩展到内、外、妇、儿等领域，涉及循环、呼吸、消化、神经、泌尿等系统。辨清疾病的病因、性质、部位，以及邪正之间的关系，抓住"阳虚水泛"这一共同的关键病机，则真武汤能一方多效，充分体现中医辨证论治和异病同治的特色与优势。同时应仿古、象古而不泥古，不能单凭部分临床表现而照搬原方，应把握主证，辨别阴阳，辨清虚实，随证化裁，切实做到"治病必求于本"。

五、少阴病，四逆，或腹中痛——四逆散

> 甘草炙　枳实破，水渍，炙干　柴胡　芍药
>
> 　上四味，各十分，捣筛。白饮和服方寸匕，日三服。咳者，加五味子、干姜各五分，并主下利；悸者，加桂枝五分；小便不利者，加茯苓五分；腹中痛者，加附子一枚，炮令坼；泄利下重者，先以水五升，煮薤白三升。煮取三升，去滓，以散三方寸匕内汤中，煮取一升半。分温再服。

【原文】

少阴病，四逆，其人或咳，或悸，或小便不利，或腹中痛，或泄利下重者，四逆散主之。（《伤寒论》[318]）

【解析】

四逆散治疗少阴病阳郁厥逆证。本证突出少阴病四肢厥逆，其后皆属或然症。四肢厥逆，若属少阴寒化证者，乃阴盛阳衰，四肢失于温煦，应伴恶寒蜷卧、下利清谷、脉微欲绝等全身虚寒症状，治疗宜用四逆散回阳救逆。四逆散证不同于四逆汤证的阳衰阴盛，实为肝胃气滞，导致阳气内郁，不能外达四肢，以四逆散疏肝和胃，透达郁阳。腹中痛以或然症出现，为肝胃气滞所致。四逆散方后注中提示腹中痛加炮附子一枚，以方测证，腹痛在气滞的同时必伴有寒凝，故用附子温里散寒。

现代临床多将四逆散用于胸胁满痛、腹痛下利、腹肌挛急、四末不温、脉象沉弦等症状，一般为情志所伤，肝疏泄出现异常。气机运行不畅，肝气郁滞则气、血、痰、火、湿运化不畅，诸病由内而生。故有"肝为五脏之贼""百病生于气"之说。或咳，或悸，或小便不利，或腹中痛，或泄利下重，皆为肝郁气逆，克土侮金，肺失清肃，脾胃失运的表现，临床可依据伴随症状加减。方中枳实、白芍，一气一血，一补一泻，刚柔相济，为《金匮要略》治产后腹痛，烦满不得卧之枳实芍药散。柴胡疏肝解郁，调达枢机，则厥逆自消。芍药、甘草既可缓急止痛，又能敛肝和中，对于肝郁导致的种种疾病疗效甚佳。

【发微】

1.腹中痛者加炮附子

四逆散方后注云："腹中痛者，加附子一枚，炮令坼。"后世医家对其认识不尽相同，主要的争议集中在寒热之别。大部分医家认为此条为少阴阳郁，热厥轻证的描述。因气滞阳郁，气有余便是火，如《医宗金鉴》中说"热厥者，三阳传厥阴合病也，此则少阳厥阴"，将其归入热厥中。同时，喻嘉言、方有执等医家认为"逆"和"厥"之间存在病情轻重的区别，人体四肢以温和为顺，不温则为逆，但尚达不到厥的程度，也从侧面说明热邪未深，为热厥轻症。

然亦有医家提出方后注中咳者加干姜、五味子为温散，腹中痛加附子以温寒，泄利下重加薤白通阳气，都是辛温之用，如本为热厥，再用辛温药乃热上加热，因此少阴病四逆应属阳气虚寒。

此争议未有定论，临证应细细琢磨思辨。

2. 泄利下重者加薤白

泄利下重为泄泻或痢疾兼有腹中急迫而肛门重坠，即里急后重，与腹中痛皆为肝胃气滞的常见表现。少阴邪气陷下于里，加薤白以通阳气。但柯韵伯对此提出了疑义："少阳心下悸者加茯苓，此加桂枝；少阳腹中痛者加芍药，此加附子。其法虽有阴阳之别，恐非泄利下重者宜加也。薤白性滑，能泄下焦阴阳气滞，然辛温太甚，荤气逼人，顿用三升，而入散三匕，只闻薤气而不知药味矣。且加味俱用五分，而附子一枚，薤白三升，何多寡不同如是，不能不致疑于叔和编集之误耳。"除对薤白的用法用量提出疑问外，对方后注桂枝、附子之用亦提出了疑问。

仲景用薤白有《金匮要略》胸痹病篇的栝蒌薤白白酒汤、栝蒌薤白半夏汤和枳实薤白桂枝汤三方。其病机皆为上焦阳虚，阴寒内盛，阴乘阳位，痹阻胸阳。三方中皆用瓜蒌、薤白配伍，以瓜蒌开胸涤痰，薤白疏滞散结。其中薤白辛以开胸痹，温以行阳气，确有通阳行滞的功效。《本草思辨录》中言其"最能通胸中之阳与散大肠之结……故《外台》于冷痢热痢，皆有治以薤白者"。由此可见，薤白散结行滞，可上可下，故可缓下重之证。

【验案举隅】

王某，女，31岁，2019年10月初诊。

主诉：下腹疼痛1年余。

患者自诉下腹疼痛间作，多食油腻、生冷或活动时疼痛甚。下午至半夜疼痛多发，甚则连及后腰部，晨起口干口苦，四肢不温，纳尚可，寐差，半夜易醒，醒后难复睡，大便2日一行，质干，小便调。

舌淡红，边齿痕，苔薄白，脉弦细。

处方：四逆散合柴胡加龙骨牡蛎汤加减。

柴胡15g　枳实10g　白芍10g　炙甘草10g　黄芩10g　半夏10g　党参10g　生龙骨^{先煎}15g　生牡蛎^{先煎}30g　熟大黄^{后下}6g　桂枝6g　茯神15g　生姜4片　大枣5枚

7剂，水煎服，日1剂。

复诊：下腹疼痛大减，口干口苦减轻，仍寐差易醒，舌淡红，苔白，脉弦细，继予原方14剂，随访疼痛无复发。

按语：患者虽然四肢不温，舌边齿痕，但整体的症状偏于阳气闭塞，方用四逆散疏肝理脾。同时患者也出现口干、口苦、脉弦等症状，《伤寒论》中提到："伤寒中风，有柴胡证，但见一证便是，不必悉具。"也就是说，在治疗伤寒中风之证时，病人只要出现"柴胡证"主证中的一两个，就可以用柴胡类方来治疗。袁师在四逆散的基础上搭配柴胡加龙骨牡蛎汤和解少阳，镇惊安神。

【诊余二三话】

学生：四逆汤与四逆散皆可治疗四逆之证，二者如何区分？

袁师：四逆散与四逆汤均可治四逆证，均以主治症命名，但一为"散"，一为"汤"，以此提示四逆证的病机是有所区别的。四逆汤主治阳虚之四逆，四逆散主治阳郁之四逆。四逆汤温经祛寒，回阳救逆；四逆散之治不在辛热，而在疏畅气机，透达郁阳。两者在处方上也是截然不同的。四逆汤主要组成为附子、干姜、炙甘草，若干姜量加倍则为通脉四逆汤。四逆散疏肝和胃，主要组成为柴胡、枳实、白芍、甘草，临床应用广泛，为治疗肝胃气滞的基本方。方中柴、枳、芍三药具疏、行、破之功，以求"木郁达之"之效，甘草调和诸药，共奏疏达肝胃、宣通阳气之功。

学生：《伤寒论》中多处出现了厥逆的症状，可否简述一二？

袁师：凡是阴阳气不相顺接，皆有可能出现"厥逆"的表现。如阴阳两虚，误用汗法，阳气更虚，"得之便厥"的甘草干姜汤证；少阴阳虚，阴寒内盛，"手足厥冷"的四逆汤证；阴寒内盛，格阳于外，"里寒外热，手足厥逆"的通脉四逆汤证；阳亡阴竭，"汗出而厥"的通脉四逆加猪胆汁汤证；阴盛阳虚，阳气尚能剧争，"吐利，手足逆冷，烦躁欲死"的吴茱萸汤证；血虚寒凝，血脉不通，"手足厥寒"的当归四逆汤证；热邪深伏，阳气被阻，"脉滑而厥"的白虎汤证；肝气郁结，气闭阳郁的四逆散证；痰涎壅盛，胸阳被遏，"手足厥冷，邪结在胸"的瓜蒂散证；热实内结，阳气被遏的大承气汤证；水停心下，胸阳不布，"厥而心下悸"的茯苓甘草汤证；上热下寒，阳气郁遏，"手足厥逆"的麻黄升麻汤证。冷结膀胱关元的"手足厥冷"，原文未提治法，前后文互参，可灸之。

　　学生：痛泻要方和四逆散都能治疗木旺乘土的腹痛，两者该如何区分？

　　袁师：痛泻要方以白术、白芍、陈皮和防风组方，以补脾泄肝法治疗肝木乘土，肝旺脾虚，脾受克制而导致的运化失常，表现为腹痛即泻，泻后痛减，多由情志不遂诱发。两方一重在抑肝，一重在扶脾。若肝有余而脾胃虚，可用四逆散；脾土虚弱，可用痛泻要方。

六、寒热错杂之腹痛——乌梅丸

乌梅三百枚　细辛六两　干姜十两　黄连十六两　当归四两　附子六两，炮，去皮　蜀椒四两，出汗　桂枝六两，去皮　人参六两　黄柏六两

上十味，异捣筛，合治之，以苦酒渍乌梅一宿，去核，蒸之五斗米下，饭熟捣成泥，和药令相得，内臼中，与蜜杵二千下，丸如梧桐子大。先食饮服十丸，日三服，稍加至二十丸。禁生冷、滑物、臭食等。

【原文】

伤寒脉微而厥，至七八日肤冷，其人躁，无暂安时者，此为脏厥，非蛔厥也。蛔厥者，其人当吐蛔，今病者静，而复时烦者，此为脏寒。蛔上入其膈，故烦，须臾复止，得食而呕，又烦者，蛔闻食臭出，其人常自吐蛔。蛔厥者，乌梅丸主之。又主久利。（《伤寒论》［338］）

【解析】

厥阴之为病，症见"消渴，气上撞心，心中疼热，饥而不欲食，食则吐蛔，下之利不止"。厥阴病主要病机是肝失疏泄，阴阳气机不相交接。相火上炎为热，则消渴，心中疼热；君火不得降为寒，则下利不止；胃寒气逆，则饥而不欲食，食则吐蛔。气血逆乱，寒热夹杂，脏腑气机升降失和，治宜寒温并用，用乌梅丸平调寒热，恢复气机升降，当属消法。对于因厥阴风火，肝胃不和，寒热错杂，正虚邪实而致之证疗效显著。乌梅丸中以附子、干姜、川椒、桂枝、细辛五味热药温阳，益肝之用；人参益肝气，乌梅、当归补肝之体；连、柏泻其相火内郁之热，在补肝的基础上寒热并调。

【发微】

脏厥与蛔厥的关系

传统观点认为，脏厥与蛔厥是病机不同的两个并立的病名。脏厥是独阴无阳的脏寒证，而蛔厥是寒热错杂证。脏厥的临床表现为"脉微而厥，至七八日肤冷，其人躁无暂安时"，此显系但寒无热之阳衰证。蛔厥是寒热错杂证，蛔厥者烦，烦从火、从热，故蛔厥属寒热错杂证。乌梅丸是寒热并用之方，故治蛔厥而不治脏厥。所以后世将乌梅丸局限于治蛔厥及久利，而把乌梅丸为厥阴篇之主方这一重要论断湮没了。

脏厥与蛔厥虽病名不同，然病机一也。脏厥是独阴无阳，本质为脏寒无疑；蛔厥，仲景亦言"此为脏寒"。二者既然皆为脏寒，病机是相同的，也就没有本质的差别。脏厥言其病名，脏寒乃其病机。脏厥与蛔厥的不同，就在于是否吐蛔。在脏寒的基础上，有吐蛔一症者，曰蛔厥；不吐蛔者，曰脏厥。

【验案举隅】

刘某，女，55岁，2021年6月7日初诊。

主诉：慢性腹痛腹泻间作8年余。

患者8年前无明显诱因腹痛腹泻反复发作。现大便日4～8次，质稀，暗红色脓血便，伴有不消化物，便后痛减，肠鸣辘辘，伴恶寒，心悸，情绪抑郁。晨起口干口苦，口有异味，发黏，吐沫，饭后口中发酸，近日自觉咽喉刺痛。寐差，眠浅易醒（多在凌晨1～2点转醒），纳差，只食粥面。既往有宫颈癌病史，现情况可。

舌淡紫，边齿痕，苔薄黄，脉沉细滑。

处方：乌梅丸合桃花汤加减。

乌梅^{醋泡}30g　细辛3g　花椒10g　黄连6g　黄柏10g　炮姜10g　附子^{先煎}6g　肉桂3g　党参10g　当归10g　赤石脂30g　山药30g

7剂，水煎服。嘱乌梅以米醋浸泡一宿入煎。

2021年6月14日二诊：腹痛腹泻较前好转，咽喉疼痛、口干口苦、有异味减轻，食之觉味，寐转佳，原方加减继服。

按语：本案病机是邪犯厥阴，肝失疏泄，厥阴肝木侵犯中焦，脾胃受克失和，气机升降出入紊乱，导致阴阳气不相顺接，出现上热下寒、寒热错杂之病证。厥阴肝木乘太阴脾土，使脾运不健，中脏虚寒，不得温煦濡养，故腹痛；寒湿蕴于中焦，饮食水谷得不到脾胃的腐熟消化与运化，水谷下注，故下利频繁，夹不消化食物。肝郁化火，邪火扰动心神，神不安则不寐，凌晨1~3点为肝经所主，故患者多在这个时段转醒；肝经郁热，故口干口苦并咽喉刺痛。乌梅丸酸、甘、苦、辛、寒、热并用，酸甘能滋阴，酸苦又能泄热，辛甘能通阳，辛苦又能通降。下利日久多为脾肾阳虚病变，故加桃花汤温阳涩肠，固脱止利。

【诊余二三话】

学生：柴胡桂枝干姜汤和乌梅丸都属于厥阴病上热下寒，具体有什么区别？

袁师：两个方证都属于厥阴病的上热下寒证，用药都是寒热并用。柴胡桂枝干姜汤由小柴胡汤化裁而来，用柴胡、黄芩、天花粉、生牡蛎清热，因此其证上热和小柴胡汤有相似性，口苦、咽干、目眩、心烦、眠差更为常见。乌梅丸主久利，苦能坚阴燥湿，可以止泻，用黄连、黄柏清热，同时黄连、黄柏的苦寒也可以达到止泻的作用。不论是后世二妙散中的黄柏，还是古人治疗下利用的黄连，都是这个道理。乌梅丸又主久利，久病往往会导致虚实寒热错杂的情况。虽然都是上热，但用药还是不同的，需要根据病情来选择合适的方药。

柴胡桂枝干姜汤的下寒可以表现为大便溏，也可以表现为大便干，程度相对较轻，所以只用桂枝、干姜，如果下寒明显的话，可以再加四逆汤或四君子汤等。乌梅丸又主久利，下寒自然更重，在桂枝、干姜的基础上加入附子、细辛、蜀椒增强温阳散寒的作用，力量明显大于柴胡桂枝干姜汤。蜀椒辛温可以散寒，宣通阳气；久利一般会存在水饮，细辛能温阳化饮。

七、内有久寒——当归四逆加吴茱萸生姜汤

当归三两　芍药三两　甘草二两，炙　通草二两　桂枝三两，去皮　细辛三两　生姜半斤，切　吴茱萸二升　大枣二十五枚，擘

上九味，以水六升，清酒六升，和煮取五升，去滓，温分五服。一方，水、酒各四升。

【原文】

若其人内有久寒者，宜当归四逆加吴茱萸生姜汤。（《伤寒论》[352]）

【解析】

本条虽未特别提出可治疗腹痛，但从条文里能看出本证为血虚寒厥兼里寒证。患者血虚，复因寒邪凝滞，

气血运行不畅，四肢失于温养，以手足厥寒，脉细欲绝为辨证要点。手足厥寒只是指掌至腕、趾跖至踝不温，与四肢厥逆相比，程度较轻。本证病机关键是阳气外虚，阴血内弱，复加寒邪凝滞，故其治在温经散寒同时又宜养血通脉。当归四逆汤乃桂枝汤去生姜，倍用大枣加当归、细辛、通草而成，服之能使阴血充而除外寒，待阳气振则手足温，经脉通而脉气复。若其人胃内有陈寒积冷，可于本方中加入吴茱萸、生姜以温中散寒，降逆和胃，并加清酒同煎，以助活血散寒之力。本证根据寒凝部位不同，可有不同见证。如寒凝于经络者，可见四肢关节疼痛，或身疼腰痛；寒凝于胞宫，可见月经后期、量少、痛经等。凡属血虚寒凝者，皆可使用本方。临床上对于寒凝导致的经期下腹疼痛，本方有良好的功效。

【发微】

当归四逆加吴茱萸生姜汤之久寒在肝胃

"其人内有久寒者，宜当归四逆加吴茱萸生姜汤"，当知久寒在肝胃。本条原文紧跟351条"手足厥寒，脉细欲绝者，当归四逆汤主之"之后，当知为351条的补充。故当归四逆汤加吴茱萸生姜汤的症状应包含手足厥寒、脉细欲绝，病机同样为血虚寒凝，并在此基础上叠加了寒邪。

吴茱萸与生姜同用亦可见于吴茱萸汤。"食谷欲呕者，属阳明也，吴茱萸汤主之"，中焦阳虚，浊阴上逆而食谷欲呕，以吴茱萸温胃散寒，降逆止呕，配以生姜辛温散寒止呕；"少阳病，吐利，手足逆冷，烦躁欲死者，吴茱萸汤主之"，阴寒阳虚，正邪剧争，胃寒气逆，故见吐利，以吴茱萸汤温降肝胃，泄浊通阳；"干呕，吐涎沫，头痛者，吴茱萸汤主之"，肝寒犯胃，浊阴上逆，可见干呕，胃阳不布，产生涎沫，随浊气上逆而吐，以吴茱萸汤温降肝胃，泄浊通阳。以上条文出自阳明、少阳、厥阴病篇，总的病机不外胃寒或肝胃两寒，且气机皆为上逆，可见呕、吐、干呕、吐涎沫等。吴茱萸汤中人参、大枣补虚和中，吴茱萸、生姜散寒降逆。

以吴茱萸汤的方证推测，当归四逆加吴茱萸生姜汤证久寒当在胃或肝胃，症状可伴见干呕、呕吐、吐涎沫等症。

【验案举隅】

张某，35 岁，2019 年 4 月初诊。

主诉：经行腹痛20余年。

患者自述月经初潮即伴有痛经，妊娠生产后稍有缓解。半年后因不慎受寒而复作，LMP：2019 年 3 月 29 日至 4 月 6 日，周期28天，经前乳房胀痛、腰酸痛、腹痛甚，伴呕吐，肛门坠胀，喜温不喜按。经量第一天少，后几天增多，多血块，四肢不温，不过腕踝，纳少，寐安，大便日一行，质干，小便调。

舌淡嫩，苔薄黄，脉沉弦。

处方：当归四逆汤合小柴胡汤、麻黄细辛附子汤加减。

当归15g　细辛3g　桂枝15g　白芍15g　通草6g
炙甘草10g　柴胡15g　黄芩10g　半夏10g　党参10g
蜜麻黄^{先煎}6g　附子^{先煎}10g　生姜4片　大枣5枚

7剂，水煎服，日1剂。

复诊： 2019年4月24日月经至，痛经大减，手足觉温，经前乳胀痛如前，经行通畅，量可，色正红，稍有血块，纳可，寐安，大便日一行，小便调，情绪不畅，偶反酸。

舌淡嫩，苔薄黄，脉沉细弦。

续服上方，附子减为6g，加吴茱萸6g，再予14剂，水煎服。患者未再来诊，电话随访称5月行经时腹痛几无。

按语： 患者素体阳虚、血虚，病起于淋雨受寒，多乎沉寒再加外感寒邪致阳气更虚，血虚恶寒，寒凝血滞，手足厥逆，气血运行不畅，寒邪凝滞胞宫，导致经来腹痛。治疗应当养血散寒，温通经脉，故以当归四逆汤温脉复阳，与麻黄附子细辛汤温阳解表，虚实调和。此外，搭配小柴胡汤调和阴阳，预防外邪入里。再诊时考虑其病久，属久寒，加吴茱萸成当归四逆加吴茱萸生姜汤。

八、腹中寒气，雷鸣切痛——附子粳米汤

附子一枚，炮　半夏半升　甘草一两　大枣十枚　粳米半升

上五味，以水八升，煮米熟，汤成，去滓，温服一升，日三服。

【原文】

腹中寒气，雷鸣切痛，胸胁逆满，呕吐，附子粳米汤主之。(《金匮要略·腹满寒疝宿食病脉证治》)

【解析】

附子粳米汤具有温中散寒止痛、和胃蠲饮降逆的作用，主治脾胃虚寒，水湿内停之肠鸣腹痛，当属温法。脾胃阳气虚弱，不能运化水湿，改走肠中，则见肠鸣；寒滞气机，则腹痛。《灵枢·五邪》说："邪在脾胃……阳气不足，阴气有余，则寒中肠鸣腹痛。"若寒气上逆犯胃，则呕吐。《素问·举痛论》所云"寒气客于肠胃，厥逆上出，故痛而呕也"，即为此义。总为阳虚寒盛，饮阻气逆之证，故治用附子粳米汤以温阳散寒，降气化饮。《金匮要略直解》曰："腹中寒气，非附子辛热不足以温之；雷鸣切痛，非甘草、大枣、粳米之甘不足以和之；逆满呕吐，非半夏之辛不足以散之，五物相须而为佐使。"方中附子温阳以散寒，助阳以化饮；半夏辛温，燥湿化饮，蠲饮降逆，使脾运化水湿以断饮生之源；粳米补益脾胃之气，助阳之中以补阳；大枣、甘草缓中补虚。诸药合用，辛甘化阳，有助阳益气之妙。阳气振奋，则阴寒消除。

【发微】

附子粳米汤中十八反的应用

附子粳米汤中附子、半夏同用，主治脾阳不足，阴寒内盛，水湿内停之腹痛。但早在《神农本草经》中就有"勿用相恶相反者"的记载。乌头反半夏，《中国药典》亦指出附子不宜与半夏同用。现代药理研究证明二者配伍会增加毒性，不宜单独配伍应用。实验研究表明，生半夏与附子配伍毒性增加。但现代临床实践及科学研究亦发现，附子、半夏合理配伍使用并无明显不良反应，反而有相辅相成的作用。若抓住基本病机，二者合理配伍，煎煮方法得当，不会出现不良反应，反而能大大提高疗效。研究发现，生半夏与附子配伍会保留甚至提高毒性成分的含量，而炮制过的法半夏、姜半夏与附子相配伍，其毒性降低，安全性高。

【验案举隅】

李某，男，41岁，2019年3月10日初诊。

主诉： 腹痛伴水样大便1周。

患者因食生冷、吹凉风导致腹中疼痛难耐，脘腹冷痛，按之不觉缓。大便稀溏，日2~3次，呈水样，肠鸣时作。口干不欲饮，自觉饮水后则胃肠辘辘作响。平素畏凉，纳食可，小便调。

舌淡胖，苔白滑，脉沉细。

处方： 附子粳米汤合苓桂术甘汤加减。

茯苓20g　桂枝15g　炒白术15g　附子^{先煎}10g　半

夏10g　山药20g　炙甘草10g　仙鹤草30g　大枣5枚

7剂，水煎服，日1剂。

复诊： 腹痛、水样便明显缓解，守方加入党参、炮姜等续服7剂而愈。嘱其调护饮食。

按语： 患者平素畏寒，阳虚内盛，今又饮食不节，过食生冷，实属寒饮停聚胃肠间，水气相搏，以致腹痛伴肠鸣、泄泻。《金匮要略》曰："其人素盛今瘦，水走肠间，沥沥有声，谓之痰饮。"袁师治疗谨守仲景"病痰饮者，当以温药和之"的治疗大法，常常温化、淡渗二法同施，使邪气从小便而出。苓桂术甘汤为仲景温阳化饮之代表方，袁师常以苓、桂、术、甘4：3：3：2的剂量比与附子粳米汤合用，疗效颇佳。本案投以附子粳米汤合苓桂术甘汤，温补阳气兼通利小便，则寒湿之邪自可得化。《神农本草经》言山药"补中益气力，长肌肉"，袁师以之代粳米，药性平和不碍邪，可补耗损之气阴并补中健脾。

【诊余二三话】

学生： 临床上附子粳米汤、大黄附子汤、薏苡附子败酱散证治均可见腹部冷痛，应当如何鉴别？

袁师： 三方在临床均可应用于腹部冷痛，虽症状相似，但病机却不尽相同。附子粳米汤以附子为主药，适用于中焦虚寒而偏于寒盛、湿停、气逆者。偏于寒盛，可见四肢厥冷，脘腹冷痛，其痛较剧，呕吐清涎，肠鸣等。大黄附子汤证之疼痛因寒邪与积滞互结于肠道所致，寒邪凝聚于厥阴，则胁下偏痛；寒邪阻于肠道，传导失职，故大便不通。治当温散寒凝以开闭结，通下大便以除积滞，立温阳通便以止痛。其组方意在温下，故亦重用辛热之附子温里散寒，止腹胁疼痛。薏苡附子败酱散所治腹痛可归于肠痈，是由素体阳虚，寒湿瘀血互结，腐败成脓所致。其疼痛部位多在脐周及肠道，现用于急性阑尾炎脓肿已成，或慢性阑尾炎急性发作。方中重用薏苡仁利湿排脓，轻用附子扶助阳气，以散寒湿，佐以败酱草破瘀排脓，配合成方以利湿排脓，破血消肿而止痛。

九、妇人腹中诸疾痛——当归芍药散

当归三两　芍药一斤　茯苓四两　白术四两　泽泻半斤
芎䓖半斤，一作三两

上六味，杵为散，取方寸匕，酒和，日三服。

【原文】

妇人怀娠，腹中疠痛，当归芍药散主之。（《金匮要略·妇人妊娠病脉证并治》）

妇人腹中诸疾痛，当归芍药散主之。（《金匮要略·妇人杂病脉证并治》）

【解析】

本条论述妊娠肝脾失调腹痛的证治。原文仅指出主症腹中疠痛。据方测证，可知此妊娠腹痛是由肝脾失调、气血郁滞湿阻所致。肝藏血，主疏泄，脾主运化水湿，妊娠时血聚胞宫养胎，肝血相对不足，则肝失调畅而气郁血滞，木不疏土，脾虚失运则湿生。治用当归芍药散养血调肝，渗湿健脾。方中重用芍药补养肝血，缓急止痛，当归助芍药补养肝血，川芎行血中之滞气，三药共以调肝；泽泻用量亦较重，意在渗利湿浊，白术、茯苓健脾除湿，三者合以治脾。肝血足则气条达，脾运健则湿邪除。

【发微】

疼痛辨

后世医家对"妇人怀娠，腹中疞痛"的"疞痛"主要有两种认识。一是认为"疞"即"朽"，为绵绵作痛之意，如徐忠可云："痛者，绵绵而痛，不若寒疝之绞痛，血气之刺痛也。乃正气不足，使阴得乘阳，而水气胜土，脾郁不伸，郁而求伸，土气不调，则痛绵绵矣。"认为当归芍药散证是阳虚阴乘，脾郁不调，故腹中绵绵作痛。二是认为"疞"即"绞"，意为急剧疼痛，如尤在泾："按《说文》音绞，腹中急也，乃血不足，而水反侵之也。血不足而水侵，则胎失其所养，而反得其害，腹中能无痛乎。"认为妇人妊娠气血下聚胞宫以养胎，而血虚水停则为急痛。其实临床上不必拘泥于其痛是腹中拘急、绵绵而痛，还是腹中绞痛，关键在于确定其病机为肝脾失调，气郁血滞湿阻。

【验案举隅】

王某，女，28岁，2022年4月12初诊。

主诉： 妊娠腹痛，小腹疼痛坠胀伴阴道出血2天。

患者妊娠（+），LMP：2022年1月24日至2022年4月28日。现小腹疼痛坠胀，腰背酸痛，阴道少量出血，色暗，神疲乏力，纳寐尚可，二便调。HCG 8189.62mIU/L。彩超示：宫内早孕，未见胎心胎芽。

舌暗，苔薄白，脉沉弦。

处方： 当归芍药散合寿胎丸加减。

当归10g　白芍20g　茯苓15g　炒白术15g　川芎10g　泽泻10g　菟丝子20g　桑寄生10g　续断10g　阿胶^{烊化}10g　苎麻根10g　黄芩10g　荆芥炭10g　黄芪10g　党参10g

7剂，水煎服，日1剂。嘱患者卧床休息。

复诊： 诸症好转，出血已止。前方去黄芩、荆芥炭、苎麻根，继服7剂以固疗效。

按语： 本患者可辨证为肝郁脾虚兼肾虚。治以疏肝健脾，补肾安胎。陈修园《金匮方歌括》曰："妊娠腹痛，多属血虚，而血生于中气。中者，土也。土过燥不生物，故以归、芎、芍药润之；土过湿亦不生物，故以苓、术、泽泻渗之。燥湿得宜，则中气治而自止。"当归芍药散具有健脾柔肝、缓急止痛之功，乃妊娠腹痛之良方。合用寿胎丸以补肾安胎，加党参、黄芪以助健脾益气；苎麻根凉血止血，安胎；黄芩、白术为安胎圣药；白芍柔肝健脾，养血止血。全方合用，补而不滞，滋而不腻，温而不燥，共奏补肾健脾、柔肝止痛、固冲安胎之功。

【诊余二三话】

学生： 当归芍药散和当归散均出自《金匮要略·妇人妊娠病脉证并治》，两方都是临床常用方，均可用于治疗妊娠腹痛，如何区别使用？

袁师： 妇人妊娠，全身气血均需孕育胞胎，加之妇人本身易气血不足，则致气血进一步虚弱，气虚则湿滞，血虚致肝失调养则肝郁。木郁土不疏，导致气血不畅，可见腹中疞痛。脾虚不仅生血无源，且运化水谷的力量减弱，而易生湿邪，可出现小便不利，足跗浮肿。治以养血调肝，健脾利湿，缓急止痛，宜当归芍药散。

妇人妊娠，宜常服当归散主之。妇人妊娠后，气血聚于胞宫以滋养胎儿，若肝血亏虚而生内热，脾虚不运而生内湿，湿热内阻，影响胎儿的正常发育，则表现为胎动不安，治以养血健脾、清化湿热。当归散由当归、黄芩、芍药、川芎、白术组成。当归、芍药、川芎养血柔肝，白术健脾除湿，黄芩清利湿热，酒饮以行药力。以方测证，患者除胎动不安外，可见小腹坠痛、腰酸腹痛、带下黄稠、苔黄腻等症。临床上当归散常用于治疗肝血亏虚、湿热内盛之妊娠胎动不安、腹痛。

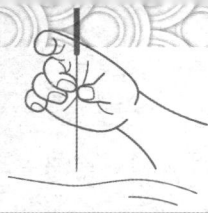

泄　泻

　　某个周一，袁师像往常一样在诊室坐诊。那天前来求医的患者格外多，候诊队伍排得很长。候诊区来了一位年轻人，等了许久。等待期间，他明显有些焦躁不安，短短一会儿工夫，就接连跑了两趟厕所。终于叫到他的号了，他快步走到就诊座位上，刚一坐定，还没等袁师开口询问病情，就慌慌张张地连声说着"对不起"，紧接着又起身匆匆忙忙地跑了出去。袁师见状，心里满是疑惑，便让学生去问一下情况。学生刚要起身去问，袁师像突然想到了什么，急忙叫住学生说："不用去了，我看了他的病历，估计过会儿他就回来了。"

　　果不其然，没过一会儿那位患者就略带歉疚之情回到了诊室，并向大家解释了缘由。原来从早上来到诊室候诊到看诊，还不到半天的时间，他就已经跑了3次厕所了，刚刚好不容易轮到自己的号，可能由于太过紧张，再加上本来肚子就不舒服，实在憋不住了，来不及过多解释，就赶紧跑去厕所了。

　　袁师听完，微微点头，笑着向学生解释道："我看病历上记录着频繁如厕的病史，又结合他刚才候诊时的表现，猜到他大概率是旧疾突发，所以断定他很快就回来。咱们当医生的，得多留意这些细节，有时候病症不只是患者口述出来的，他们的一举一动，都可能是身体发出的信号。"众人听了纷纷点头表示赞同。

泄泻以粪质稀薄为首要特征，可伴随排便次数及排便量的增多。每天排便超过3次属于排便次数增多，排便量超过200g属于排便量增多。200g约合成人一个拳头大小，如果患者摄入量较多，可适当放宽至300g。排便次数及排便量可反映泄泻的严重程度。如果症状持续4周以上，则为慢性腹泻。泄泻一年四季均可发生，但以夏秋季节多见，可见于炎症性肠病、放射性肠炎、功能性腹泻及肠易激综合征等。

在中医学中，"泄泻"之名首见于宋代《太平圣惠方》："治脾劳，胃气不和，时有泄泻，食少无力，宜服松脂丸方。"《伤寒杂病论》中并没有泄泻的类似命名，而是将具有泻下表现的病症称为"利"或"下利"，少数描述为"便溏"。《伤寒论》对下利的辨证论述精详，载有下利、利、溏的条文计有101条，约占全部条文的四分之一，可见"下利"一症在《伤寒论》中占有重要位置。《金匮要略》中亦有"利""溏"等描述散见，计14条。宋代陈无择《三因极一病证方论》有"泄泻叙论"专篇，曰："方书所载泻利，与经中所谓洞泄、飧泄、溏泄、溢泄、濡泄、水谷注下等，其实一也，仍所因有内、外、不内外差殊耳。"认识到泄泻症情不一，但病因不离"三因"。外因主要为感受六淫之邪，风寒暑湿热等较为常见；内因则多为情志所伤，"喜则散，怒则激，忧则聚，惊则动，脏气隔绝，精神夺散，必致溏泄"。饮食劳逸皆属不内外因，过食肥甘，多食生冷，误食不洁之物或为饮食过量，宿食内停，损伤脾胃，传导失职，升降失调，而致泄泻；或劳倦内伤，久病缠绵，致脾胃虚弱，不能受纳水谷和运化精微，水谷停滞，清浊不分，混杂而下，遂成泄泻；或年老命火不足，不能温煦脾土，脾失温煦，则运化失常，而致泄泻。

泄泻的病因病机，乍一看似乎简单明了、通俗易懂，然而一旦在临床上真正面对泄泻患者，却常常陷入不知从何处着手的困境。虚者实之，实者虚之，寒者热之，热者寒之，可患者常虚实寒热错杂，治疗起来常反复，极易因为天气、饮食、情绪的变化复发，使得之前的治疗前功尽弃。怎样才能在泄泻的治疗中做到"观其脉症，随证治之"呢？接下来，我们带着临床上的疑问，一同探究《伤寒论》和《金匮要略》里有关泄泻的论述。

一、太阳与阳明合病，自下利——葛根汤

> 葛根四两　麻黄三两，去节　桂枝二两，去皮　生姜三两，切　甘草二两，炙　芍药二两　大枣十二枚，擘
>
> 上七味，以水一斗，先煮麻黄、葛根，减二升，去白沫，内诸药，煮取三升，去滓，温服一升。覆取微似汗。余如桂枝法将息及禁忌。诸汤皆仿此。

【原文】

太阳与阳明合病者，必自下利，葛根汤主之。(《伤寒论》[32])

【解析】

本条论太阳与阳明合病下利的证治，看似病症主要以下利为主，实则不然。以方测证，本条当与第31条联合看，《伤寒论》第31条："太阳病，项背强几几，无汗，恶风，葛根汤主之。"太阳病无汗恶风可知为太阳伤寒表实证，当然就有太阳病之表现，另外，"项背强几几"是指项背拘急不舒，也是太阳病之表现，为风寒侵袭项背部导致太阳经输不利，气血运行不畅。而本条又兼有下利之症，同样用葛根汤主之。可见，寒邪不光侵袭太阳肌表，甚至波及阳明肠胃，致使阳明腑气不和，传导失司，故自下利。此时下利非误下或里虚，仍是风寒之邪导致，故而本条下利仍以太阳表证为主，下利为次要症状。其利多为水粪夹杂而下，无肛门灼热等异常感觉。同时联系《伤寒论》第33条"太阳与阳明合病，不下利，但呕者，葛根加半夏汤主之"可知，当风寒之邪侵袭人体肌表，进而波及阳明肠胃时，并非必然出现下利症状，反倒会呈现呕吐之症，即"不下利但呕"。不过，此呕吐还需与少阳病引发的呕吐加以鉴别，此处的呕吐是由于外邪内侵，逼迫阳明，致使胃气上逆而引发。而且在某些情况下，还会出现呕吐与下利同时发作的情形，这时仍以葛根汤作为主治方剂。

以上可见异病同治之理，葛根汤在此为发汗解表，表解里自和。

【发微】

1.葛根汤与桂枝加葛根汤析别

《伤寒论》第14条："太阳病，项背强几几，反汗出恶风者，桂枝加葛根汤主之。"与第31条相似，都是太阳病，一个汗出恶风，一个无汗恶风，所用方剂却截然不同。究其原因，主证不同。审证求因，观其脉证，知犯何逆，随证治之，虽然两者均有"项背强几几"，但第31条"无汗恶风"所论为太阳表实证，第14条"反汗出恶风者"为太阳表虚证。虽然兼证相同，但主证起决定因素，主证不同，治亦迥然也。反过来以方测证，桂枝加葛根汤为桂枝汤基础上加葛根而成，桂枝汤为太阳表虚证的主方，葛根为兼证选药；而葛根汤是桂枝汤基础上加麻黄、葛根而成，既有麻黄，说明太阳表证更重一层，属太阳表实证无疑。而且，纵观《伤寒论》全书，仲景之辨证论治可谓炉火纯青，尤其表现在鉴别诊断上，一个"反"字，就已将主证之不同鉴别出来了，此处更是典型，将同病异治体现得淋漓尽致。

2.葛根汤中葛根的三个作用

葛根汤以葛根为方名，体现了葛根在方中的重要性。葛根在方中一能辛散，助麻黄、桂枝发汗解表；二能升津舒经，解太阳经气不舒之项背强几几；三能起阴气而止利。值得一提的是，葛根虽能起阴气而止利，但葛根汤止利主要通过解表间接实现，太阳之表邪得解，则阳明之里气自和，呕利自止。

3.葛根先煎之妙用

葛根在《伤寒论》中共入方4次，除葛根汤外，另有桂枝加葛根汤、葛根加半夏汤及葛根黄芩黄连汤，可见于《伤寒论》14条："太阳病，项背强几几，反汗出恶风者，桂枝加葛根汤主之"；31条"太阳病，项背强几几，无汗，恶风，葛根汤主之"；33条"太阳与阳明合病，不下利，但呕者，葛根加半夏汤主之"；34条"太阳病，桂枝证，医反下之，利遂不止。脉促者，表未解也。喘而汗出者，葛根黄芩黄连汤主之。"《金匮要略·痉湿暍病脉证治》："太阳病，无汗而小便反少，气上冲胸，口噤不得语，欲作刚痉，葛根汤主之。"以上条文中煎煮法都要求先煎葛根，如"先煮麻黄、葛根，减二升，去白沫""先煮葛根"。究其缘由，葛根系根块入药，久煎才能保证有效成分析出。且如柯韵伯所云："葛根秉性轻清，赋体厚重，轻可去实，重可镇动，厚可固里，一物而三美备"。现代研究认为，葛根与麻黄同时先煮，一方面先煮去沫，减少麻黄中致烦成分；另一方面，葛根中的淀粉尚能固定麻黄中具有解表发汗作用的挥发油，稳定有效成分。

【验案举隅】

王某，女，29岁，2018年9月26日初诊。

主诉：大便不成形伴次数增多1周余。

患者慢性胃炎病史7年余，常觉胃部刺痛，胀满，烧灼感，伴反酸，口中甜腻，胃纳可，易饥。刻诊：1周前因外出穿着单薄感受风寒之邪，发热恶寒，身体疼痛，颈项兼后背拘急不适，无汗，咽部疼痛，吞咽困难，偶有干呕，腹中肠鸣，大便不成形，每天4～5行，无不消化食物，稀水状，无脓血，无里急后重感，脘腹胀满，饮食后加重，寐尚可，小便调。

舌红，边齿痕，苔白，脉浮紧。

处方：葛根加半夏汤合桔梗汤加减。

葛根^{先煎}20g　麻黄^{先煎}6g　半夏10g　生甘草20g　桂枝10g　白芍10g　桔梗10g　生姜4片　大枣5枚

7剂，水煎服，日1剂。

复诊：服用上方1剂后，发热恶寒减轻，项背疼痛大减，肠鸣消失。服完7剂后大便每日二行，成形，项背疼痛消失，热退咽痛减，偶有腹胀，舌淡红，边有齿痕，苔薄白，脉滑。上方去麻黄，加党参10g、炙黄芪30g、炒白术20g，继服7剂，水煎服。服用后患者腹泻彻底痊愈，随访未见复发。

按语：本案是非常典型的太阳外感兼有下利，患者外出感寒见发热恶寒，无汗，为太阳表实证；又外邪由表入里，内迫肠胃，胃气上逆而欲呕吐，传导失职而下利。故予葛根加半夏汤解表止呕利，1剂表解而利止呕平。又患者常年外出从事宣讲活动，咽痛久病不愈，加外感，咽痛加重，故予桔梗汤清喉利咽止痛。患者素有脾胃病史，虽然外邪去除，然脾胃乃后天之本，需慢调静养，故加党参、炒白术、炙黄芪调补中焦，以固后效。

【诊余二三话】

学生：《神农本草经》说葛根能"起阴气"，《中药学》教材说葛根是升阳药，"起阴"和"升阳"是否冲突？

袁师：《神农本草经》言葛根"主消渴，身大热，呕吐，诸痹，起阴气，解诸毒"。葛根味甘、辛，性平，为阳明正药，味甘则可入脾胃，味辛则擅发散。且葛根为草木根块，根性上行，能引土下之水气上贯其藤，故能起阴气。葛根主身大热，是以辛散热；主消渴，是升津以止渴。《本草思辨录》形容其"起阴气"的作用为"挹彼注兹"，即将一个容器内的液体倒入另一个容器内，以有余补不足。这个描述非常形象。葛根解渴并不像天花粉"增益其所无"，而是胃阴的"搬运工"，通过鼓舞脾胃清阳之气上升，使胃内津液上承而止渴。同时，清阳上升可防胃阴下溜，亦可起到止利之功。

后世多称葛根能"升阳"，《内经》亦云"清气在下，则生飧泻"，似乎升阳止泻这个说法更便于理解。殊不知，升阳升的是胃阳，起阴是起的脾精。"饮入于胃，游溢精气，上输于脾。脾气散精，上归于肺，通调水道，下输膀胱"，胃阳升腾有赖于脾。《本经疏注》言"胃气之升，不能自至于肺，必因于脾乃能至也。是其由胃入脾，遂拽脾阴以至肺，阴阳并至，津气兼升，故《本经》特书其功曰起阴气，不可诬也"。二者可谓异说而同源。

二、利遂不止，喘而汗出——葛根黄芩黄连汤

> 葛根半斤　甘草二两，炙　黄芩三两　黄连三两
>
> 上四味，以水八升，先煮葛根，减二升，内诸药，煮取二升，去滓，分温再服。

【原文】

太阳病，桂枝证，医反下之，利遂不止。脉促者，表未解也。喘而汗出者，葛根黄芩黄连汤主之。(《伤寒论》[34])

【解析】

本条论述泄泻，病机为里热协表邪之下利。全段可分两部分。前半部分因误下伤及胃肠而下利不止，虽言下利，但仍以太阳表证为主。脉证辨之，"脉促"为脉来急促，可知胃肠虽伤，正气尚能抗邪，治法仍以解表为主，表解而里和利止。后半部分误下后表邪入里化热，下利以里证为主。热邪入里，下迫大肠，利遂不止，而肺与大肠相表里，里热壅盛，上逆扰肺则喘；肺主皮毛，里热外蒸体表则汗出不止。此时葛根黄芩黄连汤表里双解。葛根轻清解表，升津止利；黄芩、黄连苦寒清热，厚肠胃，坚阴止利；炙甘草甘缓和中，调和诸药。四药相配，清热止利，坚阴厚肠，兼透表邪，共奏表里双解之效。

【发微】

与桂枝人参汤之"协热利"互参

伤寒论第163条："太阳病，外证未除，而数下之，遂协热而利，利下不止，心下痞鞕，表里不解者，桂枝人参汤主之。"病机论述脾虚兼表邪未解证治，与34条均提及太阳病未解，误下之后利下不止。然此利为寒利，是误下伤及太阴脾土，脾阳受损而寒湿内生。条文中所说"协热利"并非葛根芩连汤证之热利，其热乃表邪未解之发热恶寒表证之热，非病性属热，实质属脾阳受损之虚寒利。脾阳伤则清阳不升，自然见下利不止，所谓"清阳不升，浊阴不降"。根据药物组成及功用来看，桂枝人参汤实为理中汤加桂枝而成，理中汤温中散寒，补脾止利，桂枝则发挥解表散寒之用。

【验案举隅】

邓某，女，50岁，2020年9月28日初诊。

主诉：大便不成形伴次数增多5天。

患者胃脘不适10余年，平素易急易怒，情绪不佳时胃脘不适，受凉及饮食油腻时易发腹泻。5天前因出差，饮食辛辣油腻致胃脘及右胁胀痛，按揉无明显变化，少顷则腹泻，肛门灼热感，气味臭秽，带泡沫。后接连几天泄泻，泻前腹痛肠鸣，肛门灼热感，无好转，遂来就诊。刻诊：胃脘部及右胁胀满疼痛，大便不成形，质臭秽，每日2～3行。无嗳气、反酸、烧心，纳可，寐多梦，小便黄。

舌红，中裂纹，苔白，根厚腻，脉细数。

处方：葛根芩连汤合柴胡加龙骨牡蛎汤、白术芍药散加减。

葛根30g　黄芩10g　黄连6g　炙甘草6g　柴胡15g　太子参10g　半夏10g　桂枝6g　茯神20g　酒大黄3g　生龙骨^{先煎}30g　生牡蛎^{先煎}30g　白芍10g　防风10g　陈皮10g　炒白术15g　生姜4片　大枣5枚

7剂，水煎服，日1剂。

复诊：患者情绪明显变好，来看诊时喜形于色。自述服药2剂后腹胀明显缓解，大便每日1～2次，肛门灼热感减轻。效不更方，嘱患者原方再服7剂以固疗效，服药2周，未再复发。

按语：本案患者平素易急易怒，肝气偏盛，木旺乘土，胃脘不适10余年，且因情志及饮食诱发腹泻。此次因外出饮食辛辣油腻，碍脾伤胃，发为泄泻。《黄帝内经》云"暴注下迫，皆属于热"，患者排泄物臭秽，且肛门灼热，判断属于热利，故选用葛根芩连汤清热泻火止利。又胃脘伴右胁痛，寐欠安，多梦，予以柴胡加龙骨牡蛎汤，舒利少阳肝胆，以防肝旺克脾土，使脾气更虚。白术芍药散即痛泻要方，理肝脾而止下利。

【诊余二三话】

学生：葛根黄芩黄连汤、白头翁汤、黄芩汤、大承气汤都可以治疗热利，四者有什么区别？

　　袁师：《伤寒论》治疗热利的方剂有葛根芩连汤、白头翁汤、黄芩汤、大承气汤。葛根芩连汤治疗协热利，里热下利兼见表邪，重用葛根解表升阳止利，其病位主要在上中二焦之肺胃，肺与大肠相表里，肺热下迫大肠而下利，故借芩、连走上、中二焦而清热。白头翁汤治疗厥阴热利，为肝热下迫大肠，病位偏走中、下焦，且湿热郁滞，损伤络脉，下利脓血，故用白头翁汤清热解毒，凉血止利；秦皮苦寒入肝，清热凉肝；黄连、黄柏走中、下二焦燥湿止利。黄芩汤治疗太阳少阳合病之下利，因其病位在少阳，胆热下移，伴口苦、胸胁苦满等少阳证，故用黄芩为君，清解少阳阳明之热；芍药、甘草敛阴和营，缓急止痛；大枣甘补中气。大承气汤主治热利为热结旁流证，燥屎坚结于里，胃肠欲排出则不能，逼迫津液从燥屎之旁流下，症见下利清水，色纯青，故用大黄苦寒泄热，推陈出新，芒硝软坚散结，枳实、厚朴行气除满，为通因通用之法。

　　运用葛根芩连汤时，不必拘于"有无表证"，凡热邪在里，湿热下注而见肛门灼热、下利臭秽、舌红苔黄、脉数等里热偏盛之症者，皆可用之以清热利湿，升津止利。现代临床报道葛根芩连汤除能治疗胃肠炎、痢疾等肠道疾病外，还可治疗糖尿病、脑梗死等证属热邪在里，湿热下注者。

三、自利不渴者，属太阴——宜服四逆辈

桂枝人参汤

桂枝四两，别切　甘草四两，炙　白术三两　人参三两　干姜三两

上五味，以水九升，先煮四味，取五升，内桂，更煮取三升，去滓。温服一升，日再，夜一服。

理中丸

人参　干姜　甘草炙　白术各三两

上四味，捣筛，蜜和为丸，如鸡子黄许大。以沸汤数合，和一丸，研碎，温服之，日三四，夜二服。腹中未热，益至三四丸，然不及汤。汤法：以四物，依两数切，用水八升，煮取三升，去滓。温服一升，日三服。若脐上筑者，肾气动也，去术，加桂四两。吐多者，去术，加生姜三两。下多者，还用术。悸者，加茯苓二两。渴欲得水者，加术，足前成四两半。腹中痛者，加人参，足前成四两半。寒者，加干姜，足前成四两半。腹满者，去术，加附子一枚。服汤后，如食顷，饮热粥一升许，微自温，勿发揭衣被。

【原文】

自利不渴者，属太阴，以其脏有寒故也，当温之，宜服四逆辈。（《伤寒论》[277]）

伤寒服汤药，下利不止，心下痞鞕，服泻心汤已，

复以他药下之，利不止，医以理中与之，利益甚。理中者，理中焦，此利在下焦，赤石脂禹余粮汤主之。复不止者，当利其小便。（《伤寒论》[159]）

太阳病，外证未除，而数下之，遂协热而利，利下不止，心下痞鞕，表里不解者，桂枝人参汤主之。（《伤寒论》[163]）

霍乱，头痛，发热，身疼痛，热多欲饮水者，五苓散主之；寒多不用水者，理中丸主之。（《伤寒论》[386]）

大病差后，喜唾，久不了了，胸上有寒，当以丸药温之，宜理中丸。（《伤寒论》[396]）

【解析】

第277条提出太阴"自利不渴"的病机为脏有寒，治法是"当温之，宜服四逆辈"。自利不渴应与少阴病肾阳虚不能蒸化津液上达的"自利而渴"及"下利，欲饮水，以有热故也"的热利相鉴别，提示病位在中焦，病性为寒。四逆辈是温阳类方剂（如四逆汤、理中汤）的总称，治疗太阴脾虚导致的里虚寒证。277条虽未言具体方药，只是笼统说宜服四逆辈，其实病机已然确立。临证根据虚寒程度，轻者脾胃虚寒，宜服理中丸方；重者由脾及肾，伴肾阳虚，宜服四逆汤。

277条虽然没有明确提出下利理中汤或理中丸主之，但是对照前后条文，159条明确提到"利不止，医以理中与之"；163条"遂协热而利，利下不止，心下痞鞕，表里不解者，桂枝人参汤主之"。桂枝人参汤即理中汤加桂枝，用来治脾胃虚寒兼表邪未解之表里同病。386条和396条明确提出理中丸，所治之病正是吐利兼有的霍乱，虽未言下利，但点明了虚寒的病机。前后条文互参可知，治脾胃虚寒导致的泄泻需用理中类方剂，观其方药组成，理中丸用人参、炙甘草健脾益气，干姜温中散寒，白术健脾燥湿。脾阳得运，寒湿可去，则中州升降调和而吐利自止。本方因为具有温运中阳，调理中焦的功效，故取名"理中"，又名人参汤，为太阴病虚寒下利的主方。

【发微】

1.治利四法

《伤寒论》第159条不只提出了治脾胃虚寒下利的理中方，其实还囊括了治下利之四法，即消痞止利、温脾止利、涩肠止利、分消止利。看似是误治后下利不止的几种治疗手段，其实是逐层递进的下利鉴别。

首先，据"伤寒"二字可知本为太阳表证，因误用泻下药物损伤了脾胃之气，邪气内陷，寒热错杂，升降失常，清阳不升，故下利不止，浊阴不降，气机痞塞而致心下痞硬。后对证治以泻心汤。这里的泻心汤可能为158条的甘草泻心汤，但紧接着"复以他药下之"说明又用泻下之剂。本来用泻心汤非常正确，为何用泻下之法？这里只能猜测为病重药轻之故，没有效果，医者不能鉴别，仍以实证治之，一误再误，以致引邪入里，使里气更虚，关门不固而下利不止。

紧接着就是脾胃虚寒之理中方证。医者认为利不止是中焦虚寒所致，投以理中汤（丸），利更甚，原因文中仲景给出了答案："理中者，理中焦，此利在下焦"。既然是下焦，理中剂就不适合了，当以赤石脂禹余粮涩肠固脱，以断下利。赤石脂甘温酸涩，禹余粮甘涩性平，二药皆入胃与大肠，均具有收涩固脱之效，善治久泄久利，滑脱不禁之证。这里仅仅用固涩之法治疗下焦大肠之滑脱泄泻，如果兼有脾肾阳虚证，可能就要用到桃花汤了。

最后仲景还提到"复不止者，当利其小便"，这里仲景省略了小便不利兼有下利的证候，原因是下焦气化失司，清浊不分，水湿偏渗大肠，治当利小便而实大便，使水湿去而达到止利作用。这里不得不再提到第386条。本条其实可以分为两部分来理解，"寒多不用水者，理中丸主之"，乃温阳止利法；"霍乱，头痛发热，身疼痛，热多欲饮水者，五苓散主之"，就是利小便、实大便之利水止利法的代表。小便不利，渴欲饮水是水邪内结的表现。水邪内结，三焦水道不调，水液不能下输膀胱，则小便不利；津液运行失常，不能上承于口，则口渴欲饮水。故水邪内结，浸渍胃肠，就会导致水液代谢失常之上吐下利。五苓散化气行水，利水渗湿，以使三焦通畅，津液运行如常，则胃肠功能恢复而霍乱之吐利止。也有人称此法为分消止利法或急开支河法。

仲景大段描述误治后下利不止，医者久不能治，意在阐明下利看似病症简单，但病机不同，施治各异，不能执一法以应万变，要辨证论治，详细分析病机，方可～～～。最后一法虽未给明方剂，但思路已然明确，五苓散具有化气行水、分消止利之用，可作为治水方剂参考。

2.理中丸（汤）的服用法

理中丸服法很有讲究，方后注中提到"温服之，日三四，夜二服。腹中未热，益至三四丸"。首先要用热水服用。此方针对的病机为脾胃中气虚寒，所以热水对于该病的治疗非常重要。其次，服药后腹中的感觉非常重要，必须由冷痛慢慢转为有热感，才说明药量适当，可以照此量服用直到痊愈。如果腹中没有热感，说明病重药轻，应当增加药量，在日服五六丸的基础上再增加三四丸。

方后注又介绍了汤剂服用方法及药味加减论治，明确提到丸不及汤，正所谓"汤者荡也，去大病用之；散者散也，去急病用之；丸者缓也，舒缓而治之"。病重者，改服汤剂，并要求服汤药后约一顿饭的工夫喝热稀粥，助药力以内温，并盖棉被温覆保暖。服理中汤后啜热粥是为了培脾土，健运化，除寒湿，助药力内温中焦脾土。《伤寒论》中方后注明饮热粥的还有桂枝汤、三物白散、十枣汤。服桂枝汤后啜热粥是为了充谷气，资汗源，振奋胃阳，鼓舞胃阳，助药力以外散。三物白散饮热粥既可以保胃气，又可助巴豆的辛热之性，而促进吐利。服十枣汤得快下利后糜粥自养，在于补胃气，防止峻下损伤胃中正气而不利于病情恢复。

3.理中丸与人参汤

理中丸是丸剂，其汤剂在《金匮要略》中称人参汤。两方一为丸药，一为汤剂，药物组成相同，但君药有所区别。

理中丸补气健脾，温中散寒，主治中焦虚寒，阳不摄阴，气化不行，升降失常之下利、霍乱、喜唾等证，因此应以温中散寒的干姜为君药，辛热温中而扶阳气；人参甘温入脾，补中益气，强壮脾胃；以甘温之白术为佐，燥湿健脾，一温一补一燥，配合恰当；再用炙甘草为使，补中扶正，调和诸药，共组成温中祛寒，补气健脾之剂。四味捣筛为末，蜜和为丸，如鸡子黄大，以沸汤数合，和一丸，研碎，温服之。理中丸组成虽寥寥数味，但组方严道。袁师运用本方治中焦虚寒的各科杂证，如下利、腹胀、胃脘痛、呕吐等，虽病异，皆可同治。

人参汤出自《金匮要略·胸痹心痛短气病脉证治》："胸痹心中痞，留气结在胸，胸满，胁下逆抢心，枳实薤白桂枝汤主之，人参汤亦主之。"用治胸痹虚证之胸骨后及两胁痞塞不通，伴利下不止。因中焦阳气衰减，阴寒乘虚上袭阳位，故人参汤以人参为君，合白术、炙甘草补益中气，以干姜温中助阳，养阳之虚，即以逐阴，为塞因塞用之法。《伤寒论》第163条的桂枝人参汤即在人参汤基础上加用桂枝，以治疗中焦虚寒而兼表证者。

【验案举隅】

刘某，男，38岁，2019年2月13日初诊。

主诉：腹泻4天。

患者慢性胃炎病史10余年，平素胃脘一遇寒凉就隐隐作痛，时有烧灼感，伴反酸，大便多不成形，有时饮食不适即发生腹泻。刻诊：春节期间因饮食不慎致胃脘隐痛不适，时有烧心，胸骨后不舒。4天前无明显诱因出现大便日行5次，质稀软，矢气多。后接连4天大便次数日均4次，不成形，胃脘部畏寒喜暖，触诊胃脘及腹部冰凉，无口干口苦，喜饮温水，两侧腰疼酸，寐可，小便调。

舌淡胖，边有齿痕，苔白腻，脉沉细。

处方：附子理中汤合小建中汤加减。

党参10g　炒白术15g　干姜10g　炙甘草6g　炮附子^{先煎}10g　桂枝10g　白芍20g　胶饴20g　仙鹤草10g　生姜4片　大枣5枚

7剂，水煎服，日1剂。

复诊：服用上方3剂后，腹部自觉发热，大便次数较前减少，此服完7剂后大便日2～3行，渐成形，腹部隐痛消失，舌淡红，边有齿痕，苔薄白，脉滑。效不更方，继服7剂，水煎服。服药后腹泻痊愈，为巩固疗效，做成丸药服用1个月。嘱患者避免寒凉辛辣刺激饮食，平时注意保暖。随访未见复发。

按语：本案患者久病素体脾胃不足，中焦虚寒，又因饮食贪凉不适致泄泻，症见大便次数增多，便质清稀，舌淡胖，边齿痕，脉沉，提示脾虚，又胃脘喜温恶寒，故予附子理中汤温中散寒，补益脾胃。因患者胃脘隐痛时发，予以小建中汤温中补虚，和里缓急，《金匮要略·血痹虚劳病脉证并治》："虚劳里急，悸，衄，腹中痛，梦失精，四肢酸疼，手足烦热，咽干口燥，小建中汤主之。"仙鹤草又名"脱力草"，可治疗腰痛，有健脾胃中气之作用。《滇南本草》曰："治妇人月经或前或后，赤白带下，面寒腹痛，日久赤白血痢。"《百草镜》云："下气活血，理百病，散痞满，跌扑吐血，血崩，痢，肠风下血。"全方平调阴阳气血，和里缓急止痛，建中州而止泻利。

【诊余二三话】

学生：太阴病提纲证和太阳病变证中皆可见腹（胀）满的症状，两者有什么区别？

袁师：太阴病腹满和太阳病变证（厚朴生姜半夏甘草人参汤证）中出现的腹胀满病机相同，病因与治法不同，属于同病而异治。两者病机皆为脾气、脾阳不足，运化失职，寒湿内停，胃肠气机不畅。太阴病腹满的病因多为外受寒邪或内伤生冷直接损伤脾阳，纯虚无实；而太阳病变证的腹胀满为太阳病误治，不当发汗而发汗，或汗出太多，损伤脾气，此时虚实夹杂，虚少实多。故两者治法也不尽相同，前者用理中汤温中健脾，属补法；后者厚朴生姜半夏甘草人参汤主之，温运脾阳，宽中除满，消补兼施。

四、下利清谷，手足厥冷——四逆汤 / 通脉四逆汤

四逆汤

甘草二两，炙　干姜一两半　附子一枚，生用，去皮，破八片

上三味，以水三升，煮取一升二合，去滓，分温再服。强人可大附子一枚，干姜三两。

通脉四逆汤

甘草二两，炙　附子大者一枚，生用，去皮，破八片　干姜三两，强人可四两

上三味，以水三升，煮取一升二合，去滓。分温再服，其脉即出者愈。面色赤者，加葱九茎；腹中痛者，去葱，加芍药二两；呕者，加生姜二两；咽痛者，去芍药，加桔梗一两；利止脉不出者，去桔梗，加人参二两。病皆与方相应者，乃服之。

【原文】

伤寒，医下之，续得下利，清谷不止，身疼痛者，急当救里；后身疼痛，清便自调者，急当救表。救里宜四逆汤，救表宜桂枝汤。(《伤寒论》[91])

脉浮而迟，表热里寒，下利清谷者，四逆汤主之。(《伤寒论》[225])

少阴病，下利清谷，里寒外热，手足厥逆，脉微欲绝，身反不恶寒，其人面色赤，或腹痛，或干呕，或

咽痛，或利止脉不出者，通脉四逆汤主之。(《伤寒论》[317])

大汗出，热不去，内拘急，四肢疼，又下利厥逆而恶寒者，四逆汤主之。(《伤寒论》[353])

大汗，若大下利而厥冷者，四逆汤主之。(《伤寒论》[354])

下利清谷，里寒外热，汗出而厥者，通脉四逆汤主之。(《伤寒论》[370])

下利腹胀满，身体疼痛者，先温其里，乃攻其表。温里宜四逆汤，攻表宜桂枝汤。(《伤寒论》[372])

吐利汗出，发热恶寒，四肢拘急，手足厥冷者，四逆汤主之。(《伤寒论》[388])

既吐且利，小便复利，而大汗出，下利清谷，内寒外热，脉微欲绝者，四逆汤主之。(《伤寒论》[389])

下利，腹胀满，身体疼痛者，先温其里，乃攻其表。温里宜四逆汤，攻表宜桂枝汤。(《金匮要略·呕吐哕下利病脉证治》)

下利清谷，里寒外热，汗出而厥者，通脉四逆汤主之。(《金匮要略·呕吐哕下利病脉证治》)

【解析】

以上条文论述泄泻特点主要为"下利清谷"，表现为泻下未消化的食物，辨其寒热虚实，多属虚寒证，不仅脾阳衰惫，而且累及下焦肾中真阳，釜底无焰，火不温土，成三阴虚寒、阳衰阴盛之证，故有下利清谷不止之症。此时不管有无表证，急当温里，回阳救逆，阳回利止。

【发微】

1.四逆汤与通脉四逆汤

四逆汤与通脉四逆汤所治泄泻病机基本一致，均由阴寒内盛，阳气衰微所致，而且此二方药味相同，均由炙甘草、生附子、干姜组成。但通脉四逆汤所治病症更为严重，除了真阳衰微表现的下利清谷、手足厥逆、脉微等阴寒之证外，尚有阴盛格阳、虚阳外浮之假热证，如"其人面色赤"，故选择用药剂量稍有不同。附子重用，文中用"附子大者一枚"以示区别，且倍用干姜，由此以大辛大热之药急祛内寒，破阴回阳，通达内外。如有面色赤者，加葱白宣通上下阳气，其他或然证则随证加减治之。

2.生附子与炮附子

《伤寒论》载方112首，其中含有附子的方子有21首，在配伍、炮制、剂量、用法等方面也颇为讲究。附子生用辛甘大热，其性走窜峻烈，可生发阳气，祛散寒邪，有回阳救逆之功、补火助阳之效。以伤寒论第323条为例，"少阴病，脉沉者，急温之，宜四逆汤"。少阴证，脉沉微细，是阳气大虚之象，阳气虚则阴寒胜，会致亡阳之变，病情恶化，故应急温，防患于未然，宜用四逆汤。四逆汤中附子生用，其力峻猛，显效迅速。若换以炮附子，火工削弱了其走窜峻猛之性，恐怕不能及时回阳，而生他变。这也更是应了生附子急回肾阳，攻破阴寒的功效。故《伤寒论》中，凡回阳救逆诸方均用生附子，而炮附子峻烈之性相差甚远，缓生附子急散补火之性，益温经固表之力，与生附子偏于回阳救逆大为不同。如伤寒论第20条："太阳病，发汗后，遂漏不止，其人恶风，小便难，四肢微急，难以屈伸者，桂枝加附子汤主之。"太阳表证发汗太过，损及表阳，而致卫表不固，汗出不止，卫阳失煦，经脉失柔，内在阳气虚弱，而外客风寒不去，此为实中夹虚之征象。故而本方在桂枝汤解肌祛风的基础上加以炮附子，增强扶阳固表之力。因此仲景多用生附子回阳救逆，用炮附子温经固表。

【验案举隅】

王某，女，45岁，2018年10月20日初诊。

主诉：腹胀痛伴大便不成形10余天。

患者平素体质较弱，畏寒喜温，大便正常，每天1~2次。10天前因饮食生冷，出现上腹部绞痛，伴大便4次，下利清谷。便后腹痛缓解，伴脘腹胀痛，胀甚于痛，纳一般，寐可，小便可，四末不温，腰酸疼。月经量少，色淡，偶痛经。

舌淡偏胖，边齿痕，苔薄白，脉沉缓。

处方：四逆汤合白术芍药散加减。

附子^{先煎}15g　干姜20g　炙甘草10g　白术10g　陈皮10g　防风10g　白芍15g

7剂，水煎服，日1剂。

复诊：服药后第3天起自觉脘腹部胀痛缓解，饮食可进，大便日1~2行，便前腹痛减轻，量可，渐成形，小便可，舌淡胖，苔薄白，脉沉。继予原方14剂。服后大便成形，日一行，纳食正常，随访未复发。

按语：此案患者先天禀赋不足，体质较弱，平素畏寒喜温，又因贪食生冷致脾胃寒凉，故而泄泻清谷。考虑患者少阴寒化，由脾及肾，导致肾阳不足，故而选用四逆汤急温真阳，回阳止利。又患者便前腹痛，便后痛减，故予以痛泻要方温脾散寒、止痛止利。

【诊余二三话】

学生：论及泄泻，临床如何辨"虚寒泻"与"实热泻"？

袁师：《素问·阴阳应象大论》曰："水火者，阴阳之征兆也。"人体的阴阳就像水火一样，水谷运化与津液代谢都需要阳气的推动才能完成。试想，生活中将水一直加热，水的澄清度会降低，而且温度会升高，类比人体，经过机体生理运作后的排泄物或分泌物竟然还澄澈清冷，表示体内阳气不足。阳虚则寒，故曰"诸病水液，澄澈清冷，皆属于寒"。相反，"诸呕吐酸，暴注下迫，皆属于热"则是热象明显的表现。这是生活经验的隐喻映射。实热泻临床可见泻下急迫、泻而不爽、肛门灼热、烦热口渴、小便短赤、舌红苔黄、脉数等里热症状明显之证，可以用葛根芩连汤、黄芩汤、黄芩加半夏汤等治之。虚寒泻可见大便清稀，水谷相混，肠鸣胀痛，口不渴，身寒喜温，舌淡，苔白滑，脉迟者并伴有胃脘痞满、神疲乏力等症状，无明显热象。虚寒泻可选用理中丸（汤）、四逆汤、真武汤、四神丸等。

学生：理中汤、四逆汤和四神丸都可以治疗虚寒泄泻，三者有什么区别？

袁师： 从病位来看，理中汤治疗脾阳虚导致的泄泻，病位以脾为主；四逆汤和四神丸治疗肾阳虚导致的泄泻，病位以肾为主，兼顾脾虚。从病情严重程度来说，理中汤治疗的泄泻多为脾阳不足，病情尚轻；而四逆汤和四神丸所治泄泻不仅脾阳亏虚，肾阳亦受累。从药物组成来看，理中丸为太阴病虚寒下利的主方。用人参、炙甘草健脾益气，干姜温中散寒，白术健脾燥湿，脾阳得运，寒湿可去，则中州升降调和而利止。四逆汤中附子振奋肾阳，温先天肾阳以生后天；干姜始载于《神农本草经》，味辛，性热，归脾、胃、肾、心、肺经，具有温中散寒、回阳通脉功效；炙甘草益气温中，缓和干姜、附子之烈性，调和药性。三药相须为用，为回阳救逆的代表方。全方温补肾脾，祛除久病阳虚之寒邪，调整肾脾功能，主治少阴寒化证阴盛格阳之下利。

四神丸作为一首温阳的经典方剂，以补骨脂辛温补命门火衰为君，以肉豆蔻温中涩肠、五味子酸敛固涩、吴茱萸辛热补火燥湿为臣，以生姜温胃散寒、大枣益气补中为佐。诸药合用，可使火旺土强，阳复寒去，脾得运化，大肠得固，肾泻之证自愈。四神丸在临床中主要用于脾肾阳虚之五更泻。五更泻，顾名思义，强调发病时间。五更在寅时，称平旦，谓天将明（3点到5点），故五更泻又名鸡鸣泄、晨泻。张介宾云："肾泄证即前所谓真阳不足证也。每于五更之初，或将天明时，即洞泄数次。有经月连年弗止者，或暂愈而复作者，或有痛者，或有不痛者，其故何也？盖肾为胃关，开窍于二阴，所以二便之开闭皆肾脏之所主。今肾中阳气不足则命门火衰，而阴寒独盛，故于子丑五更之后，当阳气未复，阴气盛极之时，即令人洞泄不止。"

五、腹中雷鸣下利——生姜泻心汤

生姜泻心汤

生姜四两，切　甘草三两，炙　人参三两　干姜一两　黄芩三两　半夏半升，洗　黄连一两　大枣十二枚，擘

上八味，以水一斗，煮取六升，去滓，再煎取三升。温服一升，日三服。

甘草泻心汤

甘草四两，炙　黄芩三两　半夏半升，洗　大枣十二枚，擘　黄连一两

上六味，以水一斗，煮取六升，去滓，再煎取三升。温服一升，日三服。臣亿等谨按：上生姜泻心汤法，本云理中人参黄芩汤，今详泻心以疗痞，痞气因发阴而生，是半夏、生姜、甘草泻心三方，皆本于理中也，其方必各有人参。今甘草泻心中无者，脱落之也。又按《千金》并《外台秘要》，治伤寒食蛪用此方皆有人参，知脱落无疑。

【原文】

伤寒，汗出解之后，胃中不和，心下痞鞭，干噫食臭，胁下有水气，腹中雷鸣下利者，生姜泻心汤主之。

(《伤寒论》[157])

伤寒中风，医反下之，其人下利日数十行，谷不化，腹中雷鸣，心下痞鞕而满，干呕，心烦不得安。医见心下痞，谓病不尽，复下之，其痞益甚。此非结热，但以胃中虚，客气上逆，故使鞕也。甘草泻心汤主之。(《伤寒论》[158])

【解析】

157条为寒热错杂痞证。生姜泻心汤与半夏泻心汤、甘草泻心汤合称三大泻心汤，其中"心下痞鞕"为痞证的辨证要点。由于157条之心下痞鞕是寒热之邪痞塞中焦，脾胃升降失和所致，故当兼见恶心、呕吐等胃气不降之症，如"干噫食臭"，干噫即嗳气，食臭指食物的气味。亦有肠鸣、下利等脾气不升之症，如"腹中雷鸣，下利"。《金匮要略·呕吐哕下利病脉证治》云："呕而肠鸣，心下痞者，半夏泻心汤主之。"是对心下痞辨证的主要依据，同时也印证了痞证寒热错杂之象。

生姜泻心汤较半夏泻心汤区别在于腹中雷鸣，为水饮内停所致。半夏泻心汤的痞证为无形之邪，而生姜泻心汤则是有形之水饮为主或伴有食积，饮停中焦，肠鸣辘辘，脘腹胀满。脾胃虚弱，不能运化水饮的同时也影响腐熟水谷功能，或嗳气食积，或纳呆干呕，口淡流涎。脾胃升降失常，清阳不升则水气下行大肠，肠鸣下利，浊阴不降则干呕食臭。中焦气机不利，则出现痞塞、干呕、嗳气、下利等胃肠症状。

【发微】

《伤寒论》五大泻心汤析别

《伤寒论》中方名冠以"泻心"者有五：大黄黄连泻心汤、附子泻心汤、半夏泻心汤、生姜泻心汤、甘草泻心汤。

五泻心汤主证均有"心下痞"，区别如下。

大黄黄连泻心汤证由无形邪热结于心下胃脘部，气窒不通而成。中焦乃阴阳气机升降之要道，热邪阻滞，则气机痞塞，故用大黄黄连泻心汤泄热消痞。且该方不必煎煮，以沸水浸泡片刻，绞汁去渣，即服，取其气之轻清上扬，以利清上部无形热邪。

附子泻心汤证主治阳虚于外，热结于胃，心下痞满而复恶寒汗出，脉沉者。附子泻心汤所主之心下痞与大黄黄连泻心汤相同，因复恶寒汗出，外卫之阳不能固摄，阳虚不能抗御外寒，故在大黄黄连泻心汤基础上加附子以补助元阳。大黄、黄连渍以麻沸汤，取其清轻之气易于上行，附子则煎取浓汤，因重浊之汁易于下降，寒热并用，热不妨寒，寒不妨热，上下同治，同时奏功。

半夏泻心汤、生姜泻心汤、甘草泻心汤被广泛用于各种胃肠疾病，治疗的重点和范围却不尽相同。三方皆治脾胃不和，升降失司，寒热错杂，气机痞塞，而致心下痞，呕而肠鸣，下利之症。其治法均以寒温并用，辛开苦降，和胃消痞为主，均以黄芩、黄连苦寒泄降，清中焦之热；干姜、半夏辛温宣开，温中焦之寒；人参、甘草、大枣甘温补中，益脾胃之气。所异者，半夏泻心汤证以心下痞，呕逆较著，故以半夏为君，和胃降逆；生姜泻心汤证因兼有水停食滞，以干噫食臭、腹中雷鸣为主，故于半夏泻心汤中加生姜四两为君，减干姜二两，意在宣散水气，和胃降逆；甘草泻心汤证以脾胃虚弱，下利日数十行，谷不化，干呕，心烦不安为主，故于半夏泻心汤中增炙甘草至四两为君，重在补中和胃。三方均去滓再煎，使药性合和，共奏和解之功。三者同中有异，需细细辨别。

【验案举隅】

冯某，女，69岁，2018年10月16日初诊。

主诉：间断腹胀伴腹泻3年。

3年前无明显诱因出现全腹胀痛，嗳气频频，大便一日4~5次，多则一日6~7次，不成形，矢气频作，肠鸣如雷。每因饮食不节或情绪紧张即出现腹泻，便后腹痛稍缓解。胃镜提示：慢性非萎缩性胃炎。刻诊：大便每日3~4次，肠鸣辘辘，无不消化食物，稀水状，腹痛不显，脘腹胀满，饮食后加重，畏寒，嗳气，纳呆，寐欠安，口干欲温饮，小便调。

舌淡，边齿痕，苔薄白，脉弦滑。

处方：生姜泻心汤合五苓散、逍遥散加减。

清半夏10g　黄芩6g　黄连3g　干姜3g　炙甘草10g　太子参10g　泽泻25g　猪苓15g　茯苓15g　炒白术15g　桂枝10g　柴胡10g　薄荷6g　白芍10g　当归10g　生姜8片　大枣5枚

7剂，水煎服，日1剂。

复诊：服用上方2剂后，腹胀及嗳气即大减，肠鸣消失。服完7剂后患者食欲改善，大便每日2～3行，渐成形。多梦易醒，舌淡红，边有齿痕，苔薄白，脉弦滑，上方加炒枣仁30g、川芎10g、合欢花15g，14剂，水煎服。服用14剂后大便每日2～3次，基本成形。

按语：本案患者非常典型，每因情绪不佳或饮食不慎则出现寒热错杂之心下痞。脾虚不运，胃气上逆，故嗳气；水气流于胁下或走于肠间，则见肠鸣下利。故治以生姜泻心汤和胃降逆，散水消痞。水液代谢紊乱，水饮内停，上不能输布至口唇，故口干欲饮；下不能输布于膀胱，水走肠间而见下利，予以五苓散温阳化饮，利水渗湿。患者久病，且情绪不调，睡眠差，故予逍遥散调肝脾而利水，后加酸枣仁汤以助睡眠。全方寒热并调，升降相因，气血双补，共奏疏肝健脾之效。

附：甘草泻心汤案

陈某，男，27岁，2018年4月15日初诊。

主诉：大便次数增加6年余。

因节食运动减肥后出现大便次数增多，每日5～6次，成形，偶有不消化物，嗳气频，胃脘不适，时发口腔溃疡，伴自汗，心烦易怒，纳可，寐安。

舌红胖，点刺，舌苔薄白，脉沉细滑。

处方：甘草泻心汤合白术芍药散、桂枝汤加减。

生甘草20g　清半夏10g　黄芩6g　黄连6g　干姜10g　太子参10g　炒白术20g　白芍15g　陈皮6g　防风10g　桂枝15g　生姜4片　大枣5枚

7剂，水煎服，日1剂。

2018年4月22日二诊： 服药后诸症大缓，胃脘不适消失，大便次数明显减少，每日2~3次，原方继服月余而愈。

按语： 患者大便次数增多，偶有不消化物，呃逆频，胃脘不适，均为甘草泻心汤见症；又见心烦易怒等肝脾失调之症，故加以白术芍药散补脾柔肝，祛湿止泻；自汗出为营卫失调之象，故酌加桂枝，配合芍药以调和营卫。

【诊余二三话】

学生： 泻心汤临床常合用白术芍药散、逍遥散，有何区别？

袁师： 白术芍药散出自《丹溪心法》，书中言此方"治痛泄"，《医方考》释义为"泻责之脾，痛责之肝，肝责之实，脾责之虚，脾虚肝实，故令痛泻"，又名痛泻要方。痛泻的特点为便前腹痛，泻后痛减，病机关键在于土壅木郁，先是脾虚湿盛为主要矛盾，而后脾土为肝木所乘，出现腹痛。白术芍药散药物组成为白术、芍药、陈皮、防风，清代汪昂在《医方集解·和解之剂》中清楚阐述了此方方论："此足太阴、厥阴药也。白术苦燥湿，甘补脾，温和中；芍药寒泻肝火，酸敛逆气，缓中止痛；防风辛能散肝，香能舒脾，风能胜湿，为理脾引经要药；陈皮辛能利气，炒香尤能燥湿醒脾，使气行则痛止。数者皆以泻木而益土也。"

逍遥散原载于《太平惠民和剂局方》，主治妇人血虚劳倦，清代王子接释义为"逍遥……庄子《逍遥游》经云：'如阳动冰消，虽耗不竭其本，舟行水摇，虽动不伤其内。'譬之于医，消散其气郁，摇动其血郁，皆无伤乎正气也"。气血郁滞与肝脏疏泄功能密切相关，肝郁日久不仅影响肝的藏血功能，还影响脾的运化功能，致使水谷津液运化失司，气血乏源，表现为肝郁血虚脾弱的证候特点。肝郁气滞为该证始动因素，脾弱便溏随后出现。方药组成以柴胡为君，可疏肝解郁，调达肝气；当归、白芍养血和血，柔肝缓急；茯苓、白术健脾祛湿，使运化有权，气血有源；薄荷既疏散肝之郁气，又透达肝之郁热；生姜温运和中；甘草补中调和。诸药合用，使肝郁得疏，脾虚得复，血虚得补。

运用该方时特别强调薄荷的使用，认为薄荷是"方眼""画龙点睛之笔"，正如《本草新编》所言："薄荷，不特善解风邪，尤善解忧郁，用香附以解郁，不若用薄荷解郁之更神。薄荷入肝胆之经，善解半表半里之邪，较柴胡更为轻清"。在当归、白芍补养肝血的同时，将薄荷与柴胡配伍，可充分体现"肝体阴而用阳"的生理功能，再次强调了肝郁气滞为病机主要矛盾。

白术芍药散与此方均属肝脾同调方剂，两方相比，前者重视脾之健运，后者重视肝之疏泄，肝郁与脾虚病机相互影响，故两方虽都可用治痛泻，但机制略有不同，临床应用应稍加区别。

六、吐利，手足逆冷，烦躁欲死——吴茱萸汤

> 吴茱萸一升　　人参二两　　生姜六两，切　　大枣十二枚，擘
>
> 上四味，以水七升，煮取二升。去滓，温服七合，日三服。

【原文】

少阴病，吐利，手足逆冷，烦躁欲死者，吴茱萸汤主之。（《伤寒论》[309]）

【解析】

《伤寒杂病论》第309条的吴茱萸汤证属邪中于少阴，阳虚阴盛，正邪交争，使人体阴阳之气不相顺接，升降逆乱，继而出现吐利交作、四肢厥冷、烦躁等症。治疗宜温降肝胃、通阳泄浊之吴茱萸汤。

【发微】

吴茱萸汤之吐利

《伤寒杂病论》中吴茱萸汤共出现三次：食谷欲呕，属阳明也，吴茱萸汤主之（第243条）；少阴病，吐利，手足逆冷，烦躁欲死者，吴茱萸汤主之（第309条）；干呕，吐涎沫，头痛者，吴茱萸汤主之（第378条）。涉及阳明、少阴、厥阴三篇，主要脏腑为肝、胃。正如王子接在《绛雪园古方选注》中载："吴茱萸汤，厥阴阳明

药也。厥阴为两阴交尽，而一阳生气实寓于中，故仲景治厥阴以护生气为重。生气一亏，则浊阴上干阳明，吐涎沫，食谷欲呕，烦躁欲死，少阴之阳并露矣，故以吴茱萸直入厥阴，招起垂绝之阳，与人参震坤合德，以保生气。仍用姜枣调其营卫，则参萸用之以承宣中下二焦，不治心肺，而涎沫得摄，呕止烦宁。"书中不仅记载了药物的配伍寓意，也提到了病机及治疗的着手点，对临证中理解和使用吴茱萸汤有很好的指导意义。

值得一提的是，吴茱萸汤主症虽有吐利兼作，但应以呕吐为主，概应本证病机为肝胃虚寒，浊阴上逆，故呕吐剧烈；升降逆乱，浊阴不降，清阳不升，故兼见下利。此外胃寒多吐，脾寒多利，吴茱萸汤病位在肝胃，三条原文皆出现欲呕、吐、干呕、吐涎沫等描述，可见应以上逆为主，吐为必然证，利为或然证。

吴茱萸汤之吐利、手足厥冷，还应与通脉四逆汤的吐利、手足厥逆相鉴别。前者为阴盛阳虚，但阳气尚有一争之力，正邪交争剧烈才会出现气机逆乱；后者为阴寒内盛，阳气大衰，阴寒犯胃则胃气上逆作呕，脾肾阳虚，水谷难别则下利，阳虚不能布于四肢则手足寒。二者所见之证类似，然病机迥然，且前者病位在肝胃，后者病位偏脾肾，临床可资鉴别。

【验案举隅】

李某，女，35岁，2019年4月初诊。

主诉：大便呈水样伴夜间呕吐1周余。

患者水样便，每日1～2次，白天食后及夜间呕吐，伴有嗳腐吞酸，胃胀，时觉恶心，肠鸣，手脚凉，纳差，寐一般，小便可。

舌淡红，小裂纹，苔前薄白，中后黄、水滑，脉弦。

处方：吴茱萸汤合生姜泻心汤、苓桂术甘汤加减。

吴茱萸10g　党参15g　清半夏15g　干姜10g　黄连6g　黄芩6g　炙甘草10g　茯苓20g　桂枝15g　白术15g　生姜8片　大枣5枚

5剂，水煎服，日1剂。

复诊：患者服药后症状明显减轻，大便较前成形，次数也相对规律，恶心呕吐较前好转，胃胀、肠鸣症状改善，效不更方，原方继服5剂后症状基本消失。

按语：本案患者症状及舌、脉象与吴茱萸汤证甚是符合，因其证用其方。《神农本草经》载吴茱萸"温中下气"，可散胃寒，散逆气，选其为君药正对主证。参补虚，姜止呕，并可温中通胃气，生姜配大枣可调和营卫。患者中焦有水湿停留，配以苓桂术甘汤治之，以生姜泻心汤消痞利水，以吴茱萸汤为主方，诸方并用，共奏温中散寒止泻，降逆止呕之功。

【诊余二三话】

学生：吴茱萸味辛、苦，性热，有小毒，原文中用量为一升，现在临床使用多少合适？

袁师：很多时候患者吃完药效果不好。回溯整个治疗过程，疾病的辨证没有问题，药物的配伍也没有问题，这时候就应该考虑是不是药量上出了问题。经方不传的秘密在于量。以吴茱萸为例，其具有一定的毒性，容易引起红色疱疹等皮疹问题，甚至还会导致头痛、恶心、呕吐、腹痛、腹泻、视力模糊等症状，临床中大多用量为 2~5g，并且疗程不宜过长。而吴茱萸汤证的吴茱萸一般用至 9~15g，一方面吴茱萸用量过小无法温降厥阴寒邪而止利止吐；另一方面吴茱萸汤中有生姜、大枣，可缓解吴茱萸的毒性及其燥烈之性。值得注意的是，吴茱萸汤中生姜的用量相应要大。

学生：吴茱萸汤证之头痛除了痛在巅顶还有其他特征吗？

袁师：吴茱萸汤证的头痛为肝经寒邪循经上逆所致，故头痛部位与经脉循行位置有关。厥阴之脉夹胃属肝，上行与督脉会于巅顶，胃中浊阴循肝经上扰于清窍，故可见巅顶头痛，此类头痛的位置较为固定。此外，由于足厥阴肝经的运行时辰为凌晨 1 至 3 时，此类头痛的时间也相对固定。外感寒邪也会引起头痛，多由风邪上扰清窍所致，根据感受风邪的位置不同，头痛的部位不尽相同。

七、自下利者，此为有水气——真武汤

茯苓三两　芍药三两　白术二两　生姜三两，切　附子一枚，炮，去皮，破八片

上五味，以水八升，煮取三升，去滓，温服七合，日三服。若咳者，加五味子半升，细辛一两，干

姜一两；若小便利者，去茯苓；若下利者，去芍药，加干姜二两；若呕者，去附子，加生姜，足前为半斤。

【原文】

少阴病，二三日不已，至四五日，腹痛，小便不利，四肢沉重疼痛，自下利者，此为有水气。其人或咳，或小便利，或下利，或呕者，真武汤主之。（《伤寒论》[316]）

【解析】

真武汤是治阳虚水泛的要方。少阴病日久，患者素体阳虚阴盛，邪气入里，从寒从阴，肾阳日衰，气化不利，水气泛溢。水邪变动不居，四处为患，浸渍胃肠，则腹痛吐利；上逆犯肺，则咳；泛溢于四肢，则沉重疼痛，或肢体浮肿；停蓄膀胱，阳虚不摄，则小便利。方中附子辛甘性热，温壮肾阳以化气行水，为君药；白术健脾燥湿，茯苓利水渗湿，使水邪从小便出，为臣药；生姜温散水气，助附子以温阳，合茯苓、白术宣散水湿；白芍苦泄，敛阴和营，利小便，止腹痛，又可制附子温燥之性，为佐药。本方配伍严谨，用药精妙，全方协同温肾阳，利水气。

【发微】

1.真武汤名之由来

中医的许多方名与道教文化有关，如"太乙膏"

"玉枢丹""真武汤""白虎汤""青龙汤"等。真武汤本名"玄武汤",宋大中祥符年间(1008—1016),为避宋真宗圣祖赵玄朗讳,改玄武为真武。《医方集解》记载:"方名真武,盖取固肾为义。"真武即玄武,主北方,道家认为真武"被发,黑衣,仗剑,蹈龟蛇,从者执黑旗"。又有一说,玄武为北方镇水之神,因此具有扶阳镇水之功效,真武汤功可温阳利水,用于治疗少阴阳虚有寒,水气不化等证。

2.真武汤中太阳少阴的关系

除316条外,《伤寒论》中记载真武汤的条文还有82条:"太阳病,发汗,汗出不解,其人仍发热,心下悸,头眩,身瞤动,振振欲擗地者,真武汤主之。"两条都为阳虚水泛证,一条出现在太阳病篇,为太阳病汗不得法,致肾阳被伤,不能制水,水邪上泛,表邪仍在,虚阳外浮,水邪泛滥,凌心、干清阳、浸润经脉而见发热、悸、眩、动等症。316条出现在少阴病篇,为素体少阴阳虚,邪从寒化,不能制水所致。通过上述条文可以看到,真武汤证主要出现在太阳及少阴病中。那么,太阳病发汗后为何出现少阴病的表现呢?太阳与少阴互为表里,太阳病发汗太过容易伤阳气,轻则伤卫阳之气,重则伤少阴之阳气。而少阴病多伴有外感风寒史,同时兼有阳气虚衰、脉沉细的少阴病体质,素体阳虚阴盛的少阴病体质之人感寒后极易入里损伤肾阳,而出现真武汤证。

【验案举隅】

陈某，男，68岁，2018年10月初诊。

主诉： 大便不成形伴下肢肿间作2年，加重10天。

现症见大便不成形，日1～2行，受凉后日3～4行。头沉，眼睑肿，腰腿沉重，夜间下肢轻度水肿。胃脘及全腹胀满，朝轻暮重，肠鸣矢气，渴不喜饮。纳可，寐欠安，易醒，小便少，有沫。

舌淡红，苔薄黄，脉沉。

处方： 真武汤合厚朴生姜半夏甘草人参汤加减。

附子^{先煎}6g 茯苓20g 炒白术15g 白芍10g 厚朴25g 半夏10g 炙甘草10g 党参6g 生姜10g

5剂，水煎服，日1剂。

复诊： 大便日1～2行，时而日一行，质基本成形，胃脘及全腹胀满明显好转，腰腿沉重、头沉、眼睑肿、下肢水肿较前减轻，且小便量增多。自觉体力及精神较前明显改善。原方继服5剂。

按语： 从症状上看，该患者下利、头眩、肢沉等肾阳虚、水气泛溢的症状非常明显。制水者脾，主水者肾，故治疗应以温肾利水的真武汤为主，且患者兼见腹胀满，朝轻暮重，为脾虚气滞的表现，故兼予温脾除满的厚朴生姜半夏甘草人参汤。

【诊余二三话】

学生： 真武汤与苓桂术甘汤皆为温阳利水剂，两者有何区别？

袁师： 真武汤和苓桂术甘汤都有利水功效，但根据症状及方药的不同，脾阳虚，水气上冲，一般用苓桂术甘汤治疗，如果病及于肾，则选用真武汤治疗。真武汤中有附子，增加了温阳的力量，温阳利水。苓桂术甘汤中茯苓、白术更偏于健脾利湿，桂枝一为温阳，二为降冲逆。可以说真武汤重在温阳，苓桂术甘汤则重在通阳。当然，两者也不是截然分开的，在临床使用中可以根据病情的特点和转化而随证治之，运用真武汤使肾阳得温，而中焦水气犹未能尽化，可运用苓桂术甘汤以温药和之。

八、主久利——乌梅丸

乌梅三百枚　细辛六两　干姜十两　黄连十六两　当归四两　附子六两，炮，去皮　蜀椒四两，出汗　桂枝六两，去皮　人参六两　黄柏六两

上十味，异捣筛，合治之，以苦酒渍乌梅一宿，去核，蒸之五斗米下，饭熟捣成泥，和药令相得，内白中，与蜜杵二千下，丸如梧桐子大。先食饮服十丸，日三服，稍加至二十丸。禁生冷滑物臭食等。

【原文】

伤寒脉微而厥，至七八日肤冷，其人躁，无暂安时者，此为脏厥，非蛔厥也。蛔厥者，其人当吐蛔。令病者静，而复时烦者，此为脏寒。蛔上入其膈，故烦，须臾复止，得食而呕，又烦者，蛔闻食臭出，其人常自

吐蛔。蛔厥者，乌梅丸主之。又主久利。(《伤寒论》
〔338〕)

【解析】

　　乌梅丸为《伤寒论》厥阴病篇代表方剂，原文言
"主久利"。厥阴病病位主要在肝与心，病机较为复杂，
整体可概括为上热下寒、虚实错杂。原文中主要描述
的都是蛔厥时烦时止、身冷肢厥、吐蛔等症状，未提
及久利的兼证，但是可以从乌梅丸病机以方测证，此久
利应以下焦脾肾虚寒为主，上焦心肝火热为辅，可兼见
畏寒、四末不温、肠鸣、腹痛等下焦阳虚、阴寒内生之
象，又见口干、口苦、口舌生疮、心烦寐差、痤疮等心
肝内热之象。

【发微】

1.乌梅丸之寒热错杂利

　　久泻常有脾气虚、脾肾阳虚，脾虚湿停，蕴久难免
化热，加之复感外界湿热之邪，便会"同气相求"，"内
外相引"，而出现寒热错杂之症，调理不周则反复发病。
故在临床中多见虚实兼合、寒热错杂、气血同病。此时
补虚往往碍邪，祛实又易伤正。如一味扶正收涩，恐有
敛邪之弊，而专事清化，则恐伤其正气。唯扶正祛邪才
是正道。乌梅丸温清敛补、攻补兼施，于久利虚实夹杂
之证最佳。

　　乌梅丸出自《伤寒论》的厥阴病篇，主治蛔厥，医
家长期以来视其为治蛔的专方。其实治蛔仅是乌梅丸作
用的一个方面。程郊倩曾指出："名曰安蛔，实是安胃，

故并主久利。"可见，从仲景始即应用乌梅丸治疗久泻之症。经方不仅教会我们治疗某一种疾病，更教给我们治病思路。

从药性上讲，乌梅丸既有寒性的黄连、黄柏，也有热性的细辛、桂枝、干姜、蜀椒、附子，可谓寒热并用。从药味上讲，以乌梅之酸，椒、姜、桂、附及细辛之辛，黄连、黄柏之苦，人参、当归、白蜜之甘和而为一，辛甘酸苦合用，各有所得。从功效上讲，乌梅为君，酸敛止泻；人参、当归甘温补脾，培土达木；桂枝、细辛、蜀椒、干姜、附子辛温助阳，兼以祛寒；再配黄连、黄柏苦寒清热，坚阴厚肠，共奏清上温下、平调寒热之功。全方集清、温、补、涩诸功于一身，共调寒热，使阴阳臻于平和。

乌梅丸集酸苦辛甘、清温补涩于一方，寒热并用，气血双调，标本兼顾。方中以辛甘助阳、酸苦坚阴、温清并补之配调理阴阳寒热虚实之错杂，配伍精当，结构严密，层次分明，虚实两顾而无攻补之过，收中有散而无寒热升降之偏，由此使动荡之势于阴阳燮理之间归复于平和，是谓"调其寒热，扶其正气，酸以收之，其利自止"。需要强调的是，运用乌梅丸治疗久利辨证要谨守寒热错杂、虚实并见的病机，治疗勿忘重用酸收和调整寒热的比例，并须根据寒热虚实的轻重不同灵活加减用药。

2.乌梅的用法

乌梅性平，味酸、涩，入肝、脾、肺、大肠经。功效敛肺止咳，涩肠止泻，生津止渴，安蛔止痛。乌梅丸乃乌梅用苦酒浸渍一宿，去核，蒸之于米饭之下，米熟后将乌梅与其他药和匀，放入臼中，再加蜜杵捣，制成梧桐子大。每次进食前空腹服十丸，一日三次，最大量可每次加至二十丸。北魏贾思勰《齐民要术》记载，苦酒渍乌梅可制成方便保存和携带的固体醋。此处的苦酒指的是醋，一般选用米醋，将乌梅泡制一宿后入药。乌梅味酸，经米醋浸泡后酸味更重，涩味更甚，可敛肠而止久利。

　　袁师用乌梅时仅遵文中"以苦酒渍乌梅一宿"的原则，嘱患者以米醋浸泡乌梅一宿，之后弃醋取乌梅，以增强其酸涩收敛之性。此外，按照原方用量折算，乌梅用量至少为30g，病重日久者可用至50～60g。

【验案举隅】

杨某，男，58岁，2016年10月8日初诊。

主诉：腹泻3年。

患者于2013年11月20日行食管癌手术，术后出现腹泻，至2015年5月病情逐渐加重，大便日行5～7次，水样便，伴肠鸣，矢气频，经中西医间断治疗有所缓解。刻诊：大便稀溏，时水样便，日数行，肠鸣，偶烧心反酸，后背凉，手足心热，纳佳，寐安，小便调。

舌暗红，边有齿痕，苔白腻，脉弦，寸滑，尺沉。

处方：乌梅丸合苓桂术甘汤加味。

乌梅^{醋泡}50g　花椒10g　细辛6g　黄连10g　黄柏10g　干姜10g　当归10g　炮附子^{先煎}10g　党参15g　桂

枝15g　焦白术20g　炙甘草10g　茯苓30g　仙鹤草30g
7剂，水煎服。嘱乌梅以米醋浸泡一宿入煎。

复诊：服7剂后症状缓解明显，大便由稀溏转为软便，知药已中病，前方加减续服10余剂而愈。

按语：本案患者腹泻日久，后背凉，烧心，手足心热，辨为厥阴寒热错杂，故用乌梅丸寒热并调。水样便、肠鸣为阳虚痰饮内停，加苓桂术甘汤温化痰饮。因术后并腹泻日久，伤及正气，加仙鹤草补虚止泻。

此病患乃袁师学生之家属，自术后腹泻以来，辗转于北京、上海各大医院，经中西医治疗乏效，未曾想，服用前方半剂即排出成形大便，甚喜，遂增强了战胜疾病的信心。

【诊余二三话】

学生：溃疡性结肠炎的很多症状与寒热错杂痢相似，临床中如何选方用药？

袁师：治疗疾病的时候，首先要注重整体观念和辨证论治。如治疗溃疡性结肠炎时要重视脏腑之间的相互关联，虽其病位在大肠，但脾虚是发病的基础，同时与肺、肝、肾有密切关系，故在辨证和治疗的时候不能单一或孤立地看待某一症状或几个症状，而应该抓住主要病机，从整体上把握治疗的方向。湿邪是主要致病因素，可化热，可化寒。血瘀既是病理产物，又是致病因素。一般溃疡性结肠炎病程较长，病理因素主要有湿、热、寒、瘀、虚。病属寒热错杂者，可选用乌梅丸以平调寒热，祛湿止泻；病属实属热，实热下迫大肠者，可选用乙字汤或白头翁汤清热利湿，调气和血；病属虚证者，可选用苓桂术甘汤健脾化湿以止泻；病属湿热下利兼表证者，可选用葛根芩连汤以表里双解；病属湿热下利不兼表证者，可选用黄芩汤清利湿热，或以芍药汤清热燥湿，行气调血。

临证治疗久泻正虚或虚实夹杂者，可加仙鹤草30g以扶正止泻。仙鹤草又名脱力草或泻痢草，具有涩敛之性，可涩肠止痢、止泻、止血，对于久病泄泻痢疾及大便下血者较为适宜。仙鹤草药性平和，有补虚、强壮的作用，可治因劳力过度或久病虚劳所致的脱力劳伤，用治久泻可兼以扶助正气。该药味辛能行，又具活血之功，但活血不伤正，止血不留瘀，可治疗久泻兼有瘀血征象者。现代药理学研究发现仙鹤草与薏苡仁均有抗肿瘤作用，以两药配合可治肠道息肉、癌前病变及肿瘤患者。

同时也应该重视溃疡性结肠炎的加减用药，如久泻不止者，可加仙鹤草以收敛止泻，兼调补气血；如有黏液脓血便，可加三七或白及，以化腐生肌，止血而不留瘀；如气虚下陷者，可加少量桔梗，引药上行，以助补益之品升提下陷之气。

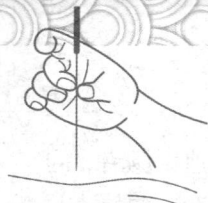

口　疮

　　某天，袁师如往常一样在诊室坐诊。一位年轻女性患者前来就诊，轮到她看诊，她走到座位上缓缓坐定。袁师温和地开口询问："有什么不舒服的地方吗？"只见患者轻轻摇了摇头，一声不吭。袁师以为是自己声音太小，患者没听清，便又提高音量问了一遍："你哪里不舒服啊？"这时，患者指了指自己的嘴巴，艰难地吐出几个字："嘴疼，说不了话。"袁师赶忙让患者张开嘴查看，发现患者满嘴都是口疮。

　　口疮属于发生在口腔的浅表性溃疡，虽说只是个小病，在临床上也颇为常见，但患者往往自我感觉疼痛异常剧烈，痛感如影随形，让人难以忍受，而且一进食就疼得厉害，痛苦万分。有些口疮是因为进食辛辣食物，或口唇黏膜不小心被咬破而引发的一过性、单发口腔溃疡。遇到这种情况，患者通常会自行购买西瓜霜、黏膜溃疡散、三黄片等药物，内服外用一番后，一般5~7天就会自愈，而且不会再复发。然而，还有另一种情况，口疮在嘴里密密麻麻散布着，这边刚要好一些，那边又冒了出来，此起彼伏，长时间难愈。患者即便内服三黄片、维生素B，外用西瓜霜、溃疡散，却依旧收效甚微，无奈之下才会向医生求助。所以，临床上接诊到的大多是后一种情况，这类口疮又称作复发性口腔溃疡，西医学称为阿弗他溃疡。

《伤寒杂病论》中与口疮相关的条文不外四处:《伤寒论》111条"口干咽烂"、335条"口伤烂赤"、312条"咽中伤，生疮"，以及《金匮要略·百合狐惑阴阳毒病脉证治》"蚀于喉为惑"。前两者都为伤寒误治之后热邪更炽，火热上炎所生的变证，原文中未直接给出治法方药。第三条出自少阴病篇，以苦酒汤主之。苦酒汤临床应用较少，未能有使用经验分享。唯第四条出自狐惑病的甘草泻心汤，临床用之较广，且多有良效。

蚀于喉为惑——甘草泻心汤

> 甘草四两　黄芩　人参　干姜各三两　黄连一两　大枣十二枚　半夏半斤
>
> 上七味，水一斗，煮取六升，去滓再煎，温服一升，日三服。

【原文】

狐惑之为病，状如伤寒，默默欲眠，目不得闭，卧起不安。蚀于喉为惑，蚀于阴为狐，不欲饮食，恶闻食臭，其面目乍赤、乍黑、乍白。蚀于上部则声喝一作嗄。甘草泻心汤主之。(《金匮要略·百合狐惑阴阳毒病脉证治》)

【解析】

本条论述狐惑病的证治，其成因历代医家意见不一。《诸病源候论·伤寒病诸候》提出三点：①因伤寒而变成斯病；②"虫食"所致；③由湿热毒气所为也。孙思邈《备急千金要方》则认为由湿（温）毒气所为。赵以德《金匮玉函经二注》曰："狐惑病，谓虫蚀上下也……盖因湿热久停，蒸腐气血而成瘀浊，于是风化所腐为虫矣。"徐彬《金匮要略论注》指出，狐惑"大抵皆湿热毒所为之病"。丹波元简《金匮玉函要略辑义》说："至言虫不得安，上下求食，岂有此理。蚀是蚀烂之意，湿热郁蒸所致，非虫食喉及肛之谓也。"综上所述，各家看法虽不相同，但一致认为该病与湿热相关，近人亦多持这一观点，与临床辨治亦较相符。至于虫食上下之说，似有附会之嫌。

本病湿热蕴蒸，邪正相争，故初起可见发热恶寒，颇似伤寒，但实非伤寒。湿热内郁，扰及心神，故想睡而不能入睡，起卧不宁。湿热循经上蒸，则咽喉溃烂，声音嘶哑或作噎塞，湿热循经下注，则二阴腐蚀。喉及二阴是本病的主要病变部位。湿热扰胃，胃失和降，故"不欲饮食，恶闻食臭"。"其面目乍赤、乍黑、乍白"，提示本病患者的面目之色常有变化。赵以德《金匮玉函经二注》解释为"由五脏不足，更为衰旺，迭见其色舌质也"。根据病机，概由湿热蕴蒸，营卫阻滞，正邪交争，气血逆乱，引起面目之色变幻无定。

【发微】

1."蚀于喉"与口疮

虽然原文中未提"口腔溃疡"之字样，但是狐惑之病总的病机为湿热内蕴，不论是蚀于喉还是蚀于阴，都是血蒸肉腐所致的身体皮肤黏膜损伤。口腔溃疡可以看作湿热蚀于上部的一种表现形式。本方临床运用要善于举一反三，切不可被"蚀于喉""蚀于阴"等条文限制眼目。

2.与甘草泻心汤"气虚痞"互参

甘草泻心汤还出现于《伤寒论》158条，可与狐惑证治互参。158条原文："伤寒中风，医反下之，其人下利日数十行，谷不化，腹中雷鸣，心下痞鞕而满，干呕，心烦不得安。医见心下痞，谓病不尽，复下之，其痞益甚。此非结热，但以胃中虚，客气上逆，故使鞕也。甘草泻心汤主之。"此条原为阐释脾胃气虚、痞利俱甚的证治，文中提及"胃中虚，客气上逆"一说，客热上扰而见"心烦不得安"。客热既然可上扰心神，是否也会上炎祸及口咽呢？虚热上扰，发于口腔，则可见牙痛、口疮。两条甘草泻心汤证，一为湿热上蚀，一为虚热上扰，病机不同，症状有相似之处，为异病同治。

3.生甘草与炙甘草

既然提到狐惑病证治与气虚痞证治的甘草泻心汤条文互参，就不可避免要讨论生甘草和炙甘草的区别应用。甘草泻心汤以甘草名方，且重用甘草四两为方中主药，为《伤寒杂病论》甘草用量之最。但是，同样是甘草泻心汤，气虚痞中用炙甘草，狐惑病中用生甘草，取炙甘草补虚消痞，生甘草清热解毒之不同。两病病机不同，故虽异病同治，但主药仍有所差别。

甘草味至甘，性至平，其功用全在于甘，甘则补，甘则缓。凡仲景方用甘草者，补虚缓急必炙用，清热泻火必生用，而泻中又有缓意。仲景用生甘草仅三处：甘草汤、桔梗汤及甘草泻心汤。甘草汤以一味生甘草二两治疗少阴客热咽痛，桔梗汤为甘草汤加桔梗一两开喉痹。后世亦有以单味生甘草水煎熬膏，外用消肿解毒，治疗痈疽者，称为国老膏。仲景用炙甘草繁多，譬如以炙甘草为名的炙甘草汤，取其补中益气之功，使气血生化有源，得以复脉之本。后世亦有生甘草、炙甘草混用者，如李东垣之升阳散火汤，生、炙甘草同见一方之中，且临床也可用治虚火上炎之口疮。故临床应用之时可根据患者具体症状，按补虚、清热之要求不同而酌情选用。

【验案举隅】

杨某，女，30岁，2018年12月初诊。

主诉：口疮反复发作5年，加重10余天。

患者平素口疮反复发作，每月1~2次，常可自愈。10天前因年底工作劳累，连续加班后出现口疮，上下唇内侧、两侧面颊黏膜溃疡满布，多达10余处，新旧交叠，小则如针尖大小，大则融合成片，如黄豆大小，被覆白膜，周边红肿，嘴唇肿胀难闭，疼痛难忍，饮食困难，寐尚可，大便1~2日一行，质偏干，小便可。前期自用西瓜霜，无明显缓解。

舌淡暗胖，边齿痕，苔薄白，脉细滑。

处方：甘草泻心汤加减。

生甘草30g　黄芩10g　黄连6g　干姜10g　太子参15g　清半夏10g　生姜4片　大枣5枚

5剂，水煎服，日1剂。

复诊：服药后前3天无明显变化，第4天起自觉疼痛大减，饮食可进，口疮无新发，旧疮面变浅，继予原方5剂。10剂药后只余两处大片的溃疡未能完全收口，纳食已正常，遂停药，待其自行恢复。随访未复发。

按语：此案患者由发病原因及溃疡表现可知非实火，而是虚火。患者平素就多发口疮，劳累之后，气虚明显，累及脾胃，则中焦斡旋失司，枢机不利，郁滞化火，循经上扰，发于口腔则见口疮满布。

处方选用甘草泻心汤。袁师认为，其一，辛开苦降以调其升降，用夏、姜之辛散合芩、连之苦降，以协调恢复中焦气机升降之职，使得清阳得升，浊阴得降；其二，重用甘温调补以扶正，尽快恢复中焦脾胃功能。同时脾胃功能恢复也是祛除病邪的前提。

【诊余二三话】

学生：论及口疮，临床治疗常需先辨实火与虚火，具体如何辨别？

袁师：口疮一病在六经辨证中论述不多，仅在太阳病变证及少阴病中有原文可考，且多以兼症出现，若守原文则可用方剂不多，但若以病机而言，火性上炎，实火、虚火皆可蚀于上发为口疮。其实者，心热、脾热或胃热上攻；其虚者，阴虚内热，肾阳虚、中气不足、脾胃虚寒等，皆可致口疮发生。

实火口疮可见疮面红肿热痛，被覆黄膜，患者可有舌红苔黄、心烦、口臭、大便干、小便黄等全身里热症状加以佐证。实火口疮多为心脾积热或胃肠积滞生热上炎而致，可以运用苦寒折热之清法，或用通腑泄热、釜底抽薪之下法。代表方剂有大黄黄连泻心汤、大柴胡汤、大承气汤等。

虚火口疮可见疮面红肿不甚，被覆白膜，患者可有舌淡苔白、胃脘痞满、神疲乏力等全身症状，无明显热象。虚火口疮除甘草泻心汤外，还可选用三才封髓丹、升阳散火汤等。

学生：甘草泻心汤、升阳散火汤和三才封髓丹都可以治疗虚火口疮，三者有什么区别？

袁师：甘草泻心汤以斡旋中焦气机，恢复脾胃枢机为主，脾胃升降相应则气机无所郁滞，中焦郁火不生；脾胃运化有度，则水液化而不聚，湿热无所蕴结。升阳散火汤与甘草泻心汤都可治疗中焦脾胃虚弱，虚火上炎所致之口疮。但甘草泻心汤以补虚为主，清热为辅，辛开苦降调补脾胃，以消虚火之源。升阳散火汤以升阳为主，补中泻火为辅，使郁滞之阳气升浮外达。治疗侧重不同，临床效果也不尽相同，若虚火口疮以甘草泻心汤久治不愈，考虑脾土阳气郁遏者，用升阳散火汤或有奇效。应用之时可见患者服药之初口疮不减反多，但短则一周，长则半月，久发之口疮必可痊愈，因脾土之郁火发散于外也。

三才封髓丹以清心火、滋肾水为主，主治心火旺盛、肾精不固之梦遗失精。同样是虚火上炎，甘草泻心汤所治之虚火多来自中焦，而三才封髓丹所治之虚火来自下焦，临床可资鉴别。

附：经方治疗口疮验案两则

（1）大柴胡汤治疗口疮案

钟某，男，45岁，2019年3月18日初诊

主诉：口疮反复发作1年。

患者自述口疮反复发作，夏季频发，舌涩痛，口中烧灼感，口臭，胃脘隐痛，喜温喜按，偶泛酸，口干喜温水，唇干，嗳气，无口苦，左胁下不适，喜按，神疲怕凉，腰膝以下凉，手足欠温，纳可，寐欠佳，大便干结，二日一行，小便可。

舌暗红，苔根厚，略黄，前水滑，脉沉细。

处方：大柴胡汤合升阳散火汤加减。

柴胡20g　黄芩10g　清半夏10g　枳实10g　白芍20g　熟大黄^{后下}10g　党参15g　羌活6g　独活15g　防风10g　升麻10g　葛根10g　炙甘草10g　生甘草10g　生姜4片　大枣5枚

7剂，每日1剂，水煎服，早晚温服。

2019年3月25日复诊：口疮减轻，仍口干，胃怕凉，腰以下凉甚，耳鸣，食欲可，纳少，寐可，大便成形，日一次，量少无力，小便色黄，夜尿频多，日2～3

次。舌红，中有裂纹，苔薄黄，脉细滑。

前方去升阳散火汤，加肉苁蓉30g、当归20g、牛膝20g、枳壳10g、泽泻10g。14剂后病愈。

按语： 患者左胁下不适，大便干燥，口干灼热，舌红苔黄，为实邪阻滞少阳气机，升降失调，而脾胃气虚，清阳不升，阴火不降，故见口疮、神疲等，用大柴胡汤疏散少阳气机，祛除实邪积滞；升阳散火汤健运脾胃，使阳气升发，阴火下降，共奏升降气机、导滞散火之功。药后便通，口疮减轻，而肾阳亏虚，虚阳上越，则口疮不能速愈，故又加济川煎温肾阳，引火归原，通腑泻邪，而奏全功。

（2）四逆散治疗口疮案

郭某，女，66岁，2015年3月2日初诊。

主诉： 口腔溃疡间作1年余。

患者口腔溃疡反复发作，春季尤甚。近期口疮发作频繁，舌边溃疡，疼痛，疮面色白，周边红，口苦，唇干，饭后胃脘隐痛，拒按，口泛酸水，寐差多梦，手足不温，大便日一行，初头干，成形，小便调。

舌暗胖，边有齿痕，苔厚腻微黄，脉弦细。

处方： 四逆散合柴胡加龙骨牡蛎汤加减，配合肝经点刺放血。

柴胡15g　白芍20g　枳实10g　炙甘草10g　黄芩10g　党参10g　半夏10g　茯神20g　生龙骨^{先煎}30g　生牡蛎^{先煎}30g　生磁石^{先煎}30g　芒硝^{冲服}3g　生姜4片　大枣5枚

7剂，每日1剂，水煎服，早晚温服。

二诊时口疮未发，胃脘痛已无，口苦缓解，寐多梦，手足不温，舌暗胖，有齿痕，苔薄白，脉弦细。上方加枣仁30g，以安神。后因胃脘痛就诊多次，口疮一直未发作。

按语： 患者口疮多发于春季，肝与春季相应，溃疡位于舌边，亦可提示病变脏腑在肝；手足不温，是肝郁脾虚，阳气不能外达四末所致；舌胖，边有齿痕，提示脾胃虚弱；口苦提示少阳枢机不利；同时见寐差多梦，是为胆热扰心。治当疏肝健脾、透邪解郁、疏利胆热，方选四逆散合柴胡加龙骨牡蛎汤加减。

柴胡入肝胆经，升发阳气，疏肝解郁，透邪外出，为君药。白芍敛阴养血柔肝为臣，与柴胡合用，补养肝血，条达肝气，使柴胡升散而无耗伤阴血之弊。佐以枳实理气解郁、泄热破结，与柴胡为伍，一升一降，共奏升清降浊之效；与白芍相配，又能使气血调和。使以甘草，调和诸药，益脾和中。方中药物虽简，但配伍精当，共奏透邪解郁、疏肝理脾之效，使邪去郁解，气血调畅，清阳得伸，则口疮得愈。

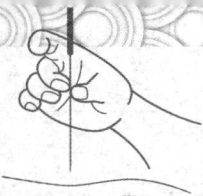

腹　满

一老年男性步入诊室就诊。问其哪里不舒服，答曰：主要是心口窝堵得慌，有时候会影响到两肋，甚至会顶到胸口，时常还会感到烧心。问其这种情况多长时间了，答曰：几个月了，其间看了几个医生，也做了胃镜，确诊慢性胃炎。吃了奥美拉唑、莫沙必利等药物，一开始有效，到后面基本效果不大了。问其发作是否频繁，答曰：刚开始食欲可以，但是不敢多吃，否则难受，现在连食欲也下降了不少。问其大便怎样，答曰：基本不成形，并且胃口怕冷，用热的东西捂着才舒服。

腹满是消化系统疾病的常见症状，又常称作腹胀、胃胀，西医学亦称为慢性胃炎、消化不良等。患者经过西医学的检查诊断，没有很大的器质性问题，但服用西药效果不佳。中医学能否治愈此类病痛？答案应该是肯定的。

根据不同症状表现，《伤寒杂病论》中与腹满相关的条文众多。

一、心烦、腹满、卧起不安——栀子厚朴汤

> 栀子十四个，擘　厚朴四两，炙，去皮　枳实四枚，水浸，炙令黄
>
> 上三味，以水三升半，煮取一升半，去滓，分二服，温进一服。得吐者，止后服。

【原文】

伤寒下后，心烦腹满，卧起不安者，栀子厚朴汤主之（《伤寒论》[79]）。

【解析】

栀子厚朴汤证是在栀子豉汤证的基础上增加了腹满、卧起不安两个症状。栀子豉汤证主要就是虚烦不得眠。烦热，留于腹则腹满，留于胃则卧起不安，也是严重的失眠症。酸苦涌泄，栀子之苦，以涌虚烦；厚朴、枳实之苦，以泄腹满。尤在泾《伤寒贯珠集》云："下后心烦，症与上同，而加腹满，则邪入较深矣……去香豉之升散，而加枳、朴之降泄。若但满而不烦，则邪入更深，又当去栀子之轻清，而加大黄之沉下矣。此栀子厚朴汤所以重于栀豉而轻于承气也。"张志聪《伤寒论集注》："此言伤寒下后，余热留于胸腹胃者，栀子厚朴汤主之也。夫热留于胸则心烦，留于腹则腹满，留于胃则卧起不安。"现代医家黄煌教授认为心烦是焦虑，是抑郁，是睡眠障碍；腹满是腹胀，是多气，

是不欲食或食之无味，是便秘或欲便不能。卧起不安提示心烦、腹满的严重程度。栀子厚朴汤能抗焦虑，助睡眠，除胀满。

【发微】

栀子类方的区别

栀子豉汤乃仲景为伤寒汗吐下后余热郁于胸膈，虚烦不得眠，甚者反复颠倒，心中懊恼而设。若伴少气者，宜加甘草，名栀子甘草豉汤；若兼呕者，加生姜，名栀子生姜豉汤；若误下后身热不去，微烦者，宜去豆豉，加干姜，名栀子干姜汤；若汗下后心烦腹满、卧起不安者，宜去豆豉，加厚朴、枳实，名栀子厚朴汤；若伤寒劳复者，宜加枳实，名枳实栀子豉汤；若酒疸发黄，心中懊恼或热痛，宜加大黄、枳实，名为栀子大黄汤，亦可治伤寒食复。

【验案举隅】

杨某，男，58岁，2019年1月初诊。

主诉：烦躁，坐卧不安，腹满1年。

患者1年前因家中琐事出现腹胀，每日下午烦躁，坐卧不安，心中不爽，需大喊或用棍棒抽打树木后方可缓解。同时可见口干口黏，牙痛，怕热，喜汗出，颈项部酸困，眩晕，纳可，寐差。大便不成形。

舌红，苔黄腻，脉沉有力。

处方：栀子厚朴汤合葛根芩连汤加减。

栀子15g　厚朴15g　枳实15g　葛根30g　黄芩10g

黄连10g　炙甘草10g

3剂，颗粒剂，日1剂。

二诊：服药1天无明显变化，第2天起自觉腹满及烦躁大减，大便成形，继予原方7剂。服药后诉已无明显不适。

按语：处方选用栀子厚朴汤合葛根芩连汤。其一，此案患者因情志致病，肝气郁结，郁而化热，出现坐卧不安，腹满，烦躁。与79条"心烦腹满，卧起不安"符合。其二，因其肠道湿热，大便不成形，汗出多且伴随颈项不适，合用葛根芩连汤。

方中栀子清解郁热。枳实苦寒，消胀满，破结气，与栀子相伍，辛开苦降，清热理气。厚朴苦辛温，苦以消胀除满，辛以行气下气，温以通达，兼制栀子、枳实寒凉之性。

【诊余二三话】

学生：栀子厚朴汤为什么不用淡豆豉？临床怎样抓住此方的使用要点？

袁师：豆豉乃宣透之用，栀子厚朴汤证为邪热入中焦，故舍豆豉，主治邪热内扰、气机壅滞的心烦腹满证。用栀子泄热除烦，厚朴行气除满，枳实破结下气，共奏解热除烦、行气消满之功效。应用本方关键在于除了心烦外又可见腹满、卧起不安。临床上舌象多可见质红而苔黏腻。

二、腹满时痛——桂枝加芍药汤

> 桂枝三两，去皮　芍药六两　甘草二两，炙　大枣十二枚，擘　生姜三两，切
>
> 上五味，以水七升，煮取三升，去滓，温分三服。本云桂枝汤，今加芍药。

【原文】

本太阳病，医反下之，因尔腹满时痛者，属太阴也，桂枝加芍药汤主之。(《伤寒论》[279])

【解析】

1.王子接《绛雪园古方选注》

桂枝加芍药汤，此用阴和阳法也。其妙即以太阳之方，求治太阴之病。腹满时痛，阴道虚也。将芍药一味倍加三两，佐以甘草，酸甘相辅，恰合太阴之主药。且倍加芍药，又能监桂枝深入阴分，升举其阳，辟太阳陷入太阴之邪，复有姜、枣为之调和，则太阳之阳邪不留滞于太阴矣。

2.钱潢《伤寒溯源集》

加芍药者，桂枝汤中已有芍药，因误下伤脾，故多用之以收敛阴气也。《神农本经》言其能治邪气腹痛。张元素云，与姜同用能温经散湿通塞，利腹中痛，胃气不通，入脾经而补中焦，太阴病之所不可缺；得甘草为佐，治腹中痛。热加黄芩，寒加桂，此仲景神方也。李时珍云：白芍益脾，能于土中泻木，所以倍加入桂枝

汤也。

3. 魏荔彤《伤寒论本义》

桂枝汤，太阳治表邪之药也，用于此，非治风也……今于加芍药之中，更可见引阳入阴，由阴转阳之治法与病机矣。病由太阳误下而归太阴，仍升而举之，使返太阳，此理与风邪用桂枝、寒邪用麻黄迥不相涉也，学者识之。

4. 刘渡舟

腹满时痛是太阴脾本身气血不和，气不和则胀，血不和则痛，无吐利、不寒不热、不虚不实，用桂枝加芍药汤，临床常用，效果很好，同时可见舌偏红、苔薄白、脉弦细。若气虚，乏力，面色苍白，心慌心跳心烦，加饴糖；若大实痛，大便秘结，腹痛甚，属太阴外搏阳明，用桂枝加大黄汤，既和太阴又泻阳明。

5. 矢数道明

用于多例开腹术后腹满时痛效佳。用于多例月经痛效佳，多为虚证、冷证，可有下腹胀，也可为实证，也常用于还纳性疝气。

桂枝加芍药汤，即桂枝汤倍用芍药而成。以桂枝汤调和气血，疏通经脉，加重芍药的用量，养血活络，缓急止痛。生姜温脾而散滞；大枣益气和中，使气能帅血而行。甘草补益中气，并调和诸药。芍药为血分药，《神农本草经》言其"主邪气腹痛，除血痹，破坚积，寒热疝瘕，止痛，利小便，益气"，治腹中气血不和，筋脉拘挛之腹痛。

本方眼目：桂枝证（汗多怕风）、腹满时痛（发作性腹胀、腹痛）、虚寒证象（体瘦、乏力虚弱、怕冷、舌象脉象）等。

【发微】

腹满时痛辨析

腹满时痛不足证，腹满大痛有余名。误下邪陷太阴里，汗热便硬转阳明。腹满时痛为不足，桂枝加芍药汤，不愈，用理中汤。腹满大痛为有余，桂枝加大黄汤。此皆误下，邪陷太阴之里证也。若潮热自汗，大便硬，则为太阴之邪转属阳明也，宜大承气汤。

本方证应该同时有腹满或腹胀和腹痛症状，同时腹部按之柔软，喜温喜按。或者说，具备桂枝汤证之发热汗出恶风的一条或多条，即可使用本方治疗。本方属于太阴病范畴，故以不足为表现。

【验案举隅】

1.刘某，女，25岁，2017年6月初诊。

主诉： 腹痛伴恶心呕吐1天。

前夜饮食不节后出现腹胀痛，喜温按，恶心，呕吐2次，呕吐物为食物及胃液，口干，口苦，头晕，周身怕冷，汗出，项背强几几，发热，38.1℃，大便3次，不成形，稀薄，小便正常，舌淡红，苔白微腻，脉浮。

处方： 桂枝芍药汤合柴胡桂枝汤加减。

柴胡20g　清半夏10g　党参12g　炙甘草10g　黄芩10g　桂枝10g　白芍20g　葛根20g　生姜6g　大枣5枚

3剂，水煎服，日1剂，嘱禁食生冷。

二诊：患者诉当晚回家服药半小时后，胃痛消失，随即入眠。早起后周身无任何不适，体温36.6℃。余药未服，后未再复发。

按语：予柴胡桂枝汤，考虑患者胃胀痛（腹满时痛），且项背不适，当倍芍药加葛根。

2.张某，女，58岁，2019年8月初诊。

主诉：腹痛1年。

患者1年前出现腹痛伴随胀满，每日下午3时左右发作，痛不可忍，就诊于多家医院，胃镜提示慢性胃炎，其余检查化验无异常。口服奥美拉唑等药物可缓解，但3个月后服用上述药物无效果，需服用止痛药缓解。刻诊：胃满痛，喜温按，头晕，周身怕风怕冷，汗出，大便每日1次，不成形，小便正常，食纳尚可，因夜间腹痛时发，故寐欠安。舌淡，苔薄白，脉沉细。

处方：桂枝芍药汤加减。

桂枝10g　白芍20g　炙甘草10g　生姜10g　大枣5枚

6剂，水煎服，日1剂，嘱禁食生冷油腻。

二诊：6天后患者来诊，诉当天服药半小时后胃痛明显减轻，但是此次复诊前腹痛仍有发作，发作时间缩短。再次问诊，发现患者穿衣很厚很多，睡觉时需用电热毯，故上方加附子10g（先煎），7剂。服药后患者腹痛几无，效不更方，继予7剂，腹痛消失。随访未再复发。

上述两案症状均可见胃部满痛或胀痛，符合腹满时痛，同时伴有恶风，胃部喜温按，故选方得效。

【诊余二三话】

学生：小建中汤以桂枝加芍药汤为基础方，二者皆治腹（满）痛，应怎样区别应用？

袁师：小建中汤为桂枝加芍药汤加饴糖而成，有温中补虚、补益气血、和里缓急的作用，用于治疗营血不足，太阴经脉失养而出现的腹中急痛。桂枝加芍药汤有疏通经脉，调和气血，缓急止痛的作用，故用于治疗太阴经脉受邪，经脉气血不和而出现的腹满时痛。两方证病位皆在太阴经，前者证候偏虚，后者证候既无明显的虚象，也无显著的实邪。

学生：大建中汤、小建中汤、黄芪建中汤有何异同？

袁师：三方均以温补中阳立法，均治中阳不足，脾胃虚寒。但小建中汤、黄芪建中汤补阳之力不如大建中汤，适用于脾胃虚寒较轻，并有肝脾不和或气虚不固者，能缓急以止痛。大建中汤纯为补火助阳，专入脾胃，逐寒邪以扶正气，无其他功效，并能降逆以止痛。

学生：桂枝加芍药汤临床应用多吗？同时伴有其他症状可以加减或合方治疗吗？

袁师：桂枝加芍药汤临床应用较多，针对慢性胃炎、肠易激综合征及结肠炎效果很好。临床好多患者除了主诉之外还会有其他症状，如合并有下利或项背不舒，可以加葛根；怕冷明显，可以加附子；咽干咳嗽或食管反流，嗳气，少苔或舌有裂纹者，可合麦门冬汤。

三、寒热错杂——温经汤

> 吴茱萸_{三两}　当归　芎䓖　芍药_{各二两}　人参　桂
> 枝　阿胶　牡丹_{去心}　生姜　甘草_{各二两}　半夏_半
> _升　麦门冬_{一升, 去心}
> 　　上十二味, 以水一斗, 煮取三升, 分温三服。

【原文】

问曰：妇人年五十所，病下利，数十日不止，暮即发热，少腹里急，腹满，手掌烦热，唇口干燥，何也？师曰：此病属带下，何以故？曾经半产，瘀血在少腹不去。何以知之？其证唇口干燥，故知之。当以温经汤主之。（《金匮要略·妇人杂病脉证并治》）

【解析】

温经汤的吴茱萸、桂枝、生姜以温寒通气为主；阿胶、麦冬、丹皮、当归、川芎、芍药以润燥补血为主；人参、甘草则甘温以扶正；半夏则调和阴阳，和胃而生津液。此方以寒者温而燥者润，瘀者行而不专断，以使气血温和，冲任得养，肝胆得调，为制方宗旨。

【发微】

温经汤发挥

古人将《金匮要略》温经汤誉为妇科调经之祖方，后世医家在其启发下，多有论述。如《太平惠民和剂局方》《妇人大全良方》中载有同名方。《太平惠民和剂局方》温经汤与《金匮要略》温经汤药物组成大致相同，仅煎服法上有所区别；《妇人大全良方》温经汤适用于实寒瘀滞较甚的月经不调。陈念祖《女科要旨》记载："温经汤一方，无论阴阳、虚实、闭塞、崩漏、老少善用之，无不应手取效。"钱伯煊《女科方萃》将此方列为第一方阐发，认为其虽有温经、活血、益气、养阴之功，却无燥、耗、壅、腻之弊。方中用药顾及妇女各方面的生理特点，所以适用范围很广泛。

【验案举隅】

1.张某，女，28岁，2019年9月初诊。

主诉： 腹胀，便秘1年。

患者1年前出现腹胀，且伴有便秘，口干口黏，颜面部痤疮，怕风怕冷，手足不温，时发热汗出，颈部酸困，皮肤干燥，脚跟皲裂，纳可，寐安。便秘，三日一行，稍干，月经延迟，有暗红色血块，痛经。

舌红，苔薄黄腻，脉沉细缓。

处方： 温经汤加减。

吴茱萸10g　川芎10g　牡丹皮10g　白芍10g　党参10g　清半夏10g　当归10g　桂枝10g　麦冬15g　炙甘草6g　阿胶^{烊化}6g　生姜4片

7剂，水煎服，日1剂。

复诊： 服药后第5天自觉大便通畅，腹胀口干消失，手脚温，痤疮较前减退，颈部不适大减。继予原方7剂。

三诊：服药后只余痤疮未痊愈，脚跟皲裂面积缩小。效不更方，再予7剂，诸症皆消，随访未见复发。

2. 林某，女，15岁，2020年5月初诊。

主诉：上腹痛1年。

患者1年前出现上腹痛，喜温喜按，伴口干，口腔溃疡，手足凉，月经痛经，舌红，苔薄腻，脉细缓。查上腹部B超示肝、胆、胰、脾无异常，胃镜示慢性胃炎。口服摩罗丹、奥美拉唑效果不佳。

处方：温经汤加减。

吴茱萸6g　川芎6g　牡丹皮6g　白芍10g　党参6g　清半夏6g　当归6g　桂枝5g　麦冬10g　炙甘草6g　阿胶^{烊化}6g　生姜3片

7剂，水煎服，日1剂。

复诊：服药后第3天患者自觉腹痛消失，手脚转温，口腔溃疡逐渐愈合，继予原方7剂。随访未见复发。

【诊余二三话】

学生：温经汤组方繁杂，如何理解？

袁师：从方剂的组成看，温经汤有桂枝汤、麦门冬汤、胶艾汤、桂枝茯苓丸、吴茱萸汤、炙甘草汤、当归四逆加吴茱萸生姜汤的痕迹。可认为温经汤是由这些方剂相合并化裁而来的，比如，温经汤的瘀血证可以看作桂枝茯苓丸证之轻者，故去桃仁；月水异常，胶艾汤证；"唇口干燥"，麦门冬汤证；"妇人少腹寒，久不受胎"，是"内有久寒"的当归四逆加吴茱萸生姜汤证，其人当脉细，至少脉象不会很充实。病人还可出现一些或然证，如吴茱萸汤证的头痛、当归四逆汤证的冻疮等。当然，与消化科相关，或者说消化科患者就诊时的主诉一般多见腹胀、腹痛、便秘、腹泻，处方选用温经汤。本方证所主证候特点主要表现为虚、寒、瘀，并夹有虚热的病理状态。抓住这一要点，温经汤可以广泛应用于各科疾病，并非仅用于妇科。

四、腹满，饮食如故——厚朴七物汤

> 厚朴半斤　甘草　大黄各三两　大枣十枚　枳实五枚　桂枝二两　生姜五两
>
> 上七味，以水一斗，煮取四升，温服八合，日三服。呕者加半夏五合，下利去大黄，寒多者加生姜至半斤。

【原文】

病腹满，发热十日，脉浮而数，饮食如故，厚朴七物汤主之。(《金匮要略·腹满寒疝宿食病脉证治》)

【解析】

1.《沈注金匮要略》

此有表证腹满也。发热十日之久，脉尚浮数，当责风邪在表。然风气内通于肝，肝盛乘胃，故表见发热，而内作腹满；风能消谷，即能食而为中风，所以饮食如故。用小承气荡涤肠胃之热，桂、甘、姜、枣调和营卫，而解在表之风耳。

2.《张氏医通》

此本小承气合桂枝汤，中间裁去白芍之酸收，不致引邪入犯营血。虽同用桂枝、甘草，与桂枝汤泾渭攸分。其厚朴独倍他药，正以泄气之浊逆耳。

发热十日，脉浮而数者，外感伤寒而表不解，太阳之经郁阳明腑，经腑皆郁。经气不泄，故发热脉浮，腑气不通，故腹满。饮食如故，则内证非寒。厚朴七物汤，姜、桂、甘、枣解表而和中，枳、朴、大黄泻满而攻里。以小承气而合姜、桂、甘、枣，重用生姜，亦温下法也。此外有表郁，表郁其里，经腑皆郁，经气不泄，故发热脉浮，腑气不通，故腹满。饮食如故，则内证非寒。外闭内满，经郁其腑，故双解表里。桂枝通经解肌，以解其外；厚朴、大黄破气泄热，以解其里。厚朴七物汤是由小承气汤加桂枝去芍药汤组成。具有解肌散寒、和胃泻肠之功效。厚朴七物汤的特定方证是"腹满饮食如故"，此乃选方的主要抓手，和大柴胡汤鉴别要点是"按之心下满痛"。

【发微】

厚朴七物汤临床应用拓展

厚朴七物汤并不单纯治疗腹满而兼有表证的患者。除此以外，并可治疗多种原因造成的腹部胀满，只要药物加减适宜，辨证准确，治疗的范围极其广泛。因桂枝汤除有解表的作用以外，尚有温中、通阳、祛寒的功效。佐厚朴三物汤行气荡积，而不伤阳。若加大桂枝的剂量，可使较为寒凉的泻下剂变为温性的、除湿行气的泻下剂。导致腹部胀满的原因很多，可因实热之邪积于肠中，致燥粪聚结，成为阳明腑实证的腹部胀满；也可因水湿之邪积于腹中，再因阳气不足，中气虚寒，产生浑浊之气而发生腹部胀满。厚朴可行气除腹满，既可以治疗大腹胀满，也可以治疗胃脘部胀满，故厚朴七物汤也可以治疗胃脘胀满。综上而言，厚朴七物汤拓展应用主要有两个方向，一是从腹满拓展到脘腹胀满、胃脘部不适，二是脾胃阳虚的同时有积滞化热的寒热错杂证。

【验案举隅】

1. 张某，男，48岁，2020年7月初诊。

主诉：腹胀半年。

患者1年前确诊为冠状动脉硬化性心脏病，因冠状动脉病变严重，行冠脉搭桥手术。术后恢复较好，生活质量提高。近半年来心悸、胸闷加重。口干，食欲好，口气重，并食后腹部胀满，大便偏干。腹部膨隆，按之无疼痛不适。

舌红，苔微黄腻，双脉沉。

处方：厚朴七物汤加减。

桂枝10g　枳实20g　厚朴30g　甘草10g　大黄10g　大枣15g　生姜15g

7剂，水煎服，日1剂。

复诊：服药后第3天自觉大便通，泻下大量大便，褐色，臭秽难闻。腹胀口干消失，胸闷也明显减轻。继予原方 7 剂。后随访，诸症皆消，未见复发。

2. 宋某，男，8 岁，2009 年 9 月初诊。

主诉：发热伴呕吐、腹胀 2 天。

患者发热、呕吐、腹胀腹痛 2 天（怀疑 H1N1 感染）。1 天前因饮食不节致呕吐 3 次，呕吐水状物，体温 37.4℃，头晕头疼，心悸，纳呆纳少，腹胀腹痛，大便 2 日未解。

舌红尖甚，苔薄白，脉数滑。

处方：厚朴七物汤加减。

厚朴 10g　熟地黄 6g　枳实 6g　甘草 5g　桂枝 5g　生姜 3 片　大枣 4 枚

2 剂，水煎服，频服。

后随访疗效明显，腹胀疼痛基本消失，体温正常，体力基本恢复，已正常到校上学。

【诊余二三话】

学生：如何鉴别厚朴七物汤、大柴胡汤、厚朴三物汤、大承气汤？

袁师：四方均可治疗实证腹满便秘，皆具有泄热攻下作用，但功用、主治有一定区别。厚朴七物汤解表力胜，治腹满兼发热脉浮数等表证者；厚朴三物汤行气力胜，治腹满胀甚于积者；大柴胡汤可和解少阳，主治腹满偏于心下两胁，兼寒热往来，郁郁微烦，脉弦等少阳证者；大承气汤软坚润燥攻下力强，主治腹满，燥屎内结，胀积俱重者。

五、腹胀满——厚朴生姜半夏甘草人参汤

> 厚朴半斤，炙，去皮　生姜半斤，切　半夏半升，洗　甘草二两，炙　人参一两
>
> 上五味，以水一斗，煮取三升，去滓。温服一升，日三服。

【原文】

发汗后，腹胀满者，厚朴生姜半夏甘草人参汤主之。(《伤寒论》[66])

【解析】

汗后脾虚，阳气外泄，或脾气素虚，致运化水湿功能低下，湿留生痰，痰湿中阻，气机被遏而致腹胀满。兼症之饮食不佳等亦为脾胃气虚之故。本方证以虚辨证，有其脾气不足；以实辨证，又有痰湿凝结，气机壅滞。故非虚非实，属于虚实夹杂之证，治宜消补兼施为法。方中厚朴宽中除满，生姜辛开理气，半夏开结燥湿，人参、甘草健脾培土以助运化。因本方证虚实夹杂，如纯补则气滞腹胀愈甚，若单攻则脾虚更剧，将见呕吐泄下之症，故消补兼施。

【发微】

厚朴生姜半夏甘草人参汤的适应证

腹胀临床辨证应分清寒热虚实。本方证腹部应按之柔软，伴乏力、面黄、便少、舌质淡、脉沉，皆为脾虚

之象。脾虚不能运化，气机停滞，发为腹胀，其根本在于脾虚，故应属本虚标实之证。

【验案举隅】

高某，男，35岁，2020年6月初诊。

主诉：腹胀1年。

患者1年前出现腹胀，且白天不发作，夜间腹胀发作，自述排气不畅，余无所苦。

舌淡红胖，有齿痕，苔薄白腻，双寸脉浮、关滑、尺沉。

处方：厚朴生姜半夏甘草人参汤加减。

厚朴25g　清半夏15g　党参6g　炙甘草5g　生姜10片

7剂，水煎服，日1剂。

复诊：服药后第3天开始自觉排气增多，腹胀减轻。继予原方7剂。

三诊：服药后诸症皆消，随访至今未复发。

按语：本案患者损伤阳气，引起消化道传导和蠕动功能减弱，气机郁在腹，继而引起腹部胀满。但是，只是气机的不畅，并没有大便干结不通的问题。气机不畅的确存在，虽然无大便不通，但也有实证。所以，是因虚致实，虚实夹杂证候。故治疗原则应是虚实兼顾。方中厚朴、生姜、半夏量较大，厚朴行气消胀，生姜散寒和胃，半夏降逆止呕化痰。炙甘草和党参量轻，炙甘草和胃缓消，调和诸药，党参健脾益气。

【诊余二三话】

学生： 为何一再强调厚朴生姜半夏甘草人参汤中各药的用量呢？

袁师： 本方是仲景为太阳病汗后中阳被伤，气滞腹部胀满而设。临床中，真正用本方治脾虚气滞腹胀满的机会不太多，但并不意味着该方失去了意义。该方具消胀除满、补泄并行之功，凡病机与之相同，无论成因为何，皆可用之，并能收到较好的疗效。《伤寒论》全书涉及腹满的条文有26条之多，病机复杂，治法亦异。脾虚气滞胀满，应辨明"虚"与"滞"的主从。虚为主者，多微满不胀，以补虚为主，佐以理气；滞为主者，多满且胀，以消为主，佐以补虚。本方厚朴、生姜、半夏用量较大，人参、甘草用量较小，显然是以消为主，以补为辅。厚朴、生姜、半夏三味量不可以小，小则不足以消胀；甘草、人参两味量不可以大，大则助满而病不愈。另外，符合此病机的患者，有一部分有明显的昼轻夜重的情况。

方歌可助记忆：厚朴半斤姜半斤，一参二草也须分，半夏半升善除满，脾虚腹胀此方真。

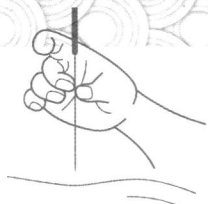

反　酸

　　一位青年女性步入诊室，神情焦虑，精神尚可。袁师：哪里不舒服啊？病人：我现在哪儿都不舒服，主要是心口烧得慌，口里泛酸水。气一上来，带着酸水从胃口翻出来，到喉咙口，还没吐就又咽下去了，刺刺拉拉的感觉可难受了！袁师：你指一下是哪个部位。病人从胸骨后到胃脘上口一路指下来。袁师：这种情况多长时间了？病人：3年了。1周前我吃了点凉的，更严重了。袁师：一天发作几次还是几天发作一次啊？病人：从开始犯病的时候到1个月前，基本上是每周2～3次，加重以后一天能有1～2次。袁师：主要在什么情况下发生或加重？病人：主要是情绪不好的时候，吃不好也容易发病，着凉也不行。上个月在医院做了胃镜，医生说我是反流性食管炎。

　　反酸是消化系统疾病的常见症状，西医学称为胃食管反流病。中医古籍并无"反酸"病名，根据临床症状的不同，烧心、反酸相当于嘈杂、吐酸；反流且胸痛时可认为是中医学的胸痛；合并食管狭窄，引起吞咽困难、吞咽痛时，可为噎膈；当出现食管外的症状，如果与肺系相关，则属于哮喘、咳嗽、咽痛；如果反流物反流进入咽喉，喉部自觉有异物感，可归为中医学的梅核气，也可归为呃逆、呕吐、胃脘痛、痞满，不必强求用一个划定的中医病名概括。轻中度胃食管反流患者可单独服用质子泵抑制剂，或将胃黏膜保护剂、促胃动力药、抗酸药等联合使用。但是有一部分患者服用药物后症状仍然不缓解，日久经年，症状加重，甚则摧残精神。

《伤寒杂病论》中与反酸症状相关的条文众多，现以常用条文为主进行论述，其他条文可参见呃逆、呕吐、痞满、胃痛等篇。

一、心下痞硬，噫气不除——旋覆代赭汤

旋覆花三两　人参二两　生姜五两　代赭一两　甘草三两，炙　半夏半升，洗　大枣十二枚，擘

上七味，以水一斗，煮取六升，去渣，再煎取三升，温服一升，日三服。

【原文】

伤寒发汗，若吐若下，解后心下痞鞕，噫气不除者，旋覆代赭汤主之。(《伤寒论》[161])

【解析】

《景岳全书·杂证谟》曰："噫气者，饱食之息，即嗳气也。"嗳气，指气从胃中上逆，冒出有声，其声沉长，不似呃逆声急短促。

161条虽然是痰气痞的证治，但临床与大多数反酸

的病机较为契合。关于161条，众多学者对"伤寒发汗，若吐若下"争议较多。

有医家提出，伤寒发汗为正治，吐下为逆，表解之后伤及脾胃，痰饮内生，气机痞塞，肝胃气逆。

有医家将若吐若下视为阳明实证，阳明病顺势或吐或下，但吐下不及，病必不除；吐下太过，矫枉过正，病邪虽可大去，但会折损脾胃，损伤中气，造成中虚痰阻。

元代医家罗谦甫则将汗吐下视为三种并列治法，治疗之后病邪虽去，但可共同出现中气亏虚、痰饮内生的病机。

虽然关于161条的解释众多，但对其基本病机的认识是一致的，即中虚气逆痰阻。胃虚宜补，痰浊宜化，气逆宜降，故用平和正治之旋覆代赭汤承上启下，以降逆化痰，益气和胃。

【发微】

1. 旋覆代赭汤与反酸

反酸一症，古代多以"吞酸""吐酸"命名。除"诸呕吐酸，皆属于热"，指出胃经有热，酝酿成酸外，亦有《灵枢·口问》中"寒气客于胃，厥逆从下上散，复出于胃，故为噫"的描述。隋代巢元方《诸病源候论·噫醋候》有描述："噫醋者，出上焦有停痰，脾胃有宿冷，故不能消谷，谷不消则胀满而气逆，所以好噫而吐酸，气息醋臭"。指出脏气虚弱，寒气客于脾胃之间，谷食不化，导致了噫气醋臭。

虽然旋覆代赭汤条中未提及"反酸"一词，但究其本源，基本病机为胃虚气逆。故不论是反酸还是呕吐嗳气，只要病机辨证准确，均可用其治疗。关于反酸的治疗不必拘泥，不可因反酸一症而被障目。

2.旋覆代赭汤与生姜泻心汤

旋覆代赭汤由生姜泻心汤去干姜一两，加生姜一两，去芩、连，加旋覆花、代赭石而成。两方均主治心下痞硬一证。

旋覆代赭汤证为浊阴凝于胃口而觉痞硬，并无热邪，故不用芩连之苦寒增寒，而用旋覆花、赭石之咸温降浊阴痰涎；生姜泻心汤为有郁热，必用芩连泄热，因无痰浊在胃口，故不用旋覆花、赭石之降浊。

前方嗳气不除为胃中阳气不足，寒客于胃所致，故不用干姜，用生姜温散则行。后方为干噫食臭，乃中虚而寒，宿食停留不化所致，必用干姜守而不走，守中而持久温之。

人参非主要之品，可随热实或虚的不同程度酌情加减，或在党参、太子参、生晒参之间对症选用。

3.旋覆花、代赭石小议

旋覆代赭汤临床运用时当谨守原方比例。旋覆花、代赭石原方分别为三两、一两，比例为3:1。代赭石应用量小，其意有三：一则苦寒质重，量大易伐胃而致胃气更虚；二则病位在中焦脾胃，代赭石量大则直抵下焦而入肝经，药过病所，难以发挥降胃之功；三则心下痞硬而噫气不除，气逆之势已甚，量大重以镇之，恐有压而不服，其气更逆之虑。

旋覆花味咸性温，滴露而生，在诸花中独降，主降逆气（从肺经气分而降）；赭石为矿物类生铁矿石，色红而质重，色红入血分，质重则可降逆气（从心经血分而降下）。二者为君，并入胃中之后可降冲逆，平肝气，则何有痞硬嗳气之逆气之不消除之虞？

【验案举隅】

郭某，男，69岁，2019年12月初诊。

主诉：反酸伴胃胀3年余，近1周加重。

患者平素反酸反复发作，一周2~3次。1周前因食生冷反酸加重，每日均有发作且程度加重，凌晨三四点加重，食凉则胀痛，揉按可舒，嗳气频作，口干口苦，咽中如有物梗阻。纳少不知饥，寐浅，二便调，排气多。

舌淡胖，苔中厚腻，边稍齿痕，脉弦滑。

2019年12月3日胃镜示：食管炎，胃息肉；慢性胃炎活动期。

处方：旋覆代赭汤合小柴胡汤加味。

旋覆花^{包煎}15g　代赭石^{先煎}5g　半夏10g　党参10g　炙甘草10g　柴胡15g　黄芩10g　厚朴10g　茯神20g　紫苏梗10g　生姜8片　大枣5枚

7剂，水煎服，日1剂。

复诊：药后反酸缓解大半，夜间胀满、嗳气均缓解，口干缓，口苦无。原方加减继服3月余，以丸药缓图。后诸症悉除，随访未复发。2020年12月复查胃镜未见食管炎。

按语：患者反酸，胃胀，嗳气频作，畏凉，舌淡胖为胃虚气逆之证；口干口苦为少阳不和之证。辨证为胃虚兼少阳不和之证，故以旋覆代赭汤配以小柴胡汤补虚和胃，枢利少阳。加厚朴、茯神、苏梗，于回味之中旋转气机，以散结消痰。

【诊余二三话】

学生：胎前吞酸和产后反酸治法是否等同常人？

袁师：反酸的辨治多分寒、热、寒热错杂三种。个人特殊情况固然重要，但任何时候都要谨守基本和主要病机，再兼顾其他情况。胎前吞酸多为正常反应，若时间过久或反应剧烈，则需引起重视。胎前吞酸可因火热而致，亦可因脾胃虚弱不得运化而致，但肝郁气滞多为主因，临证要多加关注。而产后反酸虚证酌情补气养血，实证多为胃中痰火积滞，不影响哺乳的情况下常规治法即可。且无论胎前产后，补养气血不可或缺。

二、干呕吐涎沫，头痛——吴茱萸汤

> 吴茱萸一升，洗　人参三两　生姜六两，切　大枣十二枚，擘
>
> 上四味，以水七升，煮取二升，去滓，温服七合，日三服。

【原文】

食谷欲呕，属阳明也，吴茱萸汤主之。得汤反剧

者，属上焦也。（《伤寒论》[243]）

少阴病，吐利，手足逆冷，烦躁欲死者。吴茱萸汤主之。（《伤寒论》[309]）

干呕，吐涎沫，头痛者，吴茱萸汤主之。（《伤寒论》[378]）

呕而胸满者，茱萸汤主之。（《金匮要略·呕吐哕下利病脉证治》）

干呕，吐涎沫，头痛者，茱萸汤主之。（《金匮要略·呕吐哕下利病脉证治》）

【解析】

吴茱萸汤证散在于《伤寒杂病论》中，病机均为肝胃虚寒，浊阴上逆。其中阳明寒呕非真呕，吴茱萸汤治疗中焦胃寒而肝中郁阳者有效。若病在上焦，非此汤之治，入之而反增邪热。少阴下利为阴盛阳虚，阴寒上逆生浊导致，其病看似甚危，但只要阴邪出阳，其病即可愈，与296条"少阴病，吐利躁烦，四逆者死"有本质区别。一则阳未离本位，二则阳微孤军无援。厥阴头痛《金匮要略》"吐涎沫，头痛者"，浊阴之物被胃阳上顶，弥散胸中，胸阳受郁，兼之肝阳，三者同受抑制，齐心上冲，到达诸阳之汇的头部，而发头痛；而"呕而胸满"乃浊阴之气弥散胸中，胸阳被弥漫之寒气排斥，充斥胸中则胸满心烦。

吴茱萸为君，归肝、脾、胃经，辛、苦，除可温肝平肝而泻肝之郁火外，亦散入少阳胆与三焦网膜，主一身之气化，可温降，佐人参补元气之升，使升降无虞；

生姜散水降浊,可止呕吐;大枣补中益气。诸药合用,清升浊降,呕吐逆乱何有哉。

【发微】

1.吴茱萸汤与反酸

外邪加之七情内伤致脾胃虚寒,湿不得化,郁不得发,气不得降,而作反酸。《景岳全书》中论:"脾胃虚寒嘈杂者,必多吞酸,或兼恶心,此皆脾虚不能运化滞浊而然,勿得认为火证,妄用寒凉等药。"而吴茱萸汤为治疗肝胃虚寒、浊阴上逆的典型方剂。原文中虽未直接提及反酸,但病机可谓异曲同工。东晋葛洪在《肘后备急方》载:"治人食毕噫醋及醋心方:人参一两,吴茱萸半斤,生姜六两,大枣十二枚,水六升煮取二升,分温再服也。"

2."干呕头痛"之吴茱萸汤与桂枝汤

二方证均有头痛、干呕之表现,但吴茱萸汤之头痛是由于肝经寒邪循经上扰,常表现为巅顶冷痛;桂枝汤则是因为风寒侵袭太阳经脉,表现为头项强痛。前者干呕为肝寒犯胃,浊阴上逆,吐出物为清冷涎沫;后者表邪外束,经气不利,影响于胃,胃失和降,见有其他表证,无清冷涎沫。此为同病异治之法,临床需详甄细别。

【验案举隅】

王某,男,40岁,2020年6月初诊。

主诉:喉癌术后反酸烧心2月余。

患者诉喉癌术后因情绪不畅致反酸频作,胃脘微灼，服诸多西药，无明显改善。刻诊：时时吐清水样酸水，影响日常生活，口干欲饮温水，巅顶痛，偶胃脘隐痛，纳谷不馨，寐差，入睡难，大便多不成形，2~3日一行，小便调。

舌淡且水滑，苔薄白，左寸弦滑，余脉沉。

处方：吴茱萸汤合柴胡加龙骨牡蛎汤、枳术汤加减。

吴茱萸2g　党参10g　柴胡15g　黄芩10g　半夏10g　煅龙骨^{先煎}30g　煅牡蛎^{先煎}30g　桂枝6g　茯神20g　酒大黄3g　枳实10g　生白术15g　生姜8片　大枣5枚

4剂，水煎服，日1剂。

复诊：服药后2天，无明显变化，第3天开始，酸水大减，口干欲饮大缓，予原方续服11剂，诸症大减。后去吴茱萸汤，加半夏厚朴汤等续服1个月，诸症几无。遂停药，自行恢复，半年后随访未复发。

按语：本案患者呕吐清水样酸水，且有头痛、舌淡水滑的脉弦之征，此为肝胃虚寒导致浊阴之物上逆。用吴茱萸汤温散寒气，和胃降逆。患者术后情志不畅，致少阳枢机不利，加之浊阴上泛心胸空旷之所，故纳寐欠佳。大便不成形且2~3日一行，则因脾虚气滞水停，用枳术汤行气消痞。三方合用，虚寒得温，气机得畅，停水得化。二诊以后，去吴茱萸汤，防过热之弊。

【诊余二三话】

学生：吴茱萸汤多不单独使用，亦少见续服多次，此为何故？

袁师：吴茱萸汤虽为里虚寒证所设，但吴茱萸是一味大热的药，《本草纲目》载其走气、动火、昏目、发疮。单服或连服容易引发热证，如头痛增剧、眩晕、牙龈肿痛及出血、唇周起疱、口疮、身热烦躁等。有的患者里虚寒和热证均有，此时可选其他方剂来调和，具体可视症状选用，常用方剂有泻心汤类方、栀子豉汤或小柴胡汤等。可根据寒热程度调整药物剂量比例。

学生：左金丸由吴茱萸和黄连组成，其方义是什么？

袁师：左金丸主治肝气郁结，郁久化火，胁肋胀痛，呕吐吞酸，嗳气嘈杂之症。肝实则痛，心为肝之子，实则泻其子，故用黄连为君，使火不克金，金可制木，则肝木可平。吴茱萸辛热，一可行气解郁，二能引热下行，三可与黄连反佐，相济以立功。左金意为使金令得行于左而平肝也。黄连、吴茱萸的比例为6：1。

临床见到的肝胃虚寒烧心吐酸则常以吴茱萸汤合反左金丸，此时黄连和吴茱萸的比常为1：6。

黄连、吴茱萸各等分，张景岳将其命名为黄连丸。用于治疗痔疮肿痛，肠风下血。临床常伍血余炭厚肠止泻，治疗急慢性肠炎和痢疾诸症，尤以肠黏膜有损害或有剥脱者效佳。常用炒黄连去其辛燥，防其苦寒碍胃。

三、呕而发热——小柴胡汤

柴胡半斤　黄芩三两　人参三两　半夏半升，洗　甘草炙　生姜各三两，切　大枣十二枚，擘上七味，以水一斗二升，煮取六升，去滓，再煎取三升，温服一升，日三服。若胸中烦而不呕者，去半夏、人参，加瓜蒌实一枚。若渴，去半夏，加人参，合前成四两半，栝楼根四两。若腹中痛者，去黄芩，加芍药三两。若胁下痞鞕，去大枣，加牡蛎四两。若心下悸，小便不利者，去黄芩，加茯苓四两。若不渴，外有微热者，去人参，加桂枝三两，温覆微汗愈。若咳者，去人参、大枣、生姜，加五味子半升、干姜二两。

【原文】

伤寒五六日中风，往来寒热，胸胁苦满，嘿嘿不欲饮食，心烦喜呕，或胸中烦而不呕，或渴，或腹中痛，或胁下痞鞕，或心下悸，小便不利，或不渴，身有微热，或咳者，小柴胡汤主之。（《伤寒论》［96］）

呕而发热者，小柴胡汤主之。（《伤寒论》［379］）

【解析】

往来寒热、胸胁苦满、嘿嘿不欲饮食、心烦喜呕，加上少阳提纲证口苦、咽干、目眩，是小柴胡汤证的主症。整体病机是胆热内郁，枢机不利，脾胃失和。其中"喜呕"即意欲呕吐，因胆热犯胃、胃失和降而作。小柴胡汤方后注提出了七个或然证，说明少阳证邪在表里之间，病势不定，病情变化较多。厥阴病脏邪移胆至呕而发热，亦用小柴胡汤进行治疗。

小柴胡汤柴胡用量最大为半斤，是为君药，其味苦、平、微寒，升达疏表，解少阳邪热，臣以味苦寒之黄芩以清里，二者相伍，外透内泄；半夏、生姜和胃止呕，人参、大枣、甘草培土和中，扶助正气。诸药合用，达到疏利三焦、宣通内外、调达上下、和畅气机的作用。

【发微】

小柴胡汤与反酸

小柴胡汤为和解少阳的主方，少阳居半表半里，足少阳胆经与足厥阴肝互为表里，经脉循行有络属关系，酸为肝之味，所以发酸可治以小柴胡汤。六腑以通为用，以降为顺，反酸一症主要为胃气上逆带动胃内容物上逆食管，甚及咽喉。小柴胡汤君柴胡，《神农本草经》有言："柴胡，味苦平。主心腹，去肠胃中结气，饮食积聚，寒热邪气，推陈致新。"柴胡可以去肠胃中停滞之气，且能推陈致新，以达到顺腑气而降逆气的功能，进而发挥治疗反酸的作用。

【验案举隅】

吴某，女，56岁，2019年3月初诊。

主诉：间断嗳气20余年。

患者间断嗳气，胃脘胀满，纳少不知饥，伴反酸烧心，口干，偶口苦，寐安，二便调，偶胸骨后烧灼疼痛，嗳气后舒。

舌暗胖，边有齿痕，苔薄白，脉细。

处方：小柴胡汤合《外台》茯苓饮、旋覆代赭汤、丹参饮加减。

枳实10g　党参10g　茯苓10g　白术15g　陈皮6g
柴胡15g　黄芩10g　半夏10g　炙甘草10g　旋覆花15g
生赭石5g　丹参10g　沉香曲6　砂仁6g　生姜8片　大
枣5枚

7剂，日1剂，水煎服。

复诊：服上方后小便量多，夜尿2次，仍嗳气，反
酸，胃脘胀满减轻，纳少，偶烧心，大便日一行，成形
质可。舌淡胖，边有齿痕，苔薄白，脉沉细。

前方白术加至30g，加封髓丹（木香6g、黄柏10g），
14剂。

按语：患者以嗳气为主诉，伴反酸烧心发作，属胃
气上逆。口苦为少阳证典型表现，舌质偏暗说明偏于血
分，故以小柴胡汤和解少阳，《外台》茯苓饮和胃降逆，
旋覆代赭汤重镇降逆，加丹参饮以治血分。诸方合用，
使气逆得降，中虚得补，瘀血得活。二诊时小便量多，
加封髓丹以交会中宫，水火既济。

【诊余二三话】

学生：反酸不完全等同于呕吐，而小柴胡汤条文描
述均为呕吐，以治呕之药治反酸是否合适？

袁师：反酸一症以胃内容物上逆至食管甚或咽喉为
主要表现，呕吐是由于胃失和降、气逆于上，迫使胃内
容物从口而出的病证。虽然反酸与呕吐病名及发病特点
不一样，但是二者均为胃气上逆，所以临床治疗时可以
灵活互参。

四、得食而呕，又烦——乌梅丸

乌梅三百枚　细辛六两　干姜十两　黄连十六两　当归四两　附子六两，炮，去皮　蜀椒四两，出汗　桂枝六两，去皮　人参六两　黄柏六两

上十味，异捣筛，合治之，以苦酒渍乌梅一宿，去核，蒸之五斗米下，饭熟捣成泥，和药令相得，内臼中，与蜜杵二千下，丸如梧桐子大，先食饮服十丸，日三服，稍加至二十丸，禁生冷滑物臭食等。

【原文】

伤寒脉微而厥，至七八日肤冷，其人躁，无暂安时者，此为脏厥，非蛔厥也。蛔厥者，其人当吐蛔。令病者静，而复时烦者，此为脏寒。蛔上入其膈，故烦，须臾复止；得食而呕，又烦者，蛔闻食臭出，其人常自吐蛔。蛔厥者，乌梅丸主之。（《伤寒论》[338]）

【解析】

338条对脏厥与蛔厥进行对比，突出了蛔厥的证候与病机特点。蛔厥之证为上热下寒，治宜乌梅丸清上温下，扶正制蛔。《伤寒来苏集》有言："仲景之方，多以辛甘苦药为君，而此方用酸收之品者，以厥阴主肝而属木。"说明乌梅丸以酸味之乌梅为君，治厥阴肝属之味。陈修园在《伤寒论浅注》提出："此借少阴之脏厥托出厥阴之蛔厥，是明托法。节末补出又主久利四字，言外

见本经厥利相因，取乌梅丸为主。分之为蛔厥一证之专方，合之为厥阴各证之总方。以主久利而托出厥阴之全体，是暗托法。"后世多以此方为厥阴病上热下寒的代表方。

本方以乌梅为君，重用乌梅、苦酒之酸，敛肝阴而制木火之横逆上亢；伍人参可培土以御木侮；伍细辛、蜀椒疏肝郁而不使亢；连、柏苦寒以泻肝火；当归则滋肝血，固厥阴之本。寒温并用，辛开苦降，相反相成。实为厥阴病阴阳失调，木火内炽，寒热错杂之主方。

【发微】

乌梅丸与反酸

反酸一症，古时多言吞酸或吐酸，《素问·至真要大论》"诸呕吐酸，暴注下迫，皆属于热"为对反酸一症病因病机的最早认识。《素问·五运行大论》"东方生风，风生木，木生酸，酸生肝"说明酸味与肝密切相关。《素问玄机原病式·六气为病》"酸者，肝木之味也，由火盛制金，不能平木，肝木自甚，故为酸也"则强调本症多由肝火旺盛，热邪犯胃所致。虽338条原文中未曾提及反酸之症，但乌梅丸为厥阴之主方，而酸与厥阴肝密切相关。《证治汇补·吞酸》"吞酸，小疾也，然可暂不可久；久而不愈，为噎膈反胃之渐也"，说明古人也认识到此症若不及时治疗，则有不断恶化的可能。疾病发展过程与反流性食管炎–巴雷特食管–食管癌发展过程类似。

【验案举隅】

李某，女，47岁，2018年4月初诊。

主诉：口中发酸2月余。

一年前因腹泻半月检查发现胃下垂，就诊于某医院，服中药未效。现症见：反酸，偶烧心，口中酸，咽中如有炙脔。胃中热，口不干不苦，不敢多食，食后腹胀，腹泻，小腹畏凉，脐周偶有疼痛，腰以下冷，寐可。大便日一次，不成形，吃多量蔬菜、猪肉加重。短气乏力，情绪易怒。易心悸，面色白。

舌暗淡，苔白，脉沉细。

上消化道造影示：慢性胃炎、重度胃下垂。

处方：乌梅丸加味。

乌梅30g　党参15g　当归10g　附子10g　炮姜15g　细辛3g　桂枝10g　花椒10g　黄连6g　黄柏6g　仙鹤草30g

7剂，水煎服，日1剂。配合吴茱萸粉敷神阙。

复诊：服药后诸症缓解明显。小腹两侧偶疼痛，咽中有痰，色白，可咯出。情绪易急。小便如常，大便日一次，成形，质黏，饮冷后腹泻。舌淡暗，边有齿痕，苔薄黄，脉沉。予前方加半夏厚朴汤，继服14剂。

按语：患者以口中发酸、反酸及烧心为主要症状，刻下除反酸外伴有胃中热，但小腹、脐周及腰以下寒象明显，是上热下寒证。患者易怒，肝主疏泄，其性条达，故发病与厥阴密切相关。予厥阴病主方乌梅丸以清上温下，攻补兼施。仙鹤草别名"脱力草"，有补虚强壮之意，既能活血止血，又可补虚壮体。

【诊余二三话】

学生：反酸、口酸的表现就是酸，乌梅丸中乌梅味酸，是否有抱薪救火之嫌？

袁师：中医临证处方时，应在整体观的基础上辨证论治，患者虽以反酸、口酸为主诉，但伴有下焦虚寒的症状，故不可单纯以酸为论。况乌梅丸虽以酸味之乌梅为君药，但附子、干姜、细辛、蜀椒皆为辛温之品，可开厥阴之气机，黄柏、黄连具苦寒之功以清泄上攻木火，除此之外尚有人参、当归、米粉、白蜜等益气养血，所以对于乌梅丸的认识不可局限于乌梅之酸味，其功效也不拘泥于治蛔厥。

学生：上案患者胃部造影有胃下垂及慢性胃炎表现，处方是否需兼顾其病？

袁师：患者虽有短气、乏力、腹胀之症，但仍伴情志易怒、胃中热及下焦寒象，故处方未与补中益气汤或升阳益胃汤等升提阳气的方剂。处方时仍以全身症状为主，若见胃下垂便遣补中益气汤，则脱离了中医辨证论治的指导原则。况方中予党参、仙鹤草补益之品，对患者短气、乏力的症状进行治疗。而且高学山认为乌梅丸君乌梅，酸以入肝也，本为脏寒，故以姜附温之，本以脏虚，故以人参补之。所以乌梅丸虽然不属于胃下垂的针对性处方，但方中寒温并用，攻补兼施，在整体辨证准确的情况下，亦对胃下垂之症有效。

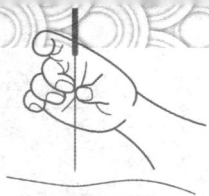

胁　痛

"袁教授，救救我吧！我这毛病老是不好，去医院肝胆脾肾一通查，什么都查不出来，但是我就是难受啊！这不是装的呀！"周三门诊，一位患者指着自己的肋下，情绪激动，还不时地喃喃自语着，"愁死我了，怎么办啊……"定睛观瞧，患者弓背塌腰，眉头紧锁，神色痛苦，口中喃喃，一手不时地摩运着肋下。"您平时是不是爱生气呀？"袁师微笑着问道，一边示意患者诊脉。"唉！家里那些事儿能不烦吗，小的小的操心，老的也不让人省心！"诊脉后患者仿佛打开了话匣子，家里老少悉数数落一通，最后还不忘说一句："提起来就生气！"袁师听罢笑了笑说道："您这疼啊，就是生气生的，肝郁气滞，是中医说的功能性失调，不是脏器器质上的毛病，所以检查也查不出来什么。别太担心了，只要调整好情绪，配合中药治疗，疼痛会消失的。"

临床中无论是非器质性病变患者，还是已经查出胆囊炎等肝胆系统疾病的患者，都可能存在胁肋痛，前者往往会更加焦虑，因为各种检查都查不出病因，没有病因就无法开展治疗。中医对各种痛症早有论述，《黄帝内经》中就有记载："经脉流行不止，环周不休，寒气入经而稽迟，泣而不行，客于脉外则血少，客于脉中则气不通，故卒然而痛。"即我们常说的"不通则痛""不荣则痛"。"不通"通常是由于气滞、瘀血、痰饮、水湿等病理产物阻滞，而"不荣"通常为气血阴阳之不足所致。《伤寒杂病论》中涉及治疗"胁痛"或"胁肋胀满"的方剂主要为少阳不利之小柴胡汤及其类方、阳虚之附子粳米汤、悬饮内停之十枣汤，以及虽原文未提胁痛，但临床常用于治疗肝气郁结的四逆散。附子粳米汤及十枣汤临床主治并非胁痛，将在其他篇中介绍。

不通则痛，不荣则痛，亦与虚实相关。《伤寒杂病论》中虚证之阳虚胁痛、虚实夹杂之阳虚寒积胁痛、实证之肝郁气滞胁痛、饮邪停聚胁痛，对应的方剂分别为附子粳米汤、大黄附子汤、柴胡类方、十枣汤。

一、往来寒热，胸胁苦满——小柴胡汤

柴胡半斤　黄芩三两　人参三两　半夏半升，洗　甘草炙　生姜各三两，切　大枣十二枚，擘

上七味，以水一斗二升，煮取六升，去滓，再煎取三升，温服一升，日三服。

【原文】

伤寒五六日中风，往来寒热，胸胁苦满，嘿嘿不欲饮食，心烦喜呕，或胸中烦而不呕，或渴，或腹中痛，或胁下痞鞕，或心下悸，小便不利，或不渴，身有微

热，或咳者，小柴胡汤主之。(《伤寒论》[96])

【解析】

小柴胡汤为和解祖方，通过和解表里、上下、寒热、虚实而达到治疗目的。小柴胡汤主要用于少阳病证，且少阳病提纲云"少阳之为病，口苦、咽干、目眩"，故小柴胡汤以往来寒热、胸胁苦满、心烦喜呕、嘿嘿不欲饮食、口苦、咽干、目眩、脉弦等为主症，病因为正虚邪实。普遍认为少阳枢机不利为小柴胡汤证的基本病因病机，包含两方面：一是"血弱气尽"，正气亏虚，为外邪所趁，正虚而邪实，邪正交争；二是病邪入于少阳，经气不利，气机升降出入失调。

正虚而感外邪，正邪相争不下，相互拉锯，而出现往来寒热。少阳枢机不利则疏泄失司，致气郁，甚则化火。胆火上炎则口苦，灼伤津液而见咽干，上扰心神则心烦，横逆犯胃则喜呕。足少阳经起于目内眦，过胸胁，胆火循经上扰则目眩，少阳受邪，气机不利则相应经脉气血不得通畅，不通则痛，出现胸胁苦满或两胁胀痛；少阳不和，肝胆疏泄失调而影响情志，使人寡默不欲言；肝气郁结，肝木乘脾，则不欲饮食。

【发微】

1.但见一证便是，不必悉具

"但见一证便是，不必悉具"即在有柴胡证的情况下，只需要有主症之一或一部分，不一定要具备所有脉症，就可按少阳病论治。"但见一证便是"中"一证"

的具体指什么，后世医家观点不一。临床上疾病的发生发展是错综复杂、变化多端的，柴胡证的临床表现不会拘泥于书中条文，小柴胡汤证也绝非只有四个主症或"或为之证"，实际涉及的症状更多，故柴胡证"但见一证"关键不限于某一证（症），而在于谨守病因病机。

2.半表半里

半表半里不能单纯理解为六经半表半里。临床实践发现，凡上下、寒热、表里、出入、升降、前后、气血、动静、阴阳之间皆可理解为"半表半里"。小柴胡汤和解表里上下，调节寒热虚实，调和升降阴阳，能通达三焦气机，故为"和剂之魁"，临床应用十分广泛。

【验案举隅】

刘某，女，57岁，2019年8月初诊。

主诉：两胁下痛4月余。

患者自诉因食冰棒诱发两胁下胀痛，每于凌晨1点发作，伴随口苦，胃胀不适，时有嗳气，平素纳少，食欲较差，二便调。

舌暗红，苔薄黄，脉弦沉。

处方：小柴胡汤合旋覆代赭汤加减。

柴胡15g　黄芩10g　党参10g　半夏10g　炙甘草10g　旋覆花^{包煎}15g　代赭石^{先煎}5g　生姜8片　大枣4枚

7剂，水煎服，日1剂。

复诊：服药后症缓，凌晨未再发作，仍口苦，纳食已增。后随证加减，诸证而愈。

按语：凌晨1点左右发作为胃脘不适的特征，从子午流注角度讲，凌晨1点为子时，足少阳胆经当令，气血注于此，若少阳之气升发不利，木失条达之性，肝气抑郁，病证常加重。从阴阳角度讲，子时乃阴阳交替之时，亦可看作阴阳交作的半表半里，若阴阳运转如常，则诸病无所生，若阴阳失衡，则可在此时有明显体现。无论从肝胆失利角度还是半表半里角度讲，都符合小柴胡汤所治范围，且患者症状兼见口苦、不欲饮食，与小柴胡汤证描述相应，均为肝胆疏泄不利而致，故选用小柴胡汤和解少阳，调畅气机。因患者时有嗳气且曾饮冷食伤胃，故予旋覆代赭汤助以和胃降逆。诸药合用，共奏和解少阳、和胃降逆之功。

【诊余二三话】

学生：柴胡的用量一般是多少？

袁师：一般在小柴胡汤中或柴胡类方中，以疏肝为目的时临床上多用15g，而如果是要升阳举陷，则可仿照李东垣用柴胡的经验，少用即可，通常为6g左右，临床上有明确疗效。

学生：临床上如何运用柴胡类方？

袁师：临床常用的柴胡类方以小柴胡汤、柴胡加龙骨牡蛎汤、柴胡桂枝干姜汤、柴胡桂枝汤、大柴胡汤等为主。在柴胡证基础上有烦、满、悸，即易烦躁、胸胁苦满、易惊悸，常常伴见眠差。柴胡桂枝干姜汤则在柴胡证的基础上有阴伤、水饮，常伴见大便黏腻、口渴或但头汗出等症。大柴胡汤则以实、满、痛为主，即形体壮实、心下急、心下痞硬、心下满痛、腹胀，常伴便秘。柴胡桂枝汤应用也比较广泛，一是外感病兼有太少合并伴有四肢疼痛者；二是肝胆静脉循经处的疾病，如胆囊炎等兼有四肢关节烦疼者；三是痹证兼有肝气郁结者；四是周身窜疼，痛无定处者；五是精神情志等方面疾病者。

二、少阴病，四逆，腹中痛——四逆散

甘草炙　枳实破，水渍，炙干　柴胡　芍药

上四味，各十分，捣筛，白饮和服方寸匕，日三服。

【原文】

少阴病，四逆，其人或咳，或悸，或小便不利，或腹中痛，或泄利下重者，四逆散主之。(《伤寒论》[318])

【解析】

四逆散为治疗热厥轻证之方剂。肝郁气滞，阳气内郁，难以外达温煦四肢，而致手足四末寒凉不温，故名为"四逆"。原条文中虽未见胁肋痛满之词，但在临床中，四逆散治疗肝郁气滞之胁肋痛往往效如桴鼓。两肋为肝胆二经循行路线，肝郁气滞则经气循行不畅，不通则痛，而四逆散中，柴胡疏肝解郁，启阳气外达；白芍柔肝止痛，且与甘草酸甘化阴，亦可养血；枳实破

气除痞，通达胃气；炙甘草固护胃气，调和诸药，四药合用，疏肝止痛，行气养血，被誉为"调和肝脾之祖方"。

【发微】

1.四逆散与四逆汤

四逆散与四逆汤只差一字，仿佛仅是剂型之差，但事实上方剂主治及构成全然不同。两方主治均为手足四末不温（即四逆），但病因并不相同。

四逆散由柴胡、白芍、枳实、炙甘草组成，主治肝郁气滞而致的阳气内郁，不能外达，外虚里实之四逆；而四逆汤由附子、干姜、炙甘草三药组成，主温中祛寒、回阳救逆，主治阳虚而致的纯虚证四逆。

2.白芍

白芍为酸寒之品，其性阴柔，仲景认为患者阳气不足则禁用此药，《伤寒杂病论》中虽未明言，但从条文中可窥探一二。《伤寒论》21条"太阳病，下之后，脉促胸满"，方用桂枝去芍药汤；22条太阳病误下后不但出现脉促胸满，且有"若微寒者"时，用桂枝去芍药加附子汤；112条中"伤寒脉浮，医以火迫劫之，亡阳"用桂枝去芍药加蜀漆龙骨牡蛎救逆汤，都是因各种原因导致的胸阳不足或脾阳不足证。临床中错用白芍会导致患者出现胀满或原有之胀满加重。

【验案举隅】

马某，女，59岁，2021年5月初诊。

主诉：胁下闷痛5月余。

患者两胁肋下闷痛，食后加重，拒按。寐差，起夜2～3次，醒则难以入睡，烦躁不安。晨起恶心，夜间口干，无口苦。纳可，大便调，小便频。平素多思多虑，情绪急躁易怒，怒则舌尖痛。

舌淡胖，裂纹，苔薄白，脉沉弦。

处方：四逆散合猪苓汤加减。

柴胡15g　白芍20g　枳实15g　炙甘草10g　猪苓10g　茯神10g　泽泻10g　滑石粉^{包煎}15g　阿胶珠5g　郁金10g　鸡内金20g

7剂，水煎服，日1剂。

复诊：服药后症缓。

按语：患者平素多思且急躁易怒，怒则伤肝，思则气结，久致肝郁气滞，则肝胆二经经气不利，不通则痛，渐成胁下闷痛；肝气乘脾，脾气渐虚，食后中焦斡旋气机不利，故胁痛加重；脾气虚，水液运化失常，停聚成湿，在舌表现为舌淡胖。患者又有眠差、心烦、口干、舌有裂纹等症，证明阴虚内热，并见湿邪，故选用猪苓汤利水养阴清热，兼加郁金行气止痛，鸡内金运脾消食。诸药合用，共奏疏肝解郁运脾、清热利水养阴之功。其中茯神较茯苓安神之效更强，临床上遇患者睡眠不佳时常以茯神易茯苓，以加强安神助眠之功。

【诊余二三话】

学生：四逆散主治阳郁厥逆，临床上最常见肝郁气滞致病，为什么张仲景把四逆散放在少阴病篇论述呢？

袁师：四逆散是否属于少阴病篇，学术上也存在争议。部分医家认为应属少阴，其中有理论认为一身之阳气起于少阴命门，寒邪收引，故阳郁厥逆应为少阴经受寒邪而致，这也解释了文后用药加减中为何多为温药；亦有医家认为少阳少阴为枢，小柴胡汤为少阳之枢，而与之对应的四逆散即为少阴之枢；亦有医家认为不应为少阴。诸多说法，各执一词。这其实并不冲突。认为属于少阴更多是从追溯仲景思想或联系上下文得出，而认为不属于少阴的医家更多是从临床常见情况及遣方用药的角度思考，故大可兼而听之，丰富理论知识并灵活用于临床。

三、胁下偏痛，发热，其脉紧弦——大黄附子汤

大黄三两　　附子三枚，炮　　细辛二两

上三味，以水五升，煮取二升，分温三服；若强人煮取二升半，分温三服，服后如人行四五里，进一服。

【原文】

胁下偏痛，发热，其脉紧弦，此寒也，以温药下之。宜大黄附子汤。（《金匮要略·腹满寒疝宿食病脉证治》）

【解析】

此方主要功效为温里散寒、通便止痛，主治阳虚寒结而致的胁痛，寒积内停，气机阻滞，不通则痛。尤在泾认为"胁下偏痛而脉紧弦，阴寒成聚，偏于一处，虽有发热，亦是阳气被郁所致"。正气存内，邪不可干，而究寒积之源，为本体素有阳虚。本方由大黄、附子、细辛构成，大黄泻下攻积，附子温阳，细辛祛寒止痛，效宏力专。《神农本草经》认为大黄不只可以"荡涤肠胃"以泻下，亦可"破癥瘕积聚"，与附子相配，进可泻下攻积，消导实邪，退可温阳补虚，以防泻下伤正，兼用辛温之细辛以增散寒止痛之力。

【发微】

大黄附子汤与附子粳米汤

附子粳米汤与大黄附子汤同出自《金匮要略·腹满寒疝宿食病脉证治》，其原文道："腹中寒气，雷鸣切痛，胸胁逆满，呕吐，附子粳米汤主之。"方由附子、半夏、甘草、大枣、粳米构成。两方治疗的胁痛病机均为虚实夹杂，都有阳虚的表现，但实邪的表现不同。大黄附子汤主治为阳虚寒结、腑气不通而致的胁腹疼痛，寒结为主要实邪，以胁痛为主症，大便不通为主要兼症。而附子粳米汤主治寒湿困于下焦所致腹痛，"腹中阴寒奔迫，上攻胸胁"，以腹痛肠鸣为主症，胁痛为兼症，寒湿为主要实邪，临证时需细细分辨。

【验案举隅】

刘某，女，45岁，2017年12月初诊。

主诉：右胁痛1年余。

患者不明原因右胁肋痛1年余。有慢性萎缩性胃炎病史，不耐寒凉，并见脘腹胀满，饭后明显，嗳气不畅，矢气少，纳不敢多食。口苦口干，时恶心，夜间明显，寐后半夜醒，难复睡。大便无便意，2~3天一次，小便调。

舌淡红，苔白，脉沉弦。

处方：大黄附子汤、柴胡加龙骨牡蛎汤合枳术汤加减。

熟大黄^{后下}6g　熟附子^{先煎}10g　细辛3g　柴胡15g
黄芩10g　太子参10g　半夏10g　桂枝6g　茯神15g
生龙骨^{先煎}30g　生牡蛎^{先煎}30g　枳实10g　生白术30g
生姜4片　大枣5枚

7剂，水煎服，日1剂。

7剂药尽症缓，寐较前好转但仍易醒，醒后难复睡，抑郁服用西药后缓解，大便日一行，质软，小便调。舌淡红，苔薄白，脉沉。原方附子改为6g，加桂枝3g、合欢花15g、香附10g，续服14剂后胁痛已无。

按语：患者素体脾胃阳虚，不耐寒凉，阴寒邪气聚于胁肋，不通则痛，致胁肋偏痛，故选用附子大黄汤温下寒积以止痛。患者土虚木乘，木气太过，出现口干口苦、恶心等肝胆郁热之征象；胆热扰心，心神不宁而睡眠不安，故选用柴胡加龙骨牡蛎汤疏肝安神；茯神易茯苓，增强安神之功。患者嗳气不舒，矢气不畅，且大便难解，配以枳术汤健脾导气，生白术更有通便之能，以助大黄泻下寒积。诸药合用，共行温下寒积、疏肝安神之功。

【诊余二三话】

学生： 大黄附子汤条原文中"偏"字是否有特定意义？

袁师： 很多医家都以"偏"为重点解读，并有自己的临床经验及见解。刘渡舟先生认为，凡是偏一侧的疼痛，无论病位在牙在头还是在腹，凡符合阳虚寒结之证，均可用此方加减。临床使用此方时，以此为据也确有意想不到的效果，往往很多顽固的、疑难的痛症都收效惊人。

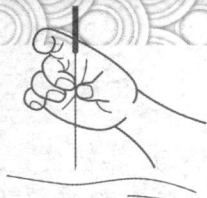

呕　吐

　　一日下午甫开诊，一家人陪着87岁的老父亲来看病。患者反复恶心呕吐已有2年余，一直在外地医院就诊，胃镜检查后诊断为反流性食管炎、食管裂孔疝。因其年岁已高，恐不耐手术之苦，故采用保守疗法。

　　呕吐是临床常见的消化系统疾病，是指食物、痰涎或水液等由胃上逆而经口吐出，或仅有干呕恶心的病症。其中，有声有物谓之"呕"，有物无声谓之"吐"，有声无物谓之"干呕"。临床上呕与吐往往并见，难以截然分开，故临证一般呕、吐并称。呕吐或为主症，或为兼症，既是机体对邪气的反应，也是机体祛邪外出的一种方法，更是诊断、治疗、预后等信息的反映。西医学认为，呕吐病因多涉及反射性、中枢性、前庭性及精神性4个方面，临床以针对原发病及对症治疗为主。

　　呕吐病的记载最早见于《黄帝内经》。汉代医圣张仲景在《伤寒论》《金匮要略》中从外感病及内伤病两个维度对呕吐做了既全面详细又精确扼要的论述。尤其在《金匮要略·呕吐哕下利病脉证治》中，阐明了内伤呕吐的辨证思路，条理清晰，法度严谨，为后世论治呕吐奠定了坚实的理论和实践基础。《伤寒论》中论及呕吐有"呕""呕吐""干呕""欲呕吐""呕逆""吐逆""胃反"及"哕"等词，涉及的条文达87条，涉及的药方43首，遍及六经病篇。下面例举常见证型病案数则。

一、水入则吐——五苓散

> 猪苓十八铢，去皮　　泽泻一两六铢　　白术十八铢　　茯苓十八铢　　桂枝半两，去皮
>
> 上五味，捣为散，以白饮和服方寸匕，日三服。多饮暖水，汗出愈。如法将息。

【原文】

中风发热，六七日不解而烦，有表里证，渴欲饮水，水入则吐者，名曰水逆，五苓散主之。(《伤寒论》[74])

【解析】

74条论述蓄水重证而致水逆的证治。太阳病未经发汗，六七日表邪不解而内传，致太阳腑气不利，形成脉浮、发热伴心烦、小便不利、渴欲饮水、水入则吐的表里同病之证。水饮内停，气不化津故口渴；小便不利，饮水后下无去路，被停蓄之水邪格拒而上逆，故见水入即吐，仲景称为水逆，属于蓄水之重证。正如黄元御所云："中风发热，六七日经尽不解，而且烦渴思饮，外而发热，是有表证；内而作渴，是有里证；渴欲饮水，

而水入则吐者，是有里水瘀停也，此名水逆。由阳水在中，而又得新水，以水济水，正其所恶，两水莫容，自当逆上也。"

此时，虽饮水不能解其口渴，虽呕吐不能除其水饮，其标虽在于胃，但本在膀胱气化不利，虽然兼有表证，而重在水逆，故用五苓散。方中二苓、泽泻利水泻湿，白术燥土生津，桂枝温阳化气解表。全方化气利水为主，兼以解表。因桂枝除解表外，尚有温阳降冲、化气行水之功，故此临床见因水逆呕吐者，无论有无表证，五苓散均可使用。

【发微】

多数医家认为五苓散之病机是太阳病汗后或自汗出后在表之邪未解，乘虚循经入腑，与体内水寒之气相结，影响膀胱气化进而导致水液代谢障碍，表现为水饮内停而蓄积为患的疾病，病位定义在下焦。但五苓散证除了有下焦蓄水（少腹满、小便不利）症状外，亦有中焦或上焦的症状（渴、水入即吐）。陈修园认为五苓散降而能升，是山泽通气之方，具有转输布散之功，又有下行渗泻之力。专治脾不转枢，津液不行之口渴，方中猪苓、茯苓、泽泻皆为化气之品，白术则从脾转输，则气化而水行，表里之邪则用桂枝散之。唐容川则认为人口中津乃膀胱所化之气，气出于鼻，则化为水气，上于口则化为津。方用桂枝导心火，下交于水以化气。白术生津，茯苓利水，以利水化气，生津除热。柯韵伯解释水逆证："邪水凝结于内，水饮拒绝于外，既不能外输于玄府，又不能上输于口舌，亦不能下输于膀胱，此水逆之所由名也。"清楚地指出"不能下输膀胱"是三焦不利，不是膀胱蓄水。李克绍亦认为将五苓散之病机定义在三焦不利，比水蓄膀胱更具说服力，其主要作用为内通三焦，外达皮腠，行水散湿。

　　细究之，水液能在体内升降出入，有赖肾阳的气化、脾气的运输、肺气的宣降。若肾的化气利水功能障碍，脾的运化水湿功能异常，水液失调，湿滞中焦，升降逆乱则为吐利。《灵枢·五乱》云："清气在阴，浊气在阳，营气顺脉，卫气逆行，清浊相干……乱于肠胃，则为霍乱。"外寒相侵，津气逆乱，内归胃肠，升降失常，呈为吐利。用五苓散温肾阳以助气化，健脾胃以助输津，令脾肾功能恢复，吐利自然停止。治疗吐利不使用升清降浊药物，正是治病求本的体现，此方能调理肾脾治其本，祛除水湿治其标，合而用之，运脾除湿，化气行水之功愈彰，不论外感内伤，凡脾肾功能失调，水饮为患，皆可用之。

【验案举隅】

余某，男，30岁，2017年6月17日初诊。

主诉：恶心欲吐1日。

患者前日晚饭时饮冰西瓜汁后出现恶心呕吐，夜间呕吐二次，呕吐物清稀无味，伴有胃脘胀满，纳差，乏力，口干欲饮温水，但饮后恶心反重，小便量少，偶有腹痛肠鸣，大便不成形。

舌淡红，苔薄白满，脉浮且上关脉弦紧。

处方： 五苓散加减。

泽泻25g　猪苓15g　茯苓15g　炒白术15g　桂枝10g　藿香10g　党参10g　干姜10g　炙甘草10g

3剂，水煎服，日1剂，分温再服。

服药后腹痛呕吐已止，食欲见好。嘱其清淡饮食，继续服药，3剂服尽，诸证消失。

按语： 患者因饮食不慎，过食寒凉，而出现呕吐，且饮水后恶心欲吐，乃典型的"水逆"证候，故选用五苓散为主方。寒邪直中胃腑，出现大便不成形、腹痛肠鸣等，故加用理中汤以温中和胃止痛，少佐藿香芳香辟秽、和中止呕，诸方合用，疗效显著。

【诊余二三话】

学生： 五苓散之君药是哪味？

袁师： 关于五苓散君药众说不一。《绛雪园古方选注》《金镜内台方义》等均以茯苓为君，《医宗金鉴》谓泽泻为君，《医方集解》主张以二苓为君。有人认为从五苓散的主治病证和药力大小来看，水饮内蓄治当渗利为主，二苓、泽泻均为利水渗利之品，但泽泻用量独重，为一两六铢，茯苓、猪苓皆为十八铢，泽泻之利大于二苓，故以泽泻为君之说较为合理。只是五苓散以"苓"为名，具有号令之义，若去苓则无以在中土号令，故以二苓为君也当算合理。陈潮祖认为五苓散证为外寒或自身阳虚引起脾肾功能失调，导致水湿为患，其本在脾肾，唯桂枝既能解肌发汗，又可温阳化气，有表证时可以兼顾表里，无表证时可以化气行水，桂枝为主药可以说是当之无愧。总之，临证时可根据病证之偏势，选以泽泻之力为主，或择二苓健脾渗湿为要，或以桂枝温阳化气行水。随证用之，方合辨证论治之要义。

二、腹中痛，欲呕吐——黄连汤

> 黄连三两　甘草三两，炙　干姜三两　桂枝三两，去皮　人参二两　半夏半升，洗　大枣十二枚，擘
>
> 　　上七味，以水一斗，煮取六升，去滓。温服，昼三夜二。

【原文】

伤寒胸中有热，胃中有邪气，腹中痛，欲呕吐者，黄连汤主之。(《伤寒论》[173])

【解析】

173条论述伤寒表证未解，表邪入里而致上热下寒证。文中"胸中"与"胃中"指上下部位，"胸中有热"指邪热偏于上，包括胃脘、胸膈。"胃中有邪气，腹中痛"，是腹中寒凝气滞，部位偏下。胸胃有热，逼使胃气上逆，故欲呕吐；腹中寒凝气滞，不通则痛，故腹中痛。此条胸中有热，腹中有寒，为热在上而寒在下，热与寒格拒不交，未痞结于中，且部位在胸在腹，与心下无关，故不见心下痞证。成无己言："胃中有邪气，使

阴阳不交。阴不得升，而独治于下，为下寒腹中痛；阳不得降，而独治于上，为胸中热欲呕吐。与黄连汤升降阴阳之气。"

针对胃中有热，气逆于上，肠中有寒，气滞于下，寒热格拒的病机，仲景使用了黄连汤。方中黄连清胸中之热，干姜温腹中之寒，桂枝交通上下阴阳之气，使气机调顺。再加半夏和胃降逆，人参、甘草、大枣补脾和中，复脾胃升降之职。诸药合用，共奏清上温下，和胃降逆之功。

【发微】

1.黄连汤与半夏泻心汤之鉴别

黄连汤出自《伤寒论》太阳病篇，用治上热下寒之腹痛。胸有邪热，胃中有寒，邪热迫使胃气上逆，故又见欲呕吐；胃寒气滞，不通则痛，故见腹中痛。还可见到烦躁、胸中滞涩、腹满肠鸣、舌红苔黄等症。以黄连汤清上温下，和胃止痛。

黄连汤在药物组成上为半夏泻心汤去黄芩加桂枝，剂量上增黄连至三两为君药，人参量由三两减为二两，桂枝为三两。在症状上，半夏泻心汤辨证要点为"心下痞，但满而不痛"，为寒热错杂，脾胃升降失司，气机痞塞于中焦，故以心下痞满为主证。黄连汤辨证要点为"胸中有热，胃中有邪气，腹中痛"，为上热下寒，胸中邪热，胃中寒凝气滞，以腹中痛为主证。故半夏泻心汤需要以芩、连、姜、夏，辛开苦降，寒热同调；黄连汤需要增黄连以清上焦之热，增桂枝以交通上下。

2.黄连汤中桂枝的作用

《伤寒论》第173条黄连汤证有"伤寒"二字。清代医家徐大椿在《伤寒论类方》中写道："此方以黄芩易桂枝，去泻心之名，而曰黄连汤，乃表邪尚有一分未尽，胃中邪气，尚当外达，故加桂枝一味，以和表里。"袁师认为，无论是否有表证，桂枝都能发挥作用。《黄帝内经》云："正气存内，邪不可干。"若仅有外寒而正气充盛，则寒邪无由入其腠理。因此，黄连汤证应有脾胃之气不足的情况，方中大枣、人参、甘草俱是顾护脾胃之品。脾胃之气不足则给邪入里之机，若有寒邪入里伤中，正气与之抗衡致中焦失和，桂枝可温中助阳；若表邪尚存，仍投桂枝，兼可解表。由此可知黄连汤证虽冠以"伤寒"二字，但无论为表证还是为诱因，桂枝都可在方中发挥作用，这也是此方加桂枝之妙。黄连汤中以黄连清胸中之热，因黄连苦寒，清热力强，又入上焦。干姜辛热温中。桂枝一能辛甘发散，助干姜温在下之寒气；二能下气散逆，助黄连平上逆之胃气。且桂枝为嫩枝入药，有向上向外发散之力，因此有表可解表，无表可引邪上行而出，更能交通上下内外，协调寒热。

【验案举隅】

梁某，女，34岁，2012年12月19日初诊。

主诉：胃痛伴呕吐1月余。

患者月余前因过食麻辣而胃痛，恶心呕吐偶作，吐后则舒，胃中烧灼感，喜温喜按，遇凉则腹胀。时有反酸，嗳气频作，胃纳减少，寐可，大便日一行，小便调。

舌暗红胖，边有齿痕，中裂纹，苔薄白偏少，脉沉细。

处方：黄连汤合百合乌药汤加味。

黄连12g　干姜10g　桂枝10g　炙甘草10g　党参10g　清半夏10g　百合20g　乌药10g　仙鹤草30g　大枣5枚

5剂，水煎服，日1剂。

2012年12月24日二诊：服药后恶心呕吐即止，胃痛及胃脘烧灼感减少。现舌两侧疼痛，晨起稍缓，下午及夜间加重，舌边尖红。舌为心之苗，心火上炎则舌红舌痛，故于上方中加导赤散（通草6g、淡竹叶6g、生地15g、炙甘草改生甘草10g）清心泻火。另外，减方中诸温燥药之用量，干姜改为6g，党参改为太子参10g，乌药改为6g，半夏改为5g，加麦冬35g（取麦门冬汤意，半夏与麦冬之比例为1∶7），又加白芍20g。诸药加减，增清热养阴之功。

2013年1月14日三诊：嗳气、胃胀、烧灼感均无，偶有轻微胃痛，仍以原方加减调治半月，终告痊愈。

按语：本案患者有胃脘烧灼感，考虑胃中邪热，火性炎上，胃气随邪热上逆则见恶心呕吐、反酸、嗳气等；遇凉则腹胀，提示腹中有寒气，寒邪凝滞，阻遏气机。胃中有热，腹中有寒，乃上热下寒、寒热错杂之证，故以清上温下之黄连汤为主方。因患者舌有裂纹，苔偏少，结合胃脘烧灼感，考虑邪热煎灼津液，损及胃阴，故合用百合乌药汤养阴和胃，理气止痛，取得佳效。

【诊余二三话】

学生：黄连汤证寒热部位一直以来都颇受争议，应如何理解？

袁师：黄连汤主治"伤寒，胸中有热，胃中有邪气，腹中痛，欲呕吐"，故多认为黄连汤证是胸热胃寒。清代医家钱潢在《伤寒溯源集》中言："今胸中有热，胃中有寒，治寒则逆其热，治热必害于寒。"指出黄连汤证实为伤寒郁热内入胸膈，胃中反有阴寒之邪气，因而腹痛；《伤寒论条辨》有言："胸上焦也，热以风言……胃中焦也，邪气以寒言。"认为黄连汤证是上焦胸中有热，中焦胃中有寒。另一种说法是胃热脾（肠）寒。臧海洋认为"胸中有热"即胃脘至胸膈有热邪，"胃中有邪气"即脾与大肠有寒邪，从而形成胃热肠寒，胃失和降的证候特点。现代医家郝万山认为，"胸中"指胃，"胃中"指脾，腹中痛乃因脾寒气滞，欲呕吐乃因胃热上逆。黄连汤虽有胸热胃寒和胃热脾（肠）寒之分，但病机均为上焦有热，下焦有寒，中焦寒热错杂，临床据病机辨证使用，而不能拘泥于寒热部位。

学生：《伤寒论》里有腹痛与腹中痛，临床怎样鉴别？怎样辨治？

袁师：《伤寒论》关于"腹痛"的论述均见于少阴病篇，如第307条桃花汤证、第316条真武汤证、第317条通脉四逆汤证。病位偏于下，为肠胃之属，多伴有肠鸣下利等症，病因多为寒邪。《伤寒论》对于"腹中痛"的论述颇具特色，第96条小柴胡汤证、第100条小建中汤证、第173条黄连汤证与第318条四逆散证均见。可见"腹中痛"多与"不欲饮食""呕吐""胸中烦""咳""悸"等症伴随，较之腹痛，其病位多偏于上，表现为上腹疼痛，此与《黄帝内经》所述"胃脘痛"颇为相似。可见"腹中痛"应当着眼于"中"字。人与天地相参，阴阳之间，是谓中气。中者，阴阳升降之枢，所谓土也。较之腹痛，其病位多偏于上，表现为上腹疼痛，与胃脘痛相似，故腹中痛多责之于中土。《伤寒论》之"腹痛"与"腹中痛"在病位、病因、病机、治法方面均有所差异。腹痛病位偏于脐下，病因多属寒中，乃阴寒之邪搏结肠胃，多为阳气不足之证，治疗当以"温"字立法。寒湿滞于下焦，充斥肠间所致腹痛，治宜温涩之桃花汤；阴寒之气内盛，水势泛滥所致腹痛，治宜温化之真武汤；阳气虚极，阴阳几近离绝所致腹痛，治宜温通之通脉四逆汤。腹中痛病位在腹痛之上，多在脐上，亦可攻于心下，病因多为气血津液失和，治疗应以"和"字立法。寒热分踞胸胃上下，阴阳不交所致腹中痛，治宜和寒温之黄连汤；里虚脉急，虚劳不足所致腹中痛，治宜和阴阳之小建中汤；邪正相搏，结于胁下所致腹中痛，治宜和表里之小柴胡汤；肝气郁结，阳郁湿阻所致腹中痛，治宜和气机之四逆散。临床应体悟经方圆机活法并验之，"虽未能尽愈诸病，庶可以见病知源"。

三、食谷欲呕、干呕吐涎沫——吴茱萸汤

> 吴茱萸一升，洗　人参三两　生姜六两，切　大枣十二枚，擘
>
> 上四味，以水七升，煮取二升，去滓，温服七合。日三服。

【原文】

食谷欲呕，属阳明也，吴茱萸汤主之。得汤反剧者，属上焦也。（《伤寒论》[243]）

干呕，吐涎沫，头痛者，吴茱萸汤主之。[《伤寒论》378]

【解析】

《伤寒论》243条论述了阳明胃虚寒之呕吐的辨治。《伤寒论》190条云："阳明病，不能食，名中寒。"中焦阳虚不能运化腐熟，浊阴上逆，故食谷欲呕。仲景予吴茱萸汤温中和胃，降逆止呕。"得汤反剧者，属上焦也"，提示食谷欲呕有寒热之别，病位有中焦、上焦之分，若上焦有热，胃失和降，胃气上逆致呕，则当戒用温药，以免有助热之弊。呕吐的病性有异，病位有别，临证当四诊参合，审慎辨证。

《伤寒论》378条使用吴茱萸汤治疗肝寒犯胃，浊阴上逆之证。干呕为厥阴肝寒犯胃，浊阴上逆所致。胃阳不布，寒饮内生，涎沫上承于口，故呕吐涎沫。厥阴肝脉与督脉会于巅顶，肝经寒邪循经上攻于头目，则见巅顶疼痛。治以吴茱萸汤暖肝温胃，散寒降浊。

吴茱萸汤中，吴茱萸、生姜温胃降逆止呕，人参、大枣补虚和中。243条与378条虽见证不同，但阴寒内盛、浊阴上逆的病机相同，故均用吴茱萸汤温中散寒、暖肝和胃、降逆止呕。

【发微】

《伤寒论》吴茱萸汤剂量解读

中医不传之秘在于剂量，经方开发与利用之关键也在剂量。《伤寒论》中吴茱萸汤中共有3种剂量单位，即升、两、枚。升，据邱光明考证："汉量器以新莽所造标准器为代表……新莽量器每升约200ml。东汉量器以大司农颁发的为标准器……单位量值每升约200ml。"1981年考古发现汉代度量衡器"权"，并以此推出古方剂量，汉代一两为今之15.625g。《中国通史简编》《中国古代度量衡图集》均记载汉代一两为今之15.6g。仝小林、柯雪帆均对经方本源剂量一两约等于今之15g予以肯定，并在临证应用中反复验证。"枚"作为非标准度量衡，计量相对复杂，同样取一枚大枣，体积大者与体积小者用药剂量自然不同。吴茱萸为方中主药，但有毒，大剂量使用要慎重，而且煎煮时间要长。

根据前人经验，此方生姜量倍于吴茱萸，人参量等于吴茱萸时，疗效甚佳。

【验案举隅】

候某，男，87 岁，2023 年 8 月 16 日初诊。

主诉：反复恶心呕吐 2 年余。

患者两年多来，总觉胸骨后堵胀不适，时时恶心欲吐，一直在外院治疗，疗效不显。刻下纳呆脘胀，食后恶心尤重，甚则食后即吐，呕吐物多为透明痰涎黏液，偶有头晕，大便二三日一行，矢气频而有味。

舌淡红，苔薄白水滑，脉弦，两寸脉滑。

2023 年 7 月 26 日胃镜示：反流性食管炎，食管憩室，食管裂孔疝。

处方：吴茱萸汤加减。

吴茱萸 6g　生姜 15g　党参 15g　白芍 10g　焦山楂 10g　焦神曲 10g　焦麦芽 10g　焦槟榔 10g　清半夏 10g　大枣 7 枚

7 剂，水煎服，日 1 剂，少量频服。

2023 年 8 月 20 日二诊：服前方疗效显著，用药次日早晨恶心呕吐明显缓解，呕吐痰涎减少，10 时许已得排便，食后不呕吐，脘腹顿松。诊其舌脉大致同前，再与前方增减，加陈皮 15g，续进 7 剂。

2023 年 8 月 28 日三诊：恶心呕吐已除，胃脘已和，恢复正常饮食，唯仍偶有少许痰涎，于前方合用《外台》茯苓饮以巩固疗效。

按语：患者呕吐以透明痰涎为主，且食后恶心加重，偶有头晕，正合吴茱萸汤"食谷欲呕""干呕，吐涎沫，头痛"之象，故选用吴茱萸汤以温中和胃止呕；矢气频而有味，乃食滞胃肠之兆，故加用焦四仙以消食导滞，助降逆止呕。

【诊余二三话】

学生：《伤寒论》第309条："少阴病，吐利，手足逆冷，烦躁欲死者，吴茱萸汤主之。""少阴病"又加"吐利，手足逆冷，烦躁欲死"，病情之危重似乎四逆之类也难以挽回，而张仲景却用吴茱萸汤。应如何理解？

袁师："吐利，手足逆冷，烦躁欲死"是论述少阴病胃中虚寒，呕吐急迫，烦躁欲死的表现。少阴阳虚为本，中焦虚寒为标，呕吐急迫，方先用吴茱萸汤救急治标，后用四逆汤类方治其本，这也是仲景将吴茱萸汤列入少阴病篇的原因。

学生：《伤寒论》阳明、少阴、厥阴病三篇均提到吴茱萸汤证，怎么理解？

袁师：虽然临床症状不一，但存在统一的病机，即肝寒犯胃、浊阴上逆。

《伤寒论》243条："食谷欲呕，属阳明也，吴茱萸汤主之。得汤反剧者，属上焦也。"此"食谷欲呕"乃因中焦虚寒，由阳明胃中寒逆引起，而阳明胃中寒逆又由肝寒犯胃引起，应以肝寒为本、脾胃虚寒为标，所以用治本之吴茱萸汤，而不用理中汤类。本条虽列于阳明篇，但非单纯的阳明胃中虚寒证，而是胃气虚寒，肝寒犯胃。

《伤寒论》309条："少阴病，吐利，手足逆冷，烦躁欲死者，吴茱萸汤主之。"论述少阴病胃中虚寒，呕吐急迫，烦躁欲死的证治。少阴阳虚为本，中焦虚寒为标，由于呕吐急迫，先用吴茱萸汤救急治标，后用四逆汤类方治本。

《伤寒论》378条："干呕，吐涎沫，头痛者，吴茱萸汤主之。"肝寒横逆犯胃，肝木克伐脾土，胃气失于和降，上逆则发干呕；肝胃两寒，饮邪不化，则口吐清冷涎沫；肝寒循经上逆至巅顶则为头痛。所以此条是肝寒犯胃，浊阴上逆的证治，用吴茱萸汤暖肝温胃降浊，为厥阴病正治。

第243条为阳明胃中虚寒而见呕吐，并不下利，也无四肢厥冷、烦躁欲死，更无呕吐清冷涎沫及头痛，故其证尚轻；第309条中焦阴寒较甚，浊阴上逆，除呕吐外，尚有下利、四肢厥冷、烦躁，有似少阴证但无厥阴头痛；第378条是肝寒犯胃、浊阴上逆的典型证候，是厥阴证的本证。3条叙述虽不尽相同，分见于阳明、少阴、厥阴病篇，但均属吴茱萸汤证，其病机可统一概述为肝寒犯胃，浊阴上逆，均治以吴茱萸汤，属于异病同治。

四、胁满心烦、呕而发热——小柴胡汤

> 柴胡半斤　黄芩三两　人参三两　半夏半升，洗　甘
> 草炙　生姜各三两，切　大枣十二枚，擘
>
> 上七味，以水一斗二升，煮取六升，去滓，再
> 煎取三升，温服一升，日三服。若胸中烦而不呕者，
> 去半夏、人参，加瓜蒌实一枚。若渴，去半夏，加
> 人参，合前成四两半，栝楼根四两。若腹中痛者，
> 去黄芩，加芍药三两。若胁下痞鞕，去大枣，加牡
> 蛎四两。若心下悸，小便不利者，去黄芩，加茯苓
> 四两。若不渴，外有微热者，去人参，加桂枝三两，
> 温覆微汗愈。若咳者，去人参、大枣、生姜，加五
> 味子半升、干姜二两。

【原文】

伤寒五六日中风，往来寒热，胸胁苦满，嘿嘿不欲
饮食，心烦喜呕，或胸中烦而不呕，或渴，或腹中痛，
或胁下痞鞕，或心下悸，小便不利，或不渴，身有微
热，或咳者，小柴胡汤主之。(《伤寒论》[96])

血弱气尽，腠理开，邪气因入，与正气相抟，结
于胁下，正邪纷争，往来寒热，休作有时，嘿嘿不欲饮
食，脏腑相连，其痛必下，邪高痛下，故使呕也，小柴
胡汤主之(《伤寒论》[97])

本太阳病不解，转入少阳者，胁下鞕满，干呕不
能食，往来寒热，尚未吐下，脉沉紧者，与小柴胡汤。

（《伤寒论》[266]）

呕而发热者，小柴胡汤主之。（《伤寒论》[379]）

【解析】

《伤寒论》96条主要论述少阳病的主症、治疗方药及药物加减法。太阳病，伤寒或中风，经过五六日后出现往来寒热、胸胁苦满、嘿嘿不欲饮食、心烦喜呕等证，提示病邪已入少阳。少阳介于表里之间，为半表半里之枢。少阳受邪，枢机不利，正邪纷争于半表半里之间，表现为往来寒热。可与太阳病之发热恶寒并见，与阳明病之身热汗出、不恶寒、反恶热有别。《灵枢·经脉》云：“足少阳之脉，下胸中，贯膈，络肝属胆，循胁里。”邪犯少阳，少阳经脉所循之处出现经气不利，故见胸胁苦满；胆热内郁，肝气疏泄失职，故情志失畅而见神情默默；胆热上扰心神则心烦；胆热犯胃，胃失和降则喜呕；肝木抑郁，肝木乘脾，脾失健运，则不欲饮食。“往来寒热，胸胁苦满，嘿嘿不欲饮食，心烦喜呕”为少阳病主证，结合少阳病提纲证口苦、咽干、目眩，合称为小柴胡汤证的七大主症。七大症及或然证皆反映了少阳病胆热内郁，枢机不利，脾胃失和的病理特点，治当和解少阳，畅达气机，方用小柴胡汤。

266条提示少阳病既有本经受邪自病而发者，也有太阳病传入者。太阳病未误用吐下之法，正气未伤，故无邪陷三阴之势。“脉沉紧”表明病已由表及里，与太阳病主脉浮脉相对而言，提示医生注重脉象的变化与鉴别，以判断病势。

上述条文皆属邪在少阳，枢机不利，胆气犯胃而致胃气上逆呕吐。小柴胡汤中柴胡疏少阳之郁，黄芩清少阳胆热，半夏、生姜和胃降逆止呕，人参、甘草、大枣益气和中。诸药合用，能和解少阳，畅达枢机，使气机调顺而呕吐自止。

【发微】

1.小柴胡汤之方解

小柴胡汤为和解祖方，通过和解表里、上下、寒热、虚实而发挥治疗作用。小柴胡汤由柴胡、黄芩、人参、半夏、甘草、生姜、大枣七味药组成。柴胡味辛、苦，性微寒，主入肝、胆经，有三大功能：一是辛散解热，多被用于治疗外感发热，尤其是发热与恶寒交替出现时；二是解郁，柴胡辛散，又入肝胆经，肝胆主管疏通人体的气机，所以柴胡自然能治肝胆气郁之证；三是升阳，柴胡具有轻清上升的特性，能够升提阳气，所以小量的柴胡可以治疗阳气不足或下陷的病症。黄芩味苦性寒，主要入胆与肺经，善清胆热和肺热，性质下沉入里。柴胡与黄芩一味性升，一味性降；一味喜外散，一味喜内入；一味喜动，一味喜静。二者相配，升降相因，出入相济，动静相合，从而调节人体气机的升降出入，治疗外邪入侵少阳的寒热往来。半夏、生姜主降，可以和胃止呕；人参、甘草、大枣主升，可以补益脾气，二药合用，有升有降，调理人体气机。诸药相合，寒温并用，升降协调，有疏理三焦、调达上下、宣通内外、和畅气机的作用。

2.少阳主枢含义

少阳包括手少阳三焦和足少阳胆。手少阳三焦决渎而通调水道，又是水火气机通行之道路；足少阳胆内寄相火，主疏泄，喜条达而恶抑郁。手足少阳经脉相连，故两者功能正常则枢机运转，三焦通畅，水火升降自如。阳气游行于上下，通达于内外，以发挥温煦长养之功。少阳犹如人体阳气布散之枢纽，故曰"少阳主枢"。当少火被郁或半表半里枢机不利时则发为少阳病，出现口苦、咽干、目眩等少火被郁的病症，或往来寒热、胸胁苦满、嘿嘿不欲饮食、心烦喜呕等枢机不利的见症。

【验案举隅】

张某，女，80岁，2010年8月16日初诊。

主诉：呕吐3月余。

患者3个月前无明显诱因出现恶心呕吐，毫无食欲，伴见心烦头晕，脘胁胀满，大便干燥，每日一行。

舌暗红，有裂纹，苔少，脉象浮数。

既往有高血压、糖尿病、脑梗死病史。

处方：小柴胡汤合麦门冬汤加减。

柴胡15g　黄芩10g　太子参15g　半夏曲10g　炙甘草10g　麦冬35g　炒谷芽30g　炒麦芽30g　木瓜20g　草豆蔻5g　生姜4片　大枣5枚

每日1剂，水煎服。3剂后呕吐止，恶心明显减轻，食欲转佳，食量渐增。续投原方4剂而告痊愈。

按语： 本案患者见有胆郁犯胃、经气不利之恶心呕吐、脘胁胀满、毫无食欲、心烦等证，故用小柴胡汤以和解少阳，和胃安中。此即仲景所谓"但见一证便是，不必悉具"。此外，患者尚有大便干燥、苔少有裂纹等症，是为呕吐日久，耗伤胃阴所致，正合《金匮要略》"大逆上气，咽喉不利，止逆下气，麦门冬汤主之"。故合用麦门冬汤而收捷效。

【诊余二三话】

学生： 小柴胡汤为什么被称为"和解祖方"？

袁师： 小柴胡汤主要用于少阳病证，以往来寒热、胸胁苦满、心烦喜呕、嘿嘿不欲饮食、口苦、咽干、目眩、脉弦等为主要脉证。本证乃因邪入少阳，居于半表半里，正邪相争，枢机不利而致。邪踞少阳可分为三组证候：一是寒热往来、胸胁苦满等邪在胆经的半表证，二是口苦、咽干、目眩、心烦等热在胆腑的半里证，三是喜呕、嘿嘿不欲饮食等胆气犯胃证。小柴胡汤治疗的"半表半里"不能单纯理解为六经半表半里，凡上下、寒热、表里、出入、升降、前后、气血、动静、阴阳之间，皆可理解为"半表半里"。半表半里之不和，小柴胡汤皆可用之，故小柴胡汤为"和解祖方"。

学生： 对呕吐的治疗，老师使用柴胡剂的频率最高，为什么多选择柴胡剂呢？

袁师： 伤寒六经病证皆可出现呕吐，如太阳中风之"鼻鸣干呕"、太阳伤寒之"体痛，呕逆，脉阴阳俱紧"、阳明寒呕之"食谷欲呕"、少阳胆热犯胃之"心烦喜呕"、太阴提纲证之"腹满而吐"、少阴病之"既吐且利"、厥阴提纲证之"饥而不欲食，食则吐蛔"，治疗则八法兼备，如桂枝汤、麻黄汤汗之，瓜蒂散吐之，调胃承气汤下之，小柴胡汤和之，四逆汤、吴茱萸汤温之，竹叶石膏汤清之，五苓散消之，理中丸补之等。仲景治呕尤重和法，或调寒热，或调肝脾，或调肝胃，或调胆胃，或调少阳。其中尤重视枢调少阳。呕吐的病位虽然在胃，为胃气上逆所致，但《伤寒论》中呕吐仅为阳明病兼症，在少阳病却是主症。仲景还以呕作为太阳表证传少阳之标志，以呕为少阳病的特征，如第4条"伤寒一日，太阳受之，脉若静者，为不传；颇欲吐，若躁烦，脉数急者，为传也"，以"颇欲吐"提示太阳表证已传少阳。266条"本太阳病不解，转入少阳者，胁下鞕满，干呕不能食……与小柴胡汤"，以"干呕"提示太阳转属少阳。第61条"下之后，复发汗，昼日烦躁不得眠，夜而安静，不呕，不渴，无表证，脉沉微，身无大热者，干姜附子汤主之"，以"不呕"表示病不在少阳。

　　且少阳呕吐常常较为剧烈，呕吐的次数频繁，如小柴胡汤证的"喜呕"，103条大柴胡汤证的"呕不止"。少阳属半表半里，其呕因少阳枢机不利，气机不宣，影响于胃，胃逆则呕，胆病及胃是其病机。虽六经皆有呕，然从病因、症状到论治俱全者，独见于少阳，从使用柴胡剂可使"上焦得通，津液得下，胃气因和"可以看出，仲景立柴胡方之意在于枢转少阳气机，以恢复脾胃气机升降，不治呕而呕止。

五、心中痞硬、呕而下利——大柴胡汤

柴胡半斤　黄芩三两　芍药三两　半夏半升，洗　生姜五两，切　枳实四枚，炙　大枣十二枚，擘

上七味，以水一斗二升，煮取六升，去滓再煎。温服一升，日三服。一方加大黄二两；若不加，恐不为大柴胡汤。

【原文】

太阳病，过经十余日，反二三下之，后四五日，柴胡证仍在者，先与小柴胡。呕不止，心下急。郁郁微烦者，为未解也，与大柴胡汤，下之则愈。(《伤寒论》[103])

伤寒发热，汗出不解，心中痞鞕，呕吐而下利者，大柴胡汤主之。(《伤寒论》[165])

【解析】

《伤寒论》103条论述了少阳病经误下，形成少阳阳明同病的治法。太阳表证已罢，邪气传入他经，谓之"过经"。从文中"柴胡证仍在"可知邪气传入少阳，本当以和解少阳为主，而医生却反复运用下法。若未因误下使邪气内陷造成变证，邪仍在少阳，可与小柴胡汤和解少阳。倘若服小柴胡汤后病证不解，反而加重，由

"喜呕"变为"呕不止",由"胸胁苦满"变为"心下急",则提示多次误下后邪气兼入阳明,少阳胆热犯胃,热聚成实,此时还应该见到腹满痛、不大便等阳明里实之证。少阳与阳明同病,用大柴胡汤和解与通下并行,两解少阳、阳明之邪。

165条中,伤寒发热,虽经发汗解表但热不解,且出现心中痞硬、呕吐而下利症状,提示太阳表证已罢,病入少阳,而兼见阳明里实之证。邪入少阳,枢机不利,气机阻滞,故心中痞硬;邪气入里化热,内传阳明,里热壅盛,内迫胃肠,升降失司,可致呕吐与下利并见。此处下利应伴阳明里实燥结,属热结旁流,非虚寒下利,故用大柴胡汤和解少阳兼通下里实。

以上两条均为少阳病兼阳明里实的证治,虽见证不同,但病机相同,均为邪犯少阳,枢机不利,气机阻滞,兼阳明里实,腑气不通,胆胃气逆,故治用一法,取大柴胡汤少阳与阳明同治,和解少阳,通下里实。大柴胡汤在小柴胡汤基础上去参、草之壅滞,加白芍和营缓急,大黄、枳实通下阳明里实。且柴胡、枳实、白芍寓四逆散调和气血阴阳之意。程郊倩云:"大柴胡汤虽属攻剂,然实管领表里上中之邪,总以中焦为出路,则攻中自寓和解之义,主之是为合法。"

【发微】

1.大柴胡汤方解

大柴胡汤证因热邪内结于少阳、阳明所致,故大柴胡汤适用于少阳兼阳明里实,是小柴胡汤与小承气汤加减化裁而成，即小柴胡汤去人参、甘草，小承气去厚朴、芒硝，加芍药而成，是和解少阳与泻下里实并用的方剂。

方中重用柴胡为君药，疏解少阳，配黄芩和解清热，柴芩并用，一半表（经），一半里（腑），外透内泄，解少阳半表半里之邪。轻用大黄清泄阳明热结，并配枳实以行气消痞导滞，三药共为臣药。佐以半夏和胃降逆，散结消痞，并予生姜重用，合半夏以降逆止呕，以治呕逆不止。芍药柔肝缓急止痛，与枳实相伍可以理气和血，以除心下急痛，与大黄相伍，治疗瘀热内积之腹中实痛（大黄芍药汤）；大枣和中并调和诸药，为使药。诸药合用，共奏和解少阳，内泄热结之功。大柴胡汤集疏、清、通、降于一体，疏清同用，表里同治，升降同施，气血并调，散收结合，疏肝柔肝，升清降浊。既不悖于少阳禁下的原则，又可和解少阳，内泄热结，使少阳与阳明合病得以双解，可谓一举两得。

大柴胡汤常用于胁肋胀痛伴大便秘结之证，临床以胁肋或心下胀满疼痛，伴呕吐、大便秘结，舌红苔黄，脉弦数有力为辨证要点。方中包含四逆散、枳实芍药散及大承气汤之意，药物作用皆着眼于"通"，使不通者通。临床常用于治疗脂肪代谢性疾病、急性胰腺炎、急性胆囊炎、胆石症、胃及十二指肠溃疡等属少阳阳明合病者。

【验案举隅】

章某，女，60岁，2018年3月24日初诊。

主诉：呕吐1周。

患者近1周来恶心呕吐频作，每日呕吐黄浊臭秽三四回，右胁疼痛，牵及胃脘，疼痛剧烈拒按，寝食难安，纳差不欲饮食，稍食则脘胁痛剧，口干口苦口黏，尿频尿急，小便灼热，嗳气频，心烦易怒，体态肥胖，面颊绯红，大便四日未行。

舌暗红，苔中根黄腻，脉沉弦滑而有力。

经西医检查诊断为胆囊炎、胆结石。

处方：大柴胡汤合丹参饮加味。

柴胡15g　黄芩10g　清半夏20g　生大黄^{后下}10g
枳实10g　白芍30g　丹参20g　砂仁10g　檀香^{后下}10g
生地榆20g　炙甘草10g　生姜6片　大枣5枚

7剂，水煎服，日1剂。

服药1剂，恶心呕吐缓解，胁痛减轻而能入睡，服2剂后大便得下，从此胁痛、呕吐俱解，尔后诸证悉除。

按语：本案患者呕吐，伴胁肋疼痛、口苦、便秘，乃少阳枢机不利，邪结少阳与阳明腑实并见，显是少阳阳明合病，故以大柴胡汤和解少阳，通泻里实；因其食后胀满、舌暗，且疼痛剧烈，考虑其为气滞血瘀，故合丹参饮以行气活血止痛，竟得"一剂知，二剂已"之效，可见辨证准确，方证相应，则效如桴鼓。

【诊余二三话】

学生：大小柴胡汤同治少阳病，怎样鉴别应用？

袁师： 大小柴胡汤虽然同少阳病，位居半表半里，但大小柴胡汤的病位深浅有别，病情轻重程度不同，小柴胡汤的病变部位在胸胁，为"血弱气尽，腠理开，邪气因入，与正气相搏，结于胁下"，故小柴胡汤兼有补虚的成分，其病机属于邪在少阳；大柴胡汤的病变部位在胸胁，又涉及心下和大肠，邪结较重，是邪入少阳，枢机不利，偏于半里，兼入阳明，化燥成实。大柴胡汤的病机属于胆经实热，所治证候更侧重于疼痛，其证候较小柴胡汤为重，由"喜呕"转为"呕不止"，由"胁下痞鞕"转为"心下急"，用药着眼于通降的配伍特点。临证时可以痛之轻重或便秘与否作为选择大、小柴胡汤之指征。

六、痰饮内停呕吐——小半夏汤

> 半夏一升　生姜半斤
> 上二味，以水七升，煮取一升半，分温再服。

【原文】

诸呕吐，谷不得下者，小半夏汤主之。（《金匮要略·呕吐哕下利病脉证治》）

【解析】

本条论述胃中寒痰水饮内停呕吐的证治。胃中痰饮内停，阻滞气机，脾胃升降失司，胃气上逆，则见呕吐，甚者谷不得下。饮停中焦，阻滞气机，还应见到心下痞满等。治宜小半夏汤化痰消饮，降逆止呕。

《金匮要略心典》言："呕吐，谷不得下者，胃中有饮，随气上逆，而阻其谷入之路也，故以半夏消饮，生姜降逆，逆止饮消，谷斯下矣。"

【发微】

1.生姜在治呕吐中的应用

小半夏汤重用生姜。自古生姜有"呕家圣药"之称，《伤寒论》《金匮要略》用于治疗呕吐的方剂中很多都有生姜。若见呕则加生姜止呕，未免过于草率。生姜辛温，所主治的恶心呕吐多伴有口内多稀涎，或吐出清水，患者口不干渴，甚至腹中有水声辘辘，如《伤寒论》生姜泻心汤条下所说的"胁下有水气，腹中雷鸣"。恶心呕吐或为主症，或为兼症，可出现在许多疾病过程中，仲景多配伍用生姜。从六经呕吐纵向观之，三阳经病证呕吐皆可用生姜，太阳病兼经气不利或太阳阳明合病呕吐用半夏配生姜；阳明病呕吐属寒者用吴茱萸配生姜，属热者用黄连、竹茹配生姜；少阳病主症见心烦喜呕，无论太阳合病或变证，可加半夏配生姜止呕。三阴经病证呕吐，属中下焦虚寒、实寒者，可选单用干姜或配生姜合用以温经散寒止呕；少阴、厥阴属胃寒肝逆者，可用吴茱萸配生姜；见热证者，属寒热错杂，真寒假热者，可酌情使用干姜或生姜；生姜止呕的效果是肯定的，但因其辛温，临床应辨证使用。若实证呕吐中属实热者、虚证呕吐中属虚热者，应在用量上予以注意，不可大剂量给药，恐其助热为害，反加重病情。

在《伤寒论》和《金匮要略》中，生姜用于止呕时用量较大，仲景常用五两至半斤。《金匮要略》生姜最大用至半斤，如治疗胃中饮停致呕的"诸呕吐，谷不得下者"的小半夏汤，治疗痰饮内停呕吐之"卒呕吐，心下痞，膈间有水，眩悸者"的小半夏加茯苓汤，治疗胃寒呕哕之"干呕，哕，若手足厥者"的橘皮汤，治疗虚热哕逆的"哕逆者"的橘皮竹茹汤。真武汤原取生姜温阳散水，方后注又云："若呕者，去附子，加生姜，足前成半斤。"《伤寒论》中治疗肝胃虚寒，浊阴上逆致呕的吴茱萸汤，生姜用至六两；治疗胃虚气逆致呕之旋覆代赭汤，生姜用至五两；治疗少阳病兼阳明里实之"呕不止，心下急，郁郁微烦"的大柴胡汤，生姜用至五两；治疗无形邪热留扰胸膈之"虚烦不得眠，若呕者"的栀子生姜豉汤，生姜用至五两。

2.生姜、干姜、生姜汁区别

生姜与干姜同属一物。生姜是新鲜的根茎，干燥后即为干姜，故使用上稍有不同。生姜性味辛散，走而不守，偏于呕吐；干姜辛、热，守而不走，偏于腹泻。生姜可发汗，如民间治冒雨受寒者，常饮用生姜汤，可一汗而解；干姜可化饮，如干姜配合五味子、细辛，治咳嗽气喘，多涎唾而不渴者，也常取效甚速。将生姜制作成生姜汁，如生姜半夏汤方，先煮半夏，后纳生姜汁，更可以增强辛散力量，并且降低半夏的毒性。

【验案举隅】

曹某，女，37岁，2023年7月16日初诊。

主诉：恶心欲吐2天。

患者怀妊二月有余，近两日恶心欲吐，胃纳差，食后稍有饱胀，心下悸动，口干但不欲多饮，二便如常，睡眠梦多，舌淡胖有齿痕，苔薄白，脉滑。

处方：小半夏汤加茯苓加减。

姜半夏9g 茯苓15g 生姜10g

4剂，水煎服，日1剂，少量频服。

患者用药次日即发来微信，云"恶心已经好了，胃口不那么难受了"。

按语：患者怀孕2个月，冲气上逆而致恶心呕吐。其心下悸动，口干不欲多饮，胖大齿痕舌，均提示胃中停饮，故用小半夏汤化饮降逆，和胃止呕，并加茯苓引水下行，取得佳效。

【诊余二三话】

学生："诸呕吐，谷不得下者，小半夏汤主之"，是指各种类型的呕吐均可以用小半夏汤吗？

袁师：此条论述胃中寒痰水饮内停的证治。"诸"有全部的意思，此指一般的呕吐。呕吐的病机总有胃气上逆。胃失和降、气逆于上的病因以寒饮为多见。寒饮阻滞、胃气上逆，导致呕吐不止，食不得下，当以散寒化饮、化痰和胃降逆之小半夏汤止呕。

从《伤寒论》和《金匮要略》可以看出仲景云某方所治病证时常有"主之""宜""可与""当与"等差异，仔细推敲，颇有深意。伤寒名家陈慎吾教授认为仲景用字用句皆有定法，如用方时言"主之"为正病正方，病证不变可一方到底；言"与之"原方不变，姑与一剂；言"宜"为凭脉辨证，以某方较为适宜，可有加减。此处既云"诸呕吐，谷不得下者，小半夏汤主之"，实为临床凡见呕吐之后谷不得下、食欲不振、胃纳欠佳这类病证皆属于小半夏汤的使用范围。

七、食已即吐——大黄甘草汤

大黄四两　甘草一两

上二味，以水三升，煮取一升，分温再服。

【原文】

食已即吐者，大黄甘草汤主之。(《金匮要略·呕吐哕下利病脉证治》)

【解析】

本条是论述实热呕吐的证治。《金匮要略浅注》云："又有阳明有热，大便不通，得食则两热相冲，食已即吐者，以大黄甘草汤主之。此为食入即吐者出其方治也。东垣谓幽门不通，上冲吸门者，本诸此也。"胃肠实热，大便秘结不通，火热之邪上逆犯胃，胃气不能下降，火邪急迫，故食已即吐。治宜大黄甘草汤，泄热通腑，降逆止吐。

【发微】

大黄甘草汤之大黄

《神农本草经》大黄的功效为"苦寒，无毒，主留饮宿食，荡涤肠胃，推陈致新，通利水谷，调中化食，安和五脏，平胃下气"。大黄甘草汤由大黄四两、甘草一两组成，实为调胃承气汤去芒硝而来，舍芒硝不用，说明其证热结程度较调胃承气汤轻。且重用甘草二两以缓和大黄的泻下作用，表明仲景用大黄之意并不在于泄热攻下。从胃的生理特性来看，胃为六腑之一，六腑以通为用；胃以降为顺，故通降为胃的生理特性。无论寒热虚实诸邪还是外感内伤，皆可影响胃的通降，食已即吐，缘于胃失通降，逆而上行，仲景制大黄甘草汤，用大黄并非攻下阳明腑实，而是借其"通利水谷，调中化食，安和五脏，平胃下气"之功，配以甘草缓中益胃，上病下取，因势利导，恢复胃的通降功能，其呕自止。

【验案举隅】

王某，男，22岁，2013年2月18日初诊。

主诉：呕吐1年余。

患者近1年吃饭后或饮水后呕吐，呕吐物为不消化物，每日仅食二餐，饭后即吐，胸骨后有气上冲感，胃脘无不适，偶口干口苦，手足不温，手足心易出汗，纳一般，寐差，大便无规律，二至五日一行，质软。

舌淡红，边有齿痕，苔白厚，脉弦滑。

处方：大黄甘草汤加减。

生大黄^后下10g　生甘草10g　黄芩10g　党参10g
炙甘草10g　柴胡15g　半夏15g　生姜4片　大枣5枚

7剂，水煎服，日1剂。

服药7剂呕吐止，诸症皆消。

按语： 大黄甘草汤主治胃肠实热、胃气上逆之呕吐。火性急迫，故食已即吐，其势剧烈，即《素问·至真要大论》所谓"诸逆冲上，皆属于火"。患者饭后即吐，且大便二至五日一行，故取大黄荡涤肠胃，顺承腑气；甘草甘缓，一缓吐势之急迫，二缓攻下伤胃之弊。二药相伍，泻中寓补，通中寓守，相辅相成，相须为用，故有安和胃气、降逆止呕之功。

【诊余二三话】

学生： 自古有伤寒呕多禁下，但临床也有下法治疗呕吐的时候，应如何把握？

袁师：《伤寒论》204条言："伤寒呕多，虽有阳明证，不可攻之。"提示呕多为病势向上，不可贸然攻下，历代医家多奉为圭臬，不敢逾越。成无己随文解释说："呕者，热在上焦，未全入腑，故不可下。"临床应见呕探源，除源止呕，审证求因，从因论治。呕吐禁用下法是相对的，应当辩证地看待。一般方法可治者不用下法；呕吐兼有阳明证者和一些顽固性呕吐，可以考虑用下法治疗。张仲景亦有用下法治疗呕吐之例。若属于少阳阳明同病之呕吐，则可酌情考虑使用和解通下法，譬如以大柴胡汤治疗"呕不止，心下急，或呕吐而下利"者；若是大便不通之阳明腑实证，出现频频呕吐、腹满硬痛者，则应当酌情以承气汤类急下之，譬如调胃承气汤治疗"心下温温欲吐，伴腹微满"者。另外，仲景对胃肠实热，大便秘结不通，火热之邪上逆犯胃，胃气不能下降，引起"食已即吐"者，以大黄甘草汤泄热通腑，降逆止吐。

八、吐出水后，气满不能食——《外台》茯苓饮

> 茯苓　人参　白术各三两　枳实二两　橘皮二两
> 半　生姜四两
> 　　上六味，水六升，煮取一升八合，分温三服，如人行八九里进之。

【原文】

治心胸中有停痰宿水，自吐出水后，心胸间虚气，满不能食，消痰气，令能食。（《金匮要略·痰饮咳嗽病脉证并治》）

【解析】

《外治》茯苓饮为痰饮治本之方，临床亦常用于脾胃气虚，痰饮内停呕吐的后期调养。《金匮要略编注》："脾虚不与胃行津液，水蓄为饮，贮于胸膈之间，满而上溢，故自吐出水后，邪去正虚，虚气上逆，满而不能食也。所以参、术大健脾气，使新饮不聚；姜、橘、枳实以驱胃家未尽之饮，曰消痰气，令能食耳。"脾胃气虚，脾失健运，痰饮内停于心胸，水饮变动不居，水饮犯胃，胃气上逆，故见呕吐，甚者呕吐水液。吐出水液后，水邪虽去，脾胃之气更虚，斡旋失司，气机升降失

调，胃气逆满心胸，胃虚不纳，故气满不能食。治以茯苓饮健脾益胃，消痰化饮。

【发微】

《外台》茯苓饮方义分析

《外台》茯苓饮治心胸中有停痰宿水，自吐出水后，心胸间虚，气满，不能食，消痰气，令能食。"心胸"是指胃；"气满"是指胸满、心下痞或腹胀；"不能食"有两层含义，即食欲不振，或因畏惧进食诱发或加重呕吐、气满而不敢进食或不敢多进食。依据条文，《外台》茯苓饮病机为胃虚痰饮内停，以呕吐、气满、不能食为特征，健胃化痰利饮为功效。

从药物组成而言，本方涵盖枳术汤、橘枳姜汤与橘皮汤，则应覆盖该三方证治表现。《金匮要略·水气病脉证并治》："心下坚大如盘，边如旋盘，水饮所作，枳术汤主之。"《金匮要略·胸痹心痛短气病脉证治》："胸痹，胸中气塞，短气，茯苓杏仁甘草汤主之，橘枳姜汤亦主之。"《金匮要略·呕吐哕下利病脉证治》："干呕，哕，若手足厥者，橘皮汤主之。"因此，《外台》茯苓饮临床尚可见心下坚满、胸闷、短气、干呕、呃逆、手足厥冷等临床表现。从病机角度来讲，本证除胃虚痰饮内停外，还存在气机郁滞、胃气上逆等因素。故方中以茯苓、白术健脾化痰；人参健胃除痞；枳实行气除满；陈皮理气和胃，合生姜降逆化饮。诸药相配，共奏健胃利饮化痰、行气降逆之功。

【验案举隅】

阚某，女，24岁，2016年10月2日初诊。

主诉：呕吐反复5天。

患者反复呕吐，经输液治疗少效，前来求诊。现体温37℃，胃脘胀满，大便如羊屎，质不硬，量少，纳差口干，头身、四肢困重乏力，呕吐清稀痰涎。

舌淡润，苔薄白，脉滑，右关脉涩。

处方：《外台》茯苓饮加减。

茯苓20g　生白术9g　党参12g　陈皮9g　炒枳实9g　泽泻9g　清半夏9g　紫苏梗12g　生姜3片

3剂，水煎服，日1剂，少量频服。

2016年10月4日二诊：呕吐已止，饮食渐增，唯后背有气上冲感，胃脘稍胀，大便不成形，日二三行，精神体力较好，舌淡润，苔薄白，脉右弦缓、左滑。效不更方，续予上法健脾养胃。

处方：拟以上方合七味白术散加减。

茯苓20g　生白术9g　党参12g　陈皮9g　炒枳实9g　清半夏9g　紫苏梗12g　藿香梗12g　木香9g葛根30g　生甘草3g　生姜3片

4剂，水煎服，日1剂。

2016年10月8日三诊：前症再有好转，呕吐未见复作，气上冲感已平，唯大便仍不成形，余无所苦。续予上法加减，改为丸剂，巩固为要。

随访：患者服丸药以来，一切安好，饮食、二便、睡眠、精神、体力都好，诸症均却。

按语：《外台》茯苓饮出自《金匮要略·痰饮咳嗽病脉证并治》。该方能治疗中虚痰阻气滞之证，符合患者呕吐之病机，故以该方加减则获得捷效。《神农本草经》谓茯苓"主胸胁逆气"，《药性论》谓茯苓"能开胃，止呕逆"，故方中君用茯苓以止呕开胃。茯苓配以党参、白术，健脾益气，健旺中州，脾旺则停痰宿水得以运化，亦有扶正祛邪之意；枳实、陈皮行气化痰，生姜温胃化饮，为呕家圣药。三药合用，辛温苦泄，消痰气，令能食。

二诊时呕吐已止，但余邪未尽，且反复呕吐，津液已伤，故予原方减去利水的泽泻，合七味白术散，并重用葛根，意在助脾升清，生津益气，行气化痰。七味白术散出自《小儿药证直诀》："治脾胃久虚，呕吐泄泻，频作不止，精液枯竭，烦渴燥，但欲饮水，乳食不进，羸瘦困劣，因而失治，变成惊痫，不论阴阳虚实，并宜服。"

三诊时诸症大好，唯大便仍不成形，胃气尚嫌不足，故以前法固本养胃为要。丸剂是取"丸者，缓也"之意，其药力缓和持久作用于体内，有缓复正气之用，以稳刚却之病。

【诊余二三话】

学生：临床治疗呕吐可以见呕止呕吗？

袁师：不可见呕止呕。呕吐主要病机为胃失和降，胃气上逆，但从《伤寒论》六经辨证及《金匮要略》脏腑辨证对呕吐的辨治来看，呕吐不仅只关乎于胃，六经病及五脏六腑皆可致呕，非独胃也，应辨明是本脏病引起呕吐还是他经病变引起胃气上逆呕吐。有时呕吐也是人体主动排出病理产物的保护性反应，仲景对呕吐的治疗，并不是见呕治呕，而是抓其主症，综合全身症状，审证求因，从因论治。

如《伤寒论》第376条及《金匮要略·呕吐哕下利病脉证治》开篇均提及，呕家有痈脓，不可治呕，脓尽自愈，提示不可见呕止呕。若是内部痈脓引起呕吐，多为机体自主排脓的方式，见呕止呕犹如闭门留寇，会加重病情。

仲景不仅提示不可见呕止呕，有时甚至因势利导，以吐止吐，譬如对瓜蒂散的运用，再如《伤寒论》第324条："少阴病，饮食入口则吐，心中温温欲吐，复不能吐。始得之，手足寒，脉弦迟者，此胸中实，不可下也，当吐之。"提示由于痰实内停胸膈，不可攻下，当因势利导，以吐止吐。

学生：呕吐除了六经辨证及脏腑辨证，还有何临床常用辨证法？

袁师：《景岳全书·呕吐》云："呕吐一证，最当详辨虚实。"无论从六经辨证来看，还是从脏腑辨证来看，张仲景辨治呕吐首分虚和实。实者为邪气犯胃，浊气上逆，多从三阳论治，主以祛邪化浊；虚者多因胃气虚寒，失于和降，治法不离温中健胃散寒。然而在临证中，常可出现虚实夹杂，有因脾胃素虚，复因饮食所伤，因虚致实而出现虚实夹杂的呕吐；也有因呕吐频繁，损伤脾胃出现由实转为虚之虚实夹杂呕吐。《外台》茯苓饮，治心胸中有停痰宿水，自吐出水后，心胸间虚，气满不能食。虚实夹杂证呕吐临床可在辨证基础上加用《外台》茯苓饮，健脾益胃，消痰化饮，达到"消痰气，令能食"而止呕。临床也常常见到寒热错杂之呕吐，症状可见呕吐伴心下痞，但满而不痛，或肠鸣下利，舌苔腻而微黄，此时可投以半夏泻心汤平调寒热阴阳。《金匮要略心典》："吐下之余，定无完气。"呕吐后伤及胃气者，可予《外台》茯苓饮、异功散、六君子汤等益气养胃以复中气；伤及气阴者则以建中汤、麦门冬汤之属滋胃养液以固胃气，遵从仲景重视阳气，顾护胃气的原则。

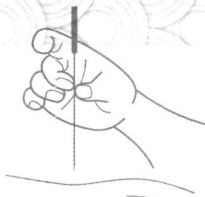

便　秘

　　某年秋日，一患者前来就诊，面露苦涩，述大便难半年有余。大便黏腻，初硬后偏软，十分难解，每每如厕，用力排便到面红耳赤，青筋暴起，极为痛苦。问诊发现患者胃脘、腰部怕凉，四肢冰凉，纳寐可，小便调；望舌质暗红，苔白腻，切脉弦小数。半年来未曾间断中西医治疗，现略有好转。患者就诊时神情烦躁、焦虑、面色偏红，手抱热水杯。袁师借此机会向我们讲解，此病例就是典型的阳明中寒，可予大黄附子细辛汤。

　　便秘本属阳明病，是以大便秘结不通为特征的症状或疾病。《伤寒论》中记载阳明病提纲证："阳明病，胃家实是也。"指出阳明病的特点非常明确，即"胃家实"。而对"胃家实"的具体所指、具体内涵并未给出明确的解释，不过我们可参照《伤寒论》第179条："问曰：病有太阳阳明，有正阳阳明，有少阳阳明，何谓也？答曰：太阳阳明，脾约是也；正阳阳明，胃家实是也；少阳阳明者，发汗利小便已，胃中燥、烦、实，大便难是也。"历代医家多认为仲景所言"太阳阳明""正阳阳明""少阳阳明"均是阳明病，其不同在于阳明病的传入途径不同。三种阳明病都有大便不通之

"实"，推而及之，可知阳明病提纲证中"胃家实"其实泛指大便不通畅，而正阳阳明的"胃家实"指的是胃肠燥屎内结。除此之外，胃家实还包括"寒实"，即阳明中寒。"阳明病，若能食，名中风，不能食，名中寒"。此因胃中寒，饮食不化，水谷不别，欲作固瘕，大便初硬后溏，当以温药下之。接下来我们分别从正阳阳明、太阳阳明、少阳阳明、阳明中寒四个方面论述便秘的辨证论治。

一、正阳阳明——大、小承气汤

（一）多汗而便硬——小承气汤

> 大黄四两　　厚朴二两，炙，去皮　　枳实三枚，大者，炙
>
> 上三味，以水四升，煮取一升二合，去滓，分温二服。初服汤，当更衣，不尔者，尽饮之，若更衣者，勿服之。

【原文】

阳明病，其人多汗，以津液外出，胃中燥，大便必鞕，鞕则谵语，小承气汤主之。（《伤寒论》[213]）

【解析】

《素问·阴阳别论》云："阳加于阴谓之汗。"所谓天人相应，汗与自然界中水分蒸发同理。阴液受热，蒸发加速，从毛孔而出，见之谓汗。汗源于津液，津液又源于水谷之气，阳明胃腑为水谷之海，阳明内热极盛，

蒸迫津液外出，故阳明病多汗。津液蒸迫外出，则胃中津亏而燥。胃者喜润恶燥，胃燥为病，大便乃硬。糟粕排出不畅，内聚为热毒，热毒扰乱心神，则出现神昏谵语，宜小承气汤泄热通腑以去其实。阳明病本已津亏液少，故宜中病即止。大便通、邪热去后，随证治之。或清余热，或养阴液以恢复脾胃功能，切勿多下以竭其阴。

小承气汤中，大黄苦寒泄热，又能通腑攻下，推陈致新；枳实破气消积，加强通下之力；厚朴主以行气除满。全方泄热通便，使邪热随大便排出体外，则"邪去正自安"。阳明病胃燥津伤，肠道津液不足，大便必然质硬难解，但小承气汤所主病证病程尚短，津伤程度尚轻，故泄热、行气即可。

（二）心烦燥屎不出而拒按——大承气汤

大黄四两，酒洗　厚朴半斤，炙，去皮　枳实五枚，炙　芒硝三合

上四味，以水一斗，先煮二物，取五升，去滓，内大黄，更煮取二升，去滓，内芒硝，更上微火一两沸，分温再服，得下，余勿服。

【原文】

阳明病，下之，心中懊恼而烦，胃中有燥屎者，可攻。腹微满，初头鞕，后必溏，不可攻之。若有燥屎者，宜大承气汤。（《伤寒论》[238]）

病人不大便五六日，绕脐痛，烦躁，发作有时者，此有燥屎，故使不大便也。（《伤寒论》[239]）

阳明病，脉迟，虽汗出不恶寒者，其身必重，短气，腹满而喘，有潮热者，此为欲解，可攻里也。手足濈然汗出者，此大便已鞕也，大承气汤主之。（《伤寒论》[208]）

二阳并病，太阳经罢，但发潮热，手足漐漐汗出，大便难而谵语者，下之则愈，宜大承气汤。（《伤寒论》[220]）

【解析】

阳明病使用下法之后，出现或仍存在心中烦躁、胃中有燥屎者，可继续应用攻下之法。燥屎未去，邪热未除，心神受扰，唯攻下能速去之。本条与上文小承气汤"若更衣者，勿服之"，从两个方面指出了判断大小承气汤继续服用的标准。若使用下法后热去、大便通、心神安宁，则"勿再服"，否则可更攻下之；而若腹中微满，大便一开始坚硬难解，但之后溏稀不成形者，此非实热、非燥屎，切不可攻之。

239条紧接238条解释如何判断燥屎是否已经形成。邪热结于阳明胃腑，蒸迫津液外出，导致胃肠津液不足，这是形成燥屎的前提条件。而邪热有强有弱，素体津液有多有少，燥屎形成时间不易判定。自古有"伤寒下不厌迟，温病下不厌早"之说。因为伤寒下之过早容易引邪入里，产生变证，只有邪热已盛，燥屎已成，才可攻下逐邪。燥屎已成的标志是大便多日未解。原文中写道"五六日",实则泛指多日,避免下之过早。"绕脐痛"指病位在脐周,"烦躁"因于胃肠积热上扰心神,"发作有时"即所谓日晡潮热,这些症状结合多日不大便则提示燥屎已成,可攻下之。

208条与220条合在一起来看,都是在讲太阳表证已解之后才可应用下法。所谓"有一分恶寒,便有一分表证",汗出不恶寒提示太阳表证已解。而身重、腹满、潮热、手足汗出明显,大便不通,甚至谵语,均提示里热盛而大便已硬,可应用下法,宜大承气汤。

大承气汤由大黄、厚朴、枳实、芒硝组成,四味药兼具泄热润燥、行气通便之功,为攻下峻剂,在《伤寒论》中可谓"泄热第一方",适用于痞满燥实俱备之阳明腑实重症。

【发微】

大、小承气汤的区别

	组成	症状
大承气汤	大黄四两、芒硝三合、厚朴半斤、枳实五枚	心烦,胃中有燥屎
小承气汤	大黄四两、厚朴二两、枳实三枚	多汗,胃中燥,大便硬,谵语

大、小承气汤的区别在于大承气汤中有芒硝,且方中厚朴、枳实用量更大。《神农本草经》记载:"芒硝,味苦寒,主百病,除寒热邪气,逐六腑积聚,结固留癖。"后世本草著作对芒硝之药性进行了补充。如《长

沙药解》："芒硝，味咸苦辛，性寒。"《医方集解》云："热淫于内，治以咸寒，气坚者以咸软之，热盛者以寒消之。"苦寒能泄热，咸寒能软坚，故芒硝配伍大黄能推陈致新，逐六腑积聚。

大承气汤较之小承气汤泄热、通腑之力更强，所以"阳明三急下""少阴三急下"都是其适应证。大承气汤峻下大便，速攻邪热，用于邪热大盛之急证，急下逐邪存阴，挽救性命于一线，以偏治偏，故应中病即止，继以他药善后；而小承气汤攻逐之力相对较弱，适合邪热、燥实不甚严重的病证，或用于应用大承气汤之前的铺垫、试探，以防鲁莽误治，伤人性命。

【验案举隅】

李某，女，62岁，2021年7月初诊。

主诉：大便未解10天。

患者因进食辛辣食物后出现大便干结难解，已近10日无大便，伴脘腹部胀满，拒按，餐后胃中胀满，矢气不畅且臭秽，牙痛，左侧面颊部疼痛，周身潮热，手心热盛，时感口干口苦，欲饮凉，纳食减少，寐差，易惊醒，小便黄少。

舌红，苔黄，脉沉弦滑，左寸滑数。

处方：小承气汤合柴胡加龙骨牡蛎汤加减。

生大黄10g　枳实10g　厚朴15g　柴胡15g　黄芩10g　党参10g　清半夏15g　生龙骨^{先煎}20g　生牡蛎^{先煎}20g　生磁石^{先煎}30g　桂枝6g　茯神30g　川牛

膝20g　生姜4片　大枣5枚

5剂，水煎服，日1剂。

复诊： 服上方后大便3日一行，脘腹部胀满明显减轻，牙痛、左侧面颊部疼痛缓解，周身潮热、手心热盛已无，口干口苦缓解，纳寐转佳。

舌红，苔黄，舌尖可见少许剥脱，脉细弦。

处方： 上方加枳术丸、增液承气汤。

生大黄10g　枳实10g　厚朴15g　柴胡15g　黄芩10g　党参10g　清半夏15g　生龙骨^{先煎}20g　生牡蛎^{先煎}20g　生磁石^{先煎}30g　桂枝6g　茯神30g　川牛膝20g　生白术30g　玄参20g　麦冬10g　生地20g　生姜4片　大枣5枚

水煎服，日1剂，服药5剂而愈。

按语： 患者因进食辛辣食物后大便10日不解，伴腹部胀满，周身潮热，考虑阳明里热结实，恐有燥屎，故予小承气汤泄热通便，消胀除满。患者除阳明里热结实外，伴见口干口苦、牙痛、左侧面颊部疼痛、寐差、易惊醒等症，此为热入少阳，胆火内郁，胆热循经上攻，胆热上扰心神的表现，乃少阳阳明合病，故合柴胡加龙骨牡蛎汤和解少阳，通阳泄热，重镇安神，取得佳效。

【诊余二三话】

学生： 调胃承气汤治疗便秘与大、小承气汤有何不同？

老师： "阳明病，不吐不下，心烦者，可与调胃承气汤""太阳病三日，发汗不解，蒸蒸发热者，属胃也，调胃承气汤主之""伤寒吐后，腹胀满者，与调胃承气汤"。调胃承气汤以大黄、芒硝、炙甘草组方，其中关键在于炙甘草。甘能补能缓，调胃承气汤所治病证较大、小承气汤为轻，为病邪由表入里的燥热结实之证，故用甘草以缓大黄、芒硝之峻烈，不用枳实、厚朴。

学生：厚朴三物汤与小承气汤组成相同，计量不同，用意为何？

老师：提到小承气汤就不得不提厚朴三物汤。"痛而闭者，厚朴三物汤主之"。厚朴三物汤与小承气汤药味相同，而加重了厚朴、枳实的药量，可以看作加强版的小承气汤，主要侧重于理气消胀。两方均可用于大便不通，痞满明显者。大便闭而不通，不知大便硬与不硬时，可视其闭阻胀满程度选用厚朴三物汤或小承气汤。若服后仅矢气出而大便仍秘结，则应用大承气汤以攻下燥屎。

二、太阳阳明——麻子仁丸、厚朴七物汤、桃核承气汤

（一）津亏而大便干——麻子仁丸

麻子仁二升　芍药半斤　枳实半斤，炙　大黄一斤，去皮　厚朴一尺，炙，去皮　杏仁一升，去皮尖，熬，别作脂

上六味，蜜和丸如梧桐子大，饮服十丸，日三服，渐加，以知为度。

【原文】

问曰：病有太阳阳明，有正阳阳明，有少阳阳明，何谓也？答曰：太阳阳明者，脾约是也；正阳阳明者，胃家实是也；少阳阳明者，发汗利小便已，胃中燥烦实，大便难是也。（《伤寒论》[179]）

趺阳脉浮而涩，浮则胃气强，涩则小便数，浮涩相抟，大便则鞕，其脾为约，麻子仁丸主之。（《伤寒论》[247]）

【解析】

趺阳脉专候脾胃，浮者为阳气多，涩者为阴气少，趺阳脉浮而涩是脾胃阴亏阳盛之征。后世多引成无己《伤寒明理论》对脾约的注释，认为胃强脾弱是胃肠中燥热，约束了脾为胃行津液的功能，导致水液运化失司，故大便秘结如羊屎。所谓"约"者，即约束之意，指脾胃运化水谷的功能受到制约、阻碍。

麻子仁丸重用麻子仁，取其润肠通便之力。方中包含小承气汤之大黄、枳实、厚朴，以泄热导滞；杏仁润肠降气，所谓肺与大肠相表里，肃降肺气以推动肠道气机运行；芍药养阴敛津，柔肝理脾。全方共奏养阴润肠、泄热导滞之功。配以蜂蜜为丸，则取其缓下之意。

【发微】

1.太阳阳明

太阳阳明是太阳病因失治误治等耗伤津液，转入阳明。外证或解或未解，但胃热、津亏、大便不畅是一致的。《伤寒论》179条提到："太阳阳明者，脾约是也。"指太阳病失治误治导致津液受损，邪气入里，胃热进一步加重，脾之输布津液的功能受限，肠胃中水谷糟粕不得顺利传导，停留日久，日益干燥，进而形成小便数而大便硬的脾约之证。需要注意的是，并非太阳病转归之阳明病皆为脾约，太阳病、少阳病误治后均可见到胃家实之承气类方见证，当审证施治。

2.丸药与汤药的区别

"丸者缓也，缓久而已渐聚也，治病之固着也；汤者荡也，速广而不能留也，治病之急重也"。就是说，丸药作用缓慢，适合病程较长，慢慢发展而形成的疾病；汤药起效快，作用强，但作用时间短，适合急重症。对于麻子仁丸而言，制成丸药剂型能更好地保留药物中的油脂，更好地润肠通便。

【验案举隅】

尹某，女，55岁，2020年5月初诊。

主诉：胃脘痞满月余。胃脘痞满，食后加重，嗳气后痞满缓解，偶有胃脘隐痛。大便2日一行，质干成球，解之费力，纳可寐佳，小便频数。

舌红胖有齿痕，苔淡黄，脉沉细数。

处方：麻子仁丸合《外台》茯苓饮加减。

麻子仁15g　杏仁15g　白芍10g　厚朴15g　熟大黄^{后下}10g　郁金10g　蜂蜜30g　茯苓15g　枳实10g　陈皮10g　党参10g　生白术30g　生姜4片

14剂，水煎服，日1剂。

复诊：胃胀减轻，嗳气已无，大便2日一行，质较前变软，易解。纳可寐安，小便频数，但次数较前减少，舌淡胖，苔薄白，脉细。

处以上方加泽泻25g、猪苓15g、桂枝10g（取五苓散意），水煎服14剂而愈。

按语：本例患者虚实夹杂，因脾胃虚弱，运化功能失调，导致饮食不下，胃气不和，故食后胃脘痞满、嗳气；胃肠中积滞久而化热，消耗脾胃阴液，导致脾约便秘，大便干结成球。这种情况下，若只补不消，浊气不清则补剂格而难入，若一味攻下，而脾胃功能不复，单靠药物之功也难取效。故法当补消兼施，祛邪扶正。麻子仁丸做煎剂，润肠导滞，泄热逐邪，较之丸剂力量更强。《外台》茯苓饮治疗心胸中停痰宿饮，用党参、茯苓、白术健脾益气，合枳实、陈皮、生姜行气消痞、和胃降逆。两方相合，使邪热消，积滞去，脾气充，而脾胃恢复运化。复诊时嗳气已除，大便软而易解，效不更方，虑其小便频数，膀胱气化失司，加入五苓散继服取效。

【诊余二三话】

学生：增液承气汤也治疗津亏便秘，与麻子仁丸有何区别?

老师： 增液承气汤证和麻子仁丸证的主要区别在于是否有明显的阴伤。增液承气汤见于《温病条辨》，用以治疗"津液不足，无水舟停"的便秘。组成为玄参一两、麦冬八钱、细生地八钱、大黄三钱、芒硝一钱五分。增液承气汤用玄参、麦冬、生地滋阴生液，而麻子仁丸用杏仁、麻子仁、蜂蜜润肠滋燥。增液承气汤证可见口干唇裂等明显的阴伤征象，属虚实夹杂证；而麻子仁丸证则以实证为主，虽有胃肠燥热的情况，但没有明显的阴伤。

（二）外感而大便难，食欲如常——厚朴七物汤

> 厚朴半斤　甘草　大黄各三两　大枣十枚　枳实五枚　桂枝二两　生姜五两
>
> 上七位，以水一斗，煮取四升，温服八合，日三服。

【原文】

病腹满，发热十日，脉浮而数，饮食如故，厚朴七物汤主之。（《金匮要略·腹满寒疝宿食病脉证并治》）

【解析】

腹满者，里有实也；发热，脉浮数，表有邪也；饮食如故，则病位在肠而不在胃。一直以来，诸医家皆认为厚朴七物汤为表里双解剂。表里同病者，一般当先解

表后治里，以防表邪内陷，并应视其轻重缓急，急重者先治。在厚朴七物汤证中，病邪有向里趋势，且里证重于表证，单解表恐腹满更重，单攻里恐表邪内陷，故表里同治，以和表里。

厚朴七物汤由厚朴三物汤合桂枝汤去芍药减大黄一两而得，厚朴三物汤攻里泄热，消胀除满；桂枝汤去芍药以解在表之邪，所以能解表与清里相结合，治疗太阳阳明并病。

【发微】

厚朴的用法用量

厚朴七物汤中厚朴的用量在整部《伤寒杂病论》中最大，与之剂量相同的还有大承气汤、厚朴三物汤、厚朴生姜半夏甘草人参汤。大承气汤与厚朴三物汤前文已有提及，痞满痛闭，自当重用。而观察厚朴七物汤与厚朴生姜半夏甘草人参汤可以看出，两者均有腹满。《伤寒杂病论》中，无论实证还是虚实夹杂之腹满，仲景均用厚朴，再根据虚实程度进行配伍。纯粹虚寒腹满者则不用厚朴，而用附子理中类温补以振奋脾胃阳气，使阴寒得消。

【验案举隅】

王某，女，7岁，2022年1月初诊。

主诉：咳嗽2天。2日前因受风出现咳嗽，干咳无痰，鼻塞流清涕，大便日一行，质干，纳寐可，小便调。

舌红，苔薄白，根厚腻水滑，脉浮滑数。

处方：厚朴七物汤加味。

桂枝6g　白芍6g　炙甘草6g　厚朴6g　枳壳6g　熟大黄[后下]3g　杏仁9g　紫菀9g　百部9g　白前6g　生姜4片　大枣5枚

3剂，水煎服，日1剂。

复诊：服药后症状缓解，现偶尔咳嗽，夜间鼻塞，流清涕，大便日一行，质可，小便调。

处方：前方去白前、紫菀、百部，加白芷9g、辛夷6g，4剂，水煎。

随访咳嗽未作，二便调畅，鼻塞、流涕明显缓解。

按语：患者因外感而出现咳嗽流涕、大便干，此为表里同病，当表里双解，选用厚朴七物汤。其中有解表之桂枝汤，再加杏仁即桂枝加厚朴杏子汤；又有小承气之大黄、厚朴以通腑逐邪。此处考虑儿童体质稚阴稚阳，选择破气之力稍缓的枳壳代替枳实；再加入止咳化痰之紫菀、百部、白前。诸药并用则表可解，痰可化，腑可通。复诊时患者已无大碍，因其尚有鼻塞流涕，故将化痰之品换成白芷、辛夷，以进一步发散余邪、宣通鼻窍而得愈。

【诊余二三话】

学生：厚朴七物汤可以看作由桂枝汤变化而来，去白芍的用意是什么？

老师：《伤寒杂病论》中桂枝汤类方去芍药一般有两种情况：胸满、腹满或亡阳。因芍药属阴，亡阳自不可用；而满证当散，芍药收敛，自然也不可用。而经方中痛症必用芍药，如芍药甘草汤、桂枝加芍药汤、当归芍药散、新加汤等，取其柔肝和营、缓急止痛的作用。厚朴七物汤证中腹满而不痛，故去芍药。

（三）热盛夹瘀而便难——桃核承气汤

> 桃核五十枚，去皮尖　大黄四两　桂枝二两　甘草二两，灸　芒硝二两
>
> 上五味，以水七升，煮取二升半，去滓，内芒硝，更上火，微沸下火。先食温服五合，日三服，当微利。

【原文】

太阳病不解，热结膀胱，其人如狂，血自下，下者愈。其外不解者，尚未可攻，当先解外。外解已，但少腹急结者，乃可攻之，宜桃核承气汤。（《伤寒论》［106］）

【解析】

太阳表邪内传入腑，化热与血结于下焦，故少腹急结；神明受邪热所扰，则其人如狂。因是蓄血轻证，故若血自下，热随血出，则病有自愈之机。表里同病者，当视病情之轻重缓急，急者先治，缓者后治。遵循表里证治的常法，若表证未解，当先解外治其表证，即解表后方可治里，以免引邪继续入里；待外邪解后，只有蓄血证的表现，才可使用本方。

桃核承气汤为桃仁、桂枝合调胃承气汤，乃泄热逐

307

瘀之剂。《内经》云："其下者，引而竭之。"今病在下焦，故仲景用桃仁活血逐瘀，桂枝温通经脉，合调胃承气汤，共奏活血、通下、泄热之效，使邪热随血、便而去，邪去正自安。其中甘草甘缓，调和诸药，俾祛邪而不伤正。因本方以泄热逐瘀为主，临床使用其治疗瘀热互结之便秘时可酌加行气通便之药。

【发微】

1.太阳蓄血

太阳蓄血证即瘀热互结于膀胱，太阳病失治误治后，津伤热盛，邪气循经入太阳腑膀胱，邪热内盛，津液内伤，迫血妄行，若血出热消，则可自愈；倘邪热过盛或血出不畅，则瘀血内生，瘀热互结，少腹急结疼痛，当以攻下邪热为治。但表证未已，不可攻下，以防变证。

2."外"解与不解

106条提到"其外不解者，尚未可攻，当先解外"，《伤寒论》208条也指出"若汗多，微发热恶寒者，外未解也，其热不潮，未可与承气汤"。两条都强调太阳病内传阳明时，外证不解，当先解表。所谓"有一分恶寒，便有一分表证"。里证若兼恶寒发热、脉浮、肌肉骨节疼痛、头项强痛等表证的表现，乃表里俱实之证，切勿急于攻下，先解外证，而后才可攻里，此有别于厚朴七物汤表邪微而里邪盛之证。

【验案举隅】

吴某，男，71岁，2020年10月初诊。

主诉：便秘10余年，少腹胀满2～3年。

患者无明显诱因出现便秘，大便2～3日一行，腹胀夜间加重，口干欲饮，纳寐可，小便频少。

舌暗胖，有瘀斑，苔厚黄腻，脉沉细。

处方：桃核承气汤合枳术汤加减。

桃仁20g　桂枝6g　熟大黄10g　炙甘草6g　枳实15g　生白术30g　厚朴20g

7剂，水煎服，日1剂。

复诊：药后大便3～4日一行，质较前软，左下腹胀满，矢气不畅，纳寐可，小便频，舌质淡稍胖，苔薄白水滑，脉滑。

上方熟大黄改为15g后下，加杏仁15g。

随访大便1～2日一行，质可，腹胀几无。

按语：本案患者便秘日久，久病多瘀，又见腹胀夜间加重，舌暗瘀斑，为典型的瘀血证候。同时见口干欲饮，苔黄厚腻，为肠胃蕴热之象。故选用桃核承气汤通腑泄热，活血化瘀，再加厚朴、枳实增强通腑行气之力；生白术多脂质润，重用可健脾益气，润肠通便。复诊时患者病情缓解，但大便间隔仍然较长，加之矢气不畅，熟大黄加量且改为后下，增加通便之力，并加杏仁以润肠下气，取得佳效。

【诊余二三话】

学生：长期便秘患者如何恰当选用麻子仁丸与桃核承气汤？

老师：麻子仁丸和桃核承气汤所适用的长期便秘，

往往都有大便干结成球，甚至如羊屎状的特点，这是因为邪热持续耗伤阴液，肠胃中阴液不足，故大便干结难以排出。区别在于桃核承气汤主治瘀热互结之证，瘀滞不通故多有疼痛不适，瘀热上扰心神故多见烦躁等精神症状；而麻子仁丸所主病证往往肠中燥结与小便数并见，一般不伴疼痛。桃核承气汤本质为攻逐消导之剂，故当中病即止，不可久服；麻子仁丸是丸剂，丸者缓也，多用于老人、虚人、产妇等不宜单纯泻下者，缓缓图之，可较长时间服用。麻子仁丸也可作煎剂使用，通腑泄热之力增强，对体质较强又肠胃津亏的患者效果良好，但也须注意中病即止，以免耗气伤津。

三、少阳阳明——小、大柴胡汤

（一）苔白，呕而不大便——小柴胡汤

> 柴胡半斤　黄芩三两　人参三两　半夏半升，洗　甘草三两，炙　生姜三两，切　大枣十二枚，擘
>
> 上七味，以水一斗二升，煮取六升，去滓，再煎取三升。温服一升，日三服。

【原文】

阳明病，胁下鞭满，不大便而呕，舌上白苔者，可与小柴胡汤。上焦得通，津液得下，胃气因和，身濈然汗出而解。（《伤寒论》[230]）

【解析】

230条开始便点明是证属不大便之阳明病，然胁下硬满而呕是少阳柴胡证未罢，乃少阳枢机不利，津液为热搏结，水热互蒸，水液布散不利，熏蒸于上焦，不得下滋于胃腑，故舌上白苔。与小柴胡汤，达中土之木而顺气性，使上焦得通，则津液得下，胃气因和，诸证自解矣。正如《伤寒贯珠集》中所说："气通津下，胃气因和，便从里出，汗从表出，而邪自涣然冰释也"。

小柴胡汤中柴胡味苦微寒，疏肝解郁，清透少阳；黄芩苦寒，清泄少阳邪热。二药合用，外透内清，疏解少阳之半表半里之邪；半夏、生姜辛温，调和胃气，降逆止呕，与柴胡、黄芩配合，寒温并用，升降相调；再配合人参、甘草、大枣益气和中，补益脾胃之气，扶正以祛邪。全方药物相辅相成，寒温并用，升降协调，攻补兼施，有疏利三焦，调达上下，宣通内外，和畅气机之作用，为和解第一方。

【发微】

小柴胡汤证便秘的特点

临床常见有外感史，且可见往来寒热、口苦、咽干、目眩、胁肋不适、食欲不振、心烦喜呕等少阳证；大便难下或不下，或下而干硬，但舌苔白或白腻，全无阳明证之黄苔；无明显大汗出；脉见弦数或弦滑。

【验案举隅】

高某，男，2岁，2022年7月初诊。

患儿几日前不慎外感，服药后外证缓。现症见大便干，饮水增多，不欲食，头部及后背自汗出，小便色赤。

舌尖红，苔稍白厚，脉弦。

处方：小柴胡汤合枳术汤、六一散加减。

柴胡8g　黄芩5g　党参5g　半夏5g　枳实10g　生白术30g　滑石^(包煎)18g　甘草3g　焦槟榔6g　生姜5g　大枣5g

14剂，水煎服，日1剂。

复诊：纳增，饮水多，汗出缓，大便日1～2行，前干后软，小便黄，舌淡红，苔薄白，脉细数。

前方党参5g易为太子参6g，加鸡内金10g、焦山楂10g。

按语：患儿先有外感，经治疗缓解后邪入少阳，阻滞气机运化，导致大便不通。治当清少阳邪热，健运脾胃功能，恢复少阳斡旋之功。考虑正值夏季，且小儿之体纯阳，故加入滑石清热利小便，给邪热以出路；枳术汤用生白术30g配伍枳实10g，斡旋中焦，生白术可健运脾胃、润肠通便。复诊时继续健运脾胃，培固后天之本，终获全功。

【诊余二三话】

学生：230条开始便点明是阳明病，为何不直接用下法？

老师：230条关键在于"不大便而呕"中的"呕"。阳明病胃家实，大便不通是常态，见呕则是变证，临证要知常达变。《伤寒论》第204条"伤寒呕多,虽有阳明证,不可攻之"明确指出,阳明证见呕不可攻下。《伤寒论》中记载属阳明病且见呕吐的条文还有第243条:"食谷欲呕者,属阳明也,吴茱萸汤主之,得汤反剧者,属上焦也。"吴茱萸汤是治疗阳明寒呕的经典方剂;而小柴胡汤则是治疗阳明病胃气不和,呕而不大便的经典方剂。

(二)少阳证,腹痛而便难者——大柴胡汤

柴胡半斤　黄芩三两　芍药三两　半夏半升,洗　枳实四枚,炙　大黄二两　大枣十二枚　生姜五两

上八味,以水一斗二升,煮取六升,去滓,再煎,温服一升,日三升。

【原文】

按之心下满痛者,此为实也,当下之,宜大柴胡汤。(《金匮要略·腹满寒疝宿食病脉证并治》)

【解析】

按之而满痛者,即疼痛拒按,此为内有实邪,可用下法。而心下满痛与腹中满痛不同,其位置相当于现代解剖之胃、十二指肠及小肠之部位。病邪位置偏高,且当兼有少阳证,故不宜与大承气汤,而宜用大柴胡汤。

大柴胡汤可看作小柴胡汤与小承气汤之合方去人参、甘草、厚朴,加芍药。柴胡、黄芩清少阳邪热,疏利肝胆,配合半夏辛开苦降,宣达上下气机;枳实、大

黄通腑泄热，邪热虽较高，但毕竟在阳明胃肠，故通下使邪热从大便而解。白芍养血柔肝，解痉止痛，乃腹痛之要药；生姜、大枣顾护脾胃，调和药性。诸药合用，使少阳、阳明之热得以祛除，气机恢复，邪去正安。

【验案举隅】

王某，女，54岁，2020年12月初诊。

主诉：大便秘结，3日未解。

刻下咽痛干咳，右胁胀满疼痛，口苦口干。

舌淡胖，苔薄黄微腻，脉弦细。

处方：大柴胡汤合枳术汤加减。

柴胡15g　熟大黄10g　枳实15g　黄芩10g　半夏10g　白芍10g　生白术30g　桔梗6g　生甘草12g　生姜4片　大枣5枚

7剂，水煎服，日1剂。

复诊：服药后大便明显改善，日一行，成形，右胁胀明显减轻，食欲转佳，仍稍有口苦。效不更方，续服7剂，诸证缓解。

按语：本案患者既有口苦、右胁胀满、咽干、脉弦等少阳证，又有大便秘结不通之阳明腑实证，故选用大柴胡汤和解少阳兼攻下里实，清利肝胆之热，攻逐胃肠之邪。加一味生白术健脾益气，润肠通便，使邪祛而正不伤。

【诊余二三话】

学生：临床上大柴胡汤的主治范围有哪些？

袁师：大柴胡汤的主治范围非常广泛，是心下按之满痛必用之方剂，涉及肝、胆、胃、肠诸病，如急慢性胆囊炎、胆石症、胆汁淤积症、肝炎、急慢性胰腺炎、胆汁反流性食管炎、腹膜炎、肠梗阻等；也有用于表里俱热的外感实热证高热不退者，如疟疾、流行性感冒、肺炎、急性扁桃体炎等。临证时掌握大便秘结及上腹部按之满痛的指征，用之多能取效。由于本方泻下之力颇宏，面色不华，大便不实及精神萎靡者，不宜使用。方证不符，轻则贻误病机，甚则导致虚虚之变，加重病情。

四、阳明中寒——大黄附子汤

大黄三两　附子三枚，炮　细辛二两

上三味，以水五升，煮取二升，分温三服。若强人煮二升半，分温三服。服后如人行四五里，进一服。

【原文】

阳明病，若能食，名中风；不能食，名中寒。（《伤寒论》[190]）

阳明病，若中寒者，不能食，小便不利，手足濈然汗出，此为欲作固瘕，必大便初鞕后溏。所以然者，以胃中冷，水谷不别故也。（《伤寒论》[191]）

胁下偏痛，发热，其脉紧弦，此寒也，以温药下之，宜大黄附子汤。（《金匮要略·腹满寒疝宿食病脉

证并治》)

【解析】

风为阳邪，寒为阴邪，阳能消谷而阴不能消谷，故一者能食，一者不能食。柯韵伯云："风寒本一体，随人胃气而别。"故能食、不能食不但能别中风、中寒，且能别胃之盛衰虚实。

手足濈然汗出，与胃家实见证相似，但既见大便初硬后溏，小便不利，则可与阳明腑实之小便数、大便硬区分。胃阳不足，无力运化，故欲作固瘕。

胁下偏痛而脉紧弦，是阴寒成聚、寒实内结于一侧。虽有发热，亦是阳气被郁、营卫失调所致。是以非温不能已其寒，非下不能去其结，故曰宜以温药下之。程氏曰"大黄苦寒，走而不守，得附子、细辛之大热，则寒性散而走泄之性存"，是也。

【发微】

1.何为固瘕

《注解伤寒论》云："固瘕者，寒气结积也。"《伤寒溯源集》言："固瘕者，寒聚腹坚。"癥瘕者，坚硬不移，痛有定处，为癥；聚散无常，痛无定处，为瘕。固瘕即寒气聚结。阳明中寒，"寒气生浊""浊气在上，则生䐜胀"，攻下徒劳，唯有温散。又"其高者，因而越之，其下者，引而竭之"，固瘕在下，温而散其寒，下而去其积，则固瘕可除。

2.阳明中寒与大承气汤证"手足濈然汗出"之别

阳明中寒证的"手足濈然汗出"是因于寒邪在胃，

欲作固瘕，四肢不能禀气于胃，阳气不达于四肢，表现为手足汗出而逆冷。而大承气汤证之"手足濈然汗出"伴随潮热，是里热蒸腾所致，多见手足汗出而温热。症极相似而寒热迥异，临床当详参其他症状，审慎辨证。

【验案举隅】

李某，男，51岁，2021年4月初诊。

主诉： 大便秘半年余。

患者年轻时常于池水中工作，因以受凉，现症见：有便意，但大便黏腻，排便困难，初硬后偏软，多方治疗后稍缓解，排便时费力努挣至面红耳赤、青筋暴起，仍觉大便未净，十分痛苦。胃脘、腰部怕凉，四肢冰凉，纳寐可，小便调。

舌暗红，苔白腻，脉弦小数。

处方： 大黄附子汤合桃核承气汤加减。

熟大黄^后下15g　细辛3g　附子^先煎15g　桃仁20g　桂枝15g　炙甘草10g　紫菀30g　生白术50g

14剂，水煎服，日1剂。

复诊： 诸症缓解，晨起初次大便较通畅，量稍增，不成形，日3行，小便可，矢气多，纳寐可，四肢见温。

舌淡红，苔薄白，脉弦细稍数。

附子逐渐加量至35g，诸证明显缓解。

按语： 本患者年轻时经常在池水中工作，有明显受凉史，陈寒痼冷积聚于体内，损伤脾肾阳气，脾胃运化推动乏力，导致大便难以排出，当以温下为治疗主旨。久病多瘀，又见舌暗红等瘀血症状，配合桃核承气汤，温散寒邪，活血化瘀，润肠通便而取得功效。

【诊余二三话】

学生：上案为阳明中寒证，为什么用下法？

老师：此阳明中寒并非虚寒，或者说非单纯的虚寒。阳明病，胃家实是也。而大黄附子汤证因寒成积，虚实错杂，为阳明之变证。"虚则补之，实则泻之"，陈寒痼冷积聚于内，"寒者温之"确实是正治，但六腑以通为用，以降为和，所以顺势而为，因地制宜，用温热之药以撼动其根基，攻下之品则顺势将其逐出体外，才是最优选择。若单纯温散寒邪，一是所需时间较长，二是阻碍胃肠正常生理功能的发挥，恐怕滋生变证。

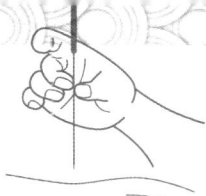

肠　痈

　　某周一袁师坐诊，来了一中年女性患者。袁师询问："哪里不适？"患者回答："右下腹疼痛一年多，曾被诊断为急性阑尾炎，保守治疗后仍有间断疼痛。"袁师诊脉观色，谓左右曰："应是肠痈病。"

　　肠痈，痈疽之发肠部者也。《素问·厥论》云："少阳厥逆，机关不利。机关不利者，腰不可以行，项不可以顾，发肠痈不可治，惊者死。"肠痈为外科常见急腹症之一。多因饮食失节，暴怒忧思，跌仆奔走，使肠胃运化功能失职，湿热邪毒内壅于肠而发。临床上以持续伴有阵发性加剧的右下腹痛、肌肉紧张、反跳痛为特征。可发于任何年龄，多见于青壮年，男性多于女性。肠痈相当于西医学中的阑尾炎，多是由于阑尾腔梗阻和细菌感染导致。

　　《伤寒杂病论》中有关于肠痈病的系统论述，如《金匮要略·疮痈肠痈浸淫病脉证并治》言："诸浮数脉，应当发热，而反洒淅恶寒，若有痛处，当发其痈。师曰：诸痈肿，欲知有脓无脓，以手掩肿上，热者为有脓，不热者为无脓。"详细论述了肠痈的临床表现、辨证要点及治法治则，对当前临床仍有重要指导价值。

一、脓成——薏苡附子败酱散

> 薏苡仁十分　附子二分　败酱五分
>
> 上三味，杵为末，取方寸匕，以水二升，煎减半，顿服。

【原文】

肠痈之为病，其身甲错，腹皮急，按之濡，如肿状，腹无积聚，身无热，脉数，此为腹内有痈脓，薏苡附子败酱散主之。（《金匮要略·疮痈肠痈浸淫病脉证并治》）

【解析】

本条指出肠痈脓已成的辨证与治法。肠痈之人，营血久郁于里，全身肌肤缺乏气血滋养，故干燥粗糙。痈脓内结于肠，气血郁滞于里，故腹部皮肤紧张，形如肿状，但按之则柔软，与腹内积聚不同，应加以鉴别。脓虽积于里，但由于病变已局限，故体表无热。脉数无力为虚，乃正气不足、不能胜邪的表现。故用薏苡附子败酱散排脓消肿，振奋阳气。方中重用薏苡仁排脓开壅，利肠胃；轻用附子振奋阳气，行其郁滞；佐以败酱破瘀排脓，则肠痈可愈。

【发微】

薏苡附子败酱散适用于阑尾炎的吸收期，能促进脓液的排泄吸收。此外，也可用于治疗胸腹腔各脏器的化脓性疾患及结核性腹膜炎等疾病而见本方证者。血瘀者，加桃仁、红花、䗪虫、鸡血藤，以活血化瘀；脓毒重者，加冬瓜仁、赤小豆、红藤、蒲公英，以增强清热解毒之功；血虚者，加当归、白芍，以养血生血；气虚者，加生黄芪、党参，以益气补虚；气滞者，加木香、乳香、枳壳，以通利气机；便秘者，加大黄通便；恶心呕吐者，加姜汁、左金丸止呕。本方薏苡仁破毒肿，利肠胃为君；败酱草一名苦菜，治暴热火疮，排脓破血为臣；附子则假其辛热行郁滞之气尔。

【验案举隅】

高某，女，40岁，2010年3月初诊。

主诉：下腹痛1年。

患者感受寒邪后出现右下腹及脐下痛，喜按，遇冷加重。查体腹软，右下腹部可触及条形包块，按之轻度压痛。外院腹部超声示：慢性阑尾炎。平素大便日一行，质稀，纳可，口苦，寐差多梦，胆怯易惊，体力差，小便调。

舌质红，苔薄白，脉沉滑。

处方：薏苡附子败酱散加味。

薏苡仁30g　制附子^{先煎}10g　败酱草20g　黄芩10g
熟大黄3g　半夏10g　党参10g　茯苓10g　柴胡10g　桂枝6g　煅龙骨^{先煎}30g　煅牡蛎^{先煎}30g　生姜3片
大枣5枚

7剂，水煎服，日1剂。

复诊腹痛明显减轻，右下腹条形包块变小，且压痛基本消失。大便成形，寐亦转佳。效不更方，继用上方，连服7剂后改为蜜丸，继服月余。腹痛全消，包块明显减小，全身症状大为改善。

按语： 患者右下腹疼痛，腹软，按之有包块，依症辨病，属肠痈无疑。然肠痈病有脓已成者，有脓未成者，患者右下腹疼痛，按之柔软，辨属肠痈病脓已成。且病起于受寒，腹痛遇冷加重，兼见大便稀溏，脉沉，故辨证属中阳不足，气血瘀滞。盖肠腑以通为顺，中阳不足，升降失司，浊气不得通降而与气血搏结，则成痈脓。阑尾位于肠之末端，为痈脓好发之部位。用薏苡附子败酱散排脓消痈，振奋阳气，托脓外出。本例患者兼有口苦，胆小易惊，寐差梦多，此属少阳，参入柴胡加龙骨牡蛎汤以和利枢机，镇惊安神。病证结合，理法方药咸备，故取效尔。

【诊余二三话】

学生： 薏苡附子败酱散是否可以应用于肌肤甲错（皮肤病）的治疗？

袁师：《金匮要略心典》云："甲错，肌皮干起，如鳞甲之交错，由营滞于中，致血燥于外也。"皮肤甲错本质是营血郁滞，皮肤失养，若辨证属于营热郁滞，阳气不振导致气血不能外达皮肤者，与薏苡附子败酱散证病机相符，则可遵循"异病同治"的原则，使用薏苡附子败酱散治疗。

二、脓未成——大黄牡丹汤

大黄四两　牡丹一两　桃仁五十个　瓜子半升　芒硝三合

上五味，以水六升，煮取一升，去滓，内芒硝，再煎沸，顿服之，有脓当下。如无脓，当下血。

【原文】

肠痈者，少腹肿痞，按之即痛如淋，小便自调，时时发热，自汗出，复恶寒，其脉迟紧者，脓未成，可下之，当有血。脉洪数者，脓已成，不可下也。大黄牡丹汤主之。(《金匮要略·疮痈肠痈浸淫病脉证并治》)

【解析】

本条论述肠痈脓未成的辨证和治法。肠中热毒内聚，营血瘀结，不通则痛，故少腹肿痞，腹痛拒按，按之痛，外阴如淋痛之状。病在肠间，未及膀胱，故小便自调，有别于淋病。热聚于里，营血瘀滞，卫气不能畅行，营卫失调，故时时发热，自汗出，复恶寒。脉象迟紧，是迟而有力，为血瘀热伏，蕴结不通之象。此为热毒壅滞脓尚未成，气血尚未大损，可用大黄牡丹汤泄热逐瘀，散结消肿。方中大黄荡涤肠道之热结，攻削凝聚之瘀血，为主药；芒硝咸寒，泻下瘀热，助大黄泄热散结以消肿；桃仁破血散结，伍大黄破瘀消肿以镇痛；牡丹皮凉血活血，化瘀消痈；冬瓜仁清热排脓。也有学者认为瓜子应为瓜蒌仁，因其寒凉，既能清热，又可通便，临证时可两药并用。

【发微】

大黄牡丹汤虽原为肠痈初起，热毒蕴结，气血壅滞而设，亦常用于胃肠道围术期的治疗，尤其是年老体弱或病情较重者，术后胃肠道蠕动恢复得较慢，常表现为"气血瘀滞，腑气不通"类证候，出现腹胀、低热、排气排便时间延迟等症状，影响术后恢复，并且可能增加肠粘连的发生。此时在辨证的前提下使用本方可以起到很好的治疗作用。此外，还可以根据病情加减，如湿盛酌加薏苡仁、苍术之属，热盛加金银花、连翘、蒲公英、紫花地丁之类，气滞加木香、槟榔、川楝之类，血瘀甚者加当归、红藤、虎杖之流。

【验案举隅】

宗某，女，40岁，2021年11月初诊。

主诉：右少腹痞胀不舒2个月。

患者右少腹连胁下胀满不适已有2个月，近一周开始右腹作痛渐剧，大便偏干，已二日未行，纳食尚可，但食后饱胀，晨起自觉口中黏秽、口苦，小便调，夜卧不宁，梦多。

舌暗红，苔黄厚而干，脉弦数。

查体麦氏点压痛（＋），腹部超声示：阑尾稍增粗，提示阑尾炎可能。

处方：大黄牡丹汤化裁。

熟大黄^{后下}15g　牡丹皮10g　桃仁10g　冬瓜子25g
芒硝^{冲服}6g　延胡索10g　枳实15g　黄芩10g　红藤20g
鸡内金15g　赤芍6g

5剂，水煎服，日1剂，空心服。

患者当日中午回家即煎药，服第一剂两煎后才觉腹中肠鸣，矢气频频，但大便仍未行。至次日早晨6时许，腹中忽作疼痛，不久便泻下大便。先是硬块，而后稀溏，之后感觉腹胀减轻，仅微有不适。续进余药，后几日大便每日一行，未有大泻，且腹痛无复发，7剂药服后完全康复。

按语：本例患者右少腹持续疼痛，查体麦氏征阳性，可辨病为肠痈。肠痈者，往往局部有热毒壅塞，营卫气血阻滞不通。患者口黏、口苦，大便偏干，腹痛剧烈，参以舌脉，均显示一派热伏血瘀之象。故借脓未成熟且正气尚足之机，急用大黄牡丹汤攻下瘀热，合用排脓散（枳实、赤芍、桔梗）、黄芩、红藤以增泄热排脓之功，使瘀热得下，则肠痈可愈。

【诊余二三话】

学生：目前肠痈多采用外科手术治疗，经方治疗肠痈的时机和优势在哪里？

袁师：肠痈常起病较急，患者多伴有腹痛、高热等，此时脓尚未形成，即未形成化脓性阑尾炎，此时及早使用经方（如大黄牡丹皮汤）进行清热、通腑、解毒、化瘀等治疗，在热毒、梗阻和血运障碍3个病理环节发挥作用，常可以降低手术率，减轻手术带来的各种负担。慢性阑尾炎腹痛常反复发作，患者又不愿接受手术治疗，此时可以使用薏苡附子败酱散，寒温并用，邪正兼顾，常可解除病痛。经方组方严谨，辨证准确后使用往往效如桴鼓。肠痈治疗的关键在于时机，在于取效迅速，经方正符合这一要求。

学生：论及肠痈，临床治疗常需先辨脓已成未成，具体怎么辨？

袁师：大黄牡丹汤方后注云："顿服之，有脓当下。如无脓，当下血。"告诫医者临证之际肠痈不论是否有脓，凡属脉迟而有力或数而有力、大便秘结、小便短赤、舌红苔黄燥等里热实证者，均可使用本方，但对体虚且脓已成者，则当慎之。大黄牡丹汤和薏苡附子败酱散在临床应用时各有侧重，前者治里实热证的肠痈，以未成脓者效果较好；后者治里虚寒证的肠痈，已成脓未溃者为宜。